新生児脳波入門

名古屋大学教授　渡辺　一功　著

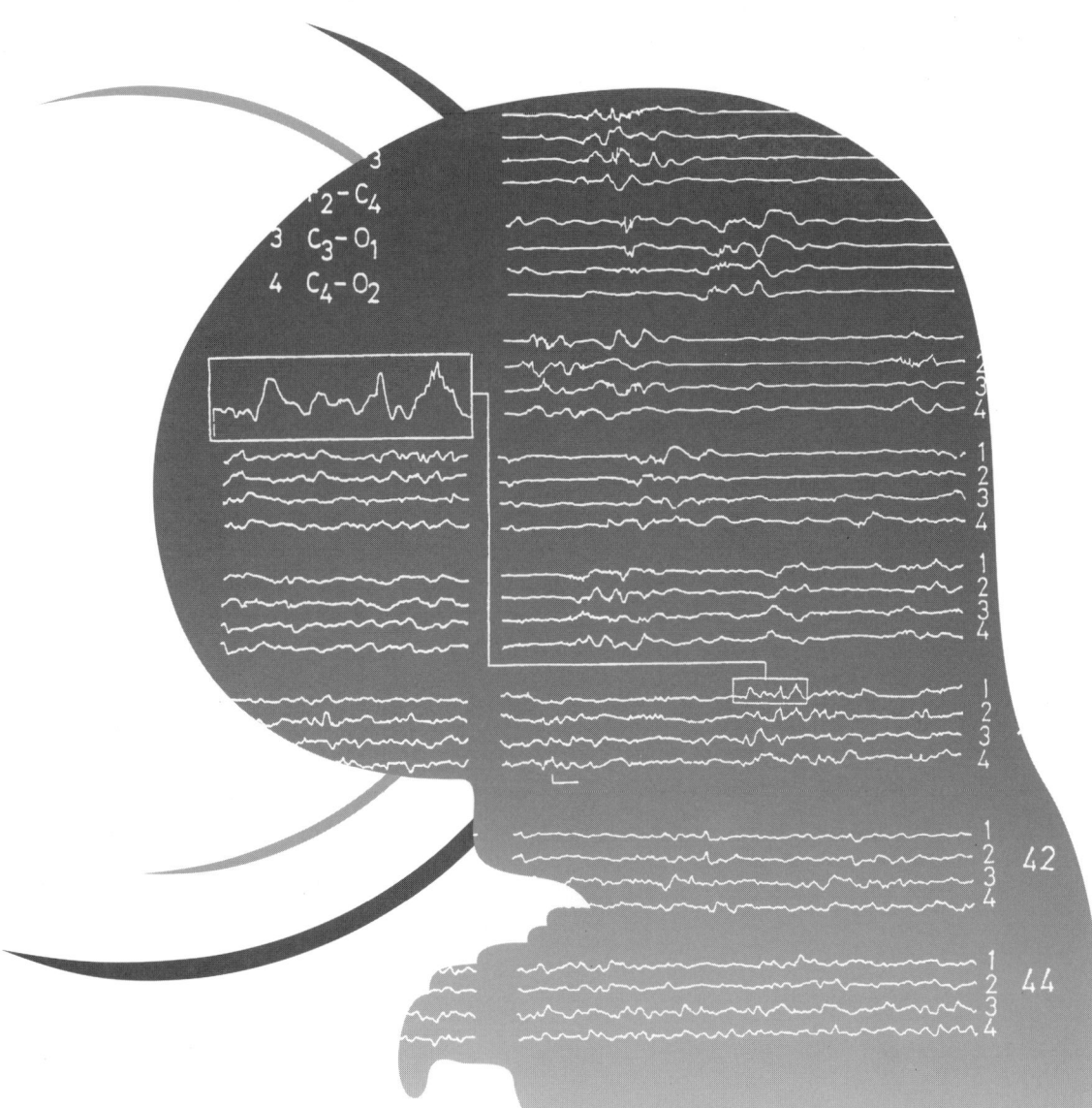

株式会社　新興医学出版社

序文

　著者が新生児の脳波に興味を抱いたのは1967年頃のことである。当時は大学院生として小児科学教室神経研究室に所属し，小児てんかんの脳波学的ならびに生化学的研究に従事していた。一方，出張先の関連病院では出産数が極めて多く，新生児痙攣にもよく遭遇し新生児脳波を記録していたが，その正しい判読のためには正常所見を知ることが重要であると痛感していた。そこで著者の2年後に大学院に入ってきた岩瀬勝彦君と新生児脳波の本格的研究を開始した。新生児脳波に関しては，1950年前後から報告があったが，臨床に応用できる程のものではなかった。1960年代に入り睡眠覚醒周期に関する知見が集積し，新生児脳波もこの周期に伴って変化し，単に覚醒と睡眠の脳波を記録するだけでは不十分であることが明らかにされた。新生児の状態を観察しながら自分自身で電極を装着し脳波をポリグラフ的に3時間記録した。睡眠ならび脳波の個体発生を明らかにするため早産児の脳波を経時的に記録し，胎生期後半における脳の発達の速さに驚嘆した。1970年愛知県心身障害者コロニー中央病院に赴任し，新生児集中治療施設内に最新の脳波計とデータレコーダを設置した。その当時病院を訪れたフランスのMonodは感度のよい記録に驚いていた。その後赴任してきた宮崎修次，袴田享，竹内達生君らと正常および異常新生児のポリグラフ記録を続け多くの知見を得た。1982年に出版された本の新生児脳波の章でアメリカのLombrosoは次のように述べている。"In this renaissance (of neonatal EEG), one finds in the forefront several of the earlier explorers: Dreyfus-Brisac and Monod, Ellingson, and many distinguished new investigators, for instance Parmelee, Prechtl, Dittrichova, Petre-Quadens, Schulte, Watanabe, and Engel, to name only a few." その後大学に戻ったが，安城更生病院検査部の小川稔子さんら協力を得て新生児脳波の研究は続行した。その後も同病院に赴任した袴田享，早川文雄，奥村彰久，加藤徹君らの手により新生児脳波の臨床応用に関する研究が続けられている。

　最近の新生児医療の進歩により極および超早産児の死亡率が減少し，これらの児における脳障害の有無の診断，予後の判定が重要になってくるとともに新生児脳波の重点はこれらの早産児に移ってきた。早川文雄君は岡崎市民病院に転任し，そこでデジタル脳波計を用いて新生児脳波を新しい目で検討し新たな知見を得ている。さらに大垣市民病院新生児科早川昌弘君は超早産児の脳波についての研究を行っており，また名古屋第一赤十字病院に赴任した石原尚子さんは超低出生体重児において脳波の新たな臨床応用の道を開いている。本書はこれらの人たちとの共同研究を中心に世界における新生児脳波のこれまでの知見をまとめたものであり，彼らに心から謝意を表する。

　平成14年1月

渡　辺　一　功

執筆協力者

早川文雄　　岡崎市民病院小児科
奥村彰久　　名古屋大学小児科
早川昌弘　　名古屋大学周産母子センター
加藤　徹　　安城更生病院小児科

目　　次

まえがき ··· 1

第 1 章　新生児の状態 ·· 3

第 2 章　新生児脳波の記録方法 ·· 6
1. 生理学的指標 ··· 6
2. アーチファクト ·· 8
3. 記録時間 ·· 8
4. 行動観察 ·· 9
5. 刺激反応性 ··· 9

第 3 章　睡眠周期の発達 ··· 10
1. 睡眠周期の発達による変化 ··· 10
2. 各睡眠状態における生理学指標の発達による変化 ··· 12

第 4 章　脳波の正常発達 ··· 14
1. 脳波所見の発達による変化 ··· 17
2. 睡眠状態と脳波パターンの関係 ··· 34
3. 睡眠経過と脳波パターンの関係 ··· 35
4. 正常新生児にみられる特殊波形，異常と誤りやすい波形 ································· 35

第 5 章　正期産児における背景脳波の異常 ·· 49
1. 背景脳波異常の分類 ··· 51
2. 背景脳波の診断および予後判定における有用性 ··· 82

第 6 章　早産児における背景脳波の異常 ··· 85
1. 急性期にみられる異常 ·· 86
2. 回復期にみられる異常 ·· 100
3. 脳侵襲の発生時期の推定 ··· 105
4. 脳侵襲の発生様式の評価 ··· 112
5. 早産児脳障害における超音波所見と脳波所見の関係 ···································· 117
6. 新生児期脳波と予後 ··· 117
7. デジタル脳波計の早産児脳波への応用 ·· 120

第 7 章　新生児脳波からみた乳児期の脳波発達 ……………………………… 123
　1．交代性脳波の消失時期 ………………………………………………………… 123
　2．睡眠紡錘波の出現時期 ………………………………………………………… 123
　3．睡眠紡錘波の出現間隔と持続時間 …………………………………………… 123
　4．ヒプサリズミアの出現過程 …………………………………………………… 124

第 8 章　突発性異常 ……………………………………………………………… 125
　1．突発性異常の分類 ……………………………………………………………… 125
　2．早産児における突発性異常 …………………………………………………… 150
　3．突発性異常と予後 ……………………………………………………………… 150

第 9 章　睡眠の異常 ……………………………………………………………… 151
　1．睡眠周期の異常 ………………………………………………………………… 151
　2．睡眠覚醒周期の消失 …………………………………………………………… 152
　3．睡眠覚醒周期の不安定 ………………………………………………………… 153

第 10 章　各種疾患における脳波 ……………………………………………… 154
　1．正期産児低酸素性虚血性脳症 ………………………………………………… 154
　2．頭蓋内出血 ……………………………………………………………………… 154
　3．脳室周囲白質軟化 ……………………………………………………………… 156
　4．脳梗塞 …………………………………………………………………………… 159
　5．頭蓋内感染症 …………………………………………………………………… 159
　6．電解質・代謝異常 ……………………………………………………………… 160
　7．脳形成異常 ……………………………………………………………………… 162
　8．子宮内発育遅延 ………………………………………………………………… 163

第 11 章　誘発電位 ……………………………………………………………… 166
　1．視覚誘発電位 …………………………………………………………………… 166
　2．聴覚誘発電位 …………………………………………………………………… 173
　3．体性感覚誘発電位 ……………………………………………………………… 176

参考文献 …………………………………………………………………………… 180

索　　引 …………………………………………………………………………… 207

まえがき

　発達途上にある未熟な神経系は，出生前ならびに周生期のさまざまな要因によって障害される。新生児医療の中で，新生児の脳が正常なのか障害されているのか，障害があるとすればその程度はどうか，神経学的後遺症が残るのかといった情報は，脳障害の新生児期における治療や予防，発症機序の解明，発達障害の早期治療などに極めて重要である。このような情報を得る方法として，40年程前までは神経学的診察法の他には脳波しかなかった。その後CT，MRI，超音波が次々と登場し脳の画像診断は飛躍的に進歩した。しかし画像診断のうち前二者は新生児を撮影室まで運ばなければならず新生児集中治療室にいる新生児には適用できない。超音波はベッドサイドで容易にできる点では最も有用な方法であるが，粗大な形態学的変化しか捉えることができない。一般に画像診断は，空間分解能では優れているが，時間分解能は劣っている。これに対し脳波は時間分解能にすぐれ，脳の時々刻々の機能変化を捉えることができる。最近の脳波計，特にデジタル脳波計は小型化され，紙記録の必要がなく，アーチファクトが少なく，さらに記録後にモンタージュ，帯域通過フィルター，感度などの設定を変更しさまざまな角度から検討することが可能である。脳波は，特に新生児においては，脳の機能を非侵襲的にベッドサイドで容易に検査できるのできわめて有用な検査法であり，周生期脳障害の診断と予後の判定，新生児痙攣の診断と治療効果の判定，非定型ないし微細発作の診断，神経疾患の補助診断，成熟度の判定，脳機能の連続的モニタリングなどに用いられている（渡辺＆岩瀬1970b，渡辺ら1975，渡辺1984a，1985，1986c，渡辺ら1988，渡辺1994）。最近では，新生児医療の進歩により超および極低出生体重児の死亡率が減少するとともに，これらの児における脳障害の有無の診断，神経学的予後の判定が重要になってきたが，この目的にも脳波は極めて有用である。さらに誘発電位は神経系における感覚路の状態を客観的に評価する方法として有用である。一方，従来の多チャンネル脳波記録のほかに携帯型脳波記録装置（Eyreら1983a，b，Bridgersら1986，Connellら1987a，b，1988，1989a，b，Wertheimら1991，1994）や振幅積分型脳機能モニター装置（Bjerreら1983，Thorenberg & Ekstrom-Jodal 1983，Verma ULら1984，Archbaldら1984，Vinikerら1984，Greisenら1987，安藤ら1988，Greisen & Pryds 1989，Thorenberg & Thringer 1990，Eatonら1994，al Naqeebら1999，Toetら1999）を用いた連続モニタリングも行われ，簡便で有用であると報告されている。またさまざまなコンピュータ解析も行われているが（Parmelee 1969，Havlicekら1975，1977，Josephら1976，岩瀬ら1976a，Varnerら1978，猪熊ら1984，Barlow 1985，Kuksら1988，Bellら1990，1991a，b，Ioffeら1988，1990，小寺沢ら1990a，b，Scherら1990，1994d，1997，Ishiwaら1991，石和ら1991，Wakayamaら1993，Sawaguchiら1996，Eiseltら1997，Myersら1997，Witteら1997，小川ら1978，1998，Muthuswamyら1999，Holthausenら2000），集団の解析や研究にはある程度有用であるものの，個々の例の臨床診断には必ずしも有用ではない。脳波の判読には従来の古典的記録が基本であるので，本書では主にこれについて述べる。

第1章 新生児の状態

　新生児をポリグラフ的に長時間観察すると，ある時間比較的安定した状態が一定の周期をもって繰り返し出現する（渡辺1975a，b）（図1.1）。それに伴って脳波を含む種々の生理学的指標が変動する（渡辺ら1972b）。このように一定の生理学的指標および（または）行動によって特徴づけられた時期を状態（state）という（Prechtl 1974）。新生児の状態には，覚醒，入眠，静睡眠，動睡眠，不定睡眠があるが，覚醒，入眠の脳波は動睡眠の脳波と区別できない。また新生児はほとんどの時間を睡眠に費やしているので，脳波の判読には睡眠状態の評価が最も重要である。状態は，一般に，脳波，眼球運動，体動，呼吸，頤筋筋電図を指標として判定するが（表1.1）（Andersら1971，渡辺1973），これらの有用性と相互の相関は発達とともに変化する（Parmeleeら1972）（表1.2）。年長児では，ある一つの状態は安定した生理学的指標の組み合わせを示すが，新生児では状態を構成する生理学的指標の相関が発達に伴って変化し，未熟なほどそれぞれの指標間の相関が悪い（図1.2）。したがって多くの指標を用いて状態を定義すると，未熟なほどどの状態にもあてはまらない状態が多くなり，成熟するとともにこれが減少して各指標間の相関が良くなる。状態の判定基準は報告者によって異なり，上記五つの指標のうち五つ，四つまたは三つを満たすとするもの，さらにこれに心拍を加え，六つのうち四つの規準を満たすとするもの，体動，眼球運動，呼吸の三つのみを用いてすべてを満たすものとするものなどの方法がある。しかし，上記五つの指標のうち，脳波は発達とともに著明に変化し，また病的状態で変化を受けるのと，頤筋筋活動は極小未熟児では微弱で状

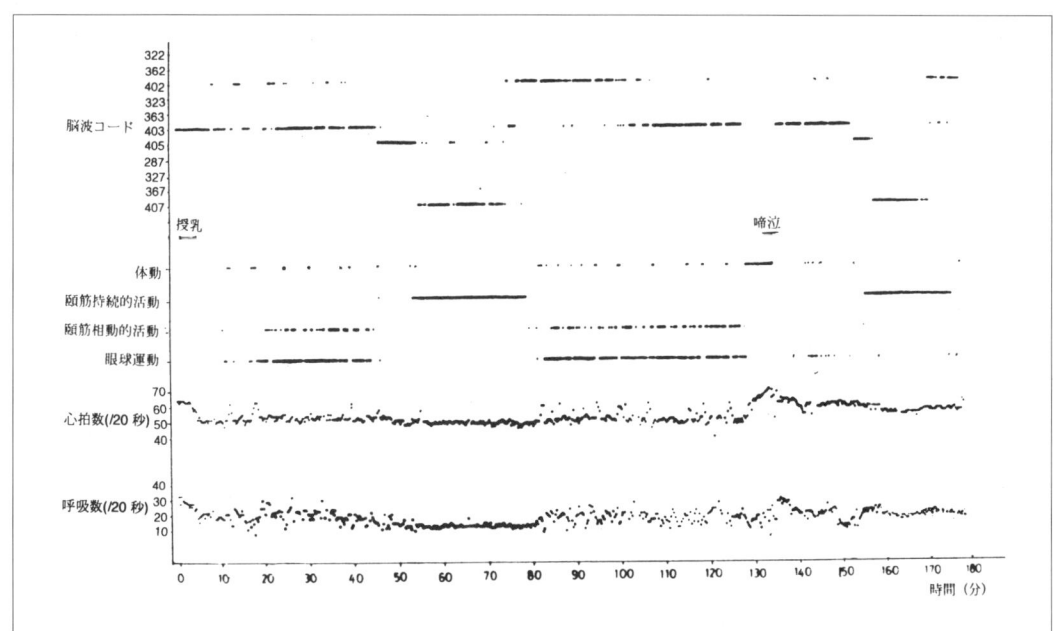

図1.1　正期産児（受胎後40週）におけるポリグラフ記録（20秒毎に判定）
　　　　図中の脳波コードについては第4章参照。

表1.1 睡眠・覚醒状態の定義

	開閉眼	体動	眼球運動	呼吸	頤筋筋電図	脳波
動睡眠	閉眼	＋	＋	不規則	－	L, M, C
静睡眠	閉眼	－	－	規則的	＋	A, H, D
不定睡眠	閉眼	動・静両睡眠の定義に当てはまらない睡眠				
覚醒	開眼					
入眠	開閉眼／半開眼					
啼泣						

L：低振幅不規則パターン，M：混合パターン，C：連続脳波，
A：交代性脳波，H：高振幅徐波パターン，D：非連続脳波

表1.2 睡眠状態の判定における生理学的指標の有用性

	受胎後週齢					
	24	28	32	36	40	52
体動	±	＋	＋＋	＋＋＋	＋＋＋＋	＋＋＋＋
眼球運動		＋	＋＋	＋＋＋	＋＋＋＋	＋＋＋＋
呼吸			±	＋＋	＋＋＋	＋＋＋＋
脳波			±	＋＋	＋＋＋	＋＋＋＋
頤筋筋電図				＋	＋＋＋	＋＋＋＋

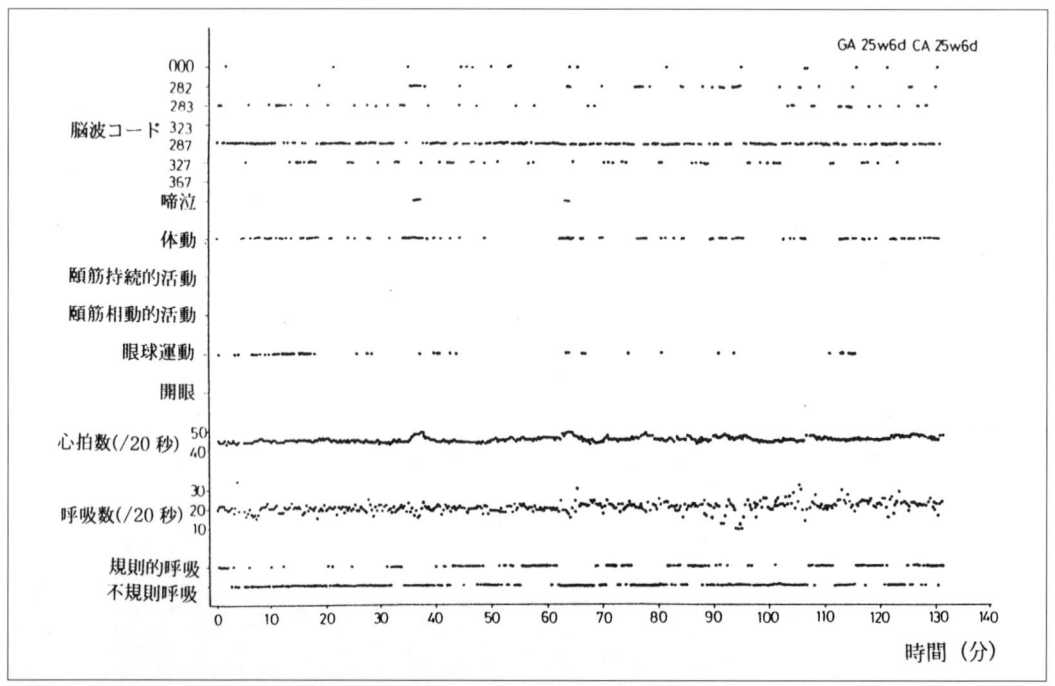

図1.2 超早産児（受胎後25週）におけるポリグラフ記録（20秒毎に判定）

態による変化をとらえにくいので，日常の脳波の判読にはこの二つの指標を除いて，睡眠状態を次のように定義するのが実際的である．

　①**動睡眠**（active sleep，AS）：閉眼，体動あり，急速眼球運動あり，呼吸不規則
　②**静睡眠**（quiet sleep，QS）：閉眼，体動なし，急速眼球運動なし，呼吸規則的
　③**不定睡眠**（indeterminate sleep，IS）：前二者もいずれにもあてはまらない睡眠状態

　通常の脳波判読にはこれで十分であるが，定量的解析には，単位時間を設定して判定基準にあてはめ，その単位時間で同じ状態がいくつか続けばその状態とするスムージングが行われる．例えば，3cm/secで記録した脳波の見開き2ページ，20秒を1区分として判定し，3または6区分すなわち1または3分同じ状態が続いた時にその状態とし，続かなければ先行の状態とみなすというものである．

第2章

新生児脳波の記録方法

　新生児脳波は，第1章で述べたように，ポリグラフ的に記録するのが望ましい。しかし受胎後30未満の早産児では睡眠周期がなく，状態の判定における種々の生理学的指標の有用性は低いので必ずしも必要ではない。脳波記録方法自体は成人や年長児と変わらないが，新生児の頭皮には胎脂が多く，モニター機器，呼吸器，その他多くの電子機器に囲まれた保育器の中で記録しなければならないことが多いので，アーチファクトの混入も多く特別の配慮が必要である（渡辺1984c，American Electroencephalographic Society 1986，渡辺1988a，渡辺1990a，Hoppenbrouwers1992，Stockard-Popeら 1992）。

1. 生理学的指標

　各生理学的指標の電極装着部位を図2.1に示す。

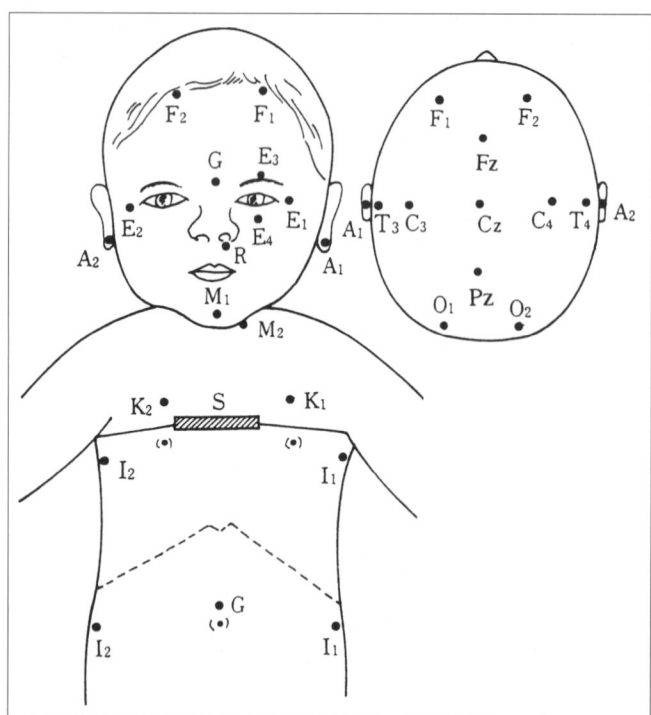

図2.1　電極，トランスデューサーの装着部位
心電図：K_1-K_2，呼吸インピーダンス：I_1, I_2，呼吸ストレインゲージ：S，眼球運動：E_1-A_1, E_2-A_2, E_3-A_1, E_4-A_1 または E_1-E_2, E_3-E_4，脳波：本文参照，頤筋筋電図：M_1-M_2，呼吸サーミスター：R

1）脳波

①電極の部位：16チャンネル記録が推奨されているが（American Electroencephalographic Society 1986），14チャンネルでも充分である。14チャンネル脳波計を用いポリグラフ記録をする場合，脳波電極は10-20法のAF3，AF4（それぞれFp1とF3，Fp2とF4の中間，本書ではF1，F2と記載する），C3，C4，T3，T4，O1，O2，Czに装着し，F1-C3，C3-O1，F2-C4，C4-O2，F1-T3，T3-O1，F2-T4，T4-O2，T3-C3，C3-Cz，Cz-C4，C4-T4の双極誘導を用いる。左右をそれぞれまとめて，記録すると左右差がわかりやすい。最近我々はA1，A2，Fz，Pzにも装着し，デジタル脳波計を用い，リモンタージュにより単極誘導を含めさまざまな誘導を用いて判読している。

②電極の装着方法：充分洗髪し乾燥させ，頭皮をアセトン・アルコールでよくこする。電極糊を擦り込む。使用前に少なくとも30分は生食に浸しておいた電極に糊を多めに付け頭皮に押さえるように装着させ，それらを綿で覆う。

2）眼球運動（EOG）

①電極の位置：一つは一側眼窩外側縁の0.5cm上でやや外側，他は他側の眼窩外側縁の0.5cm下でやや外側に置き，それぞれ同側の耳朶または乳様突起，あるいは両側を結んだものを基準電極として記録すると眼球運動は位相が逆転して記録され，脳波との区別が容易である。水平と垂直の眼球運動を記録する場合には，両側眼窩外側および眼窩の上下に付け左右の耳朶と結ぶが，左右の眼球運動は一般に同期しているので特別の目的がなく眼球運動の有無をみるのみなら，垂直眼球運動は一側のみとし，それぞれを結んでも充分である。急速眼球運動の波形は特徴的であり脳波との区別は容易である。通常皮膚をアルコールでよくふき，電極糊を少量擦り込む。皿電極にも電極糊を少量付けてテープで固定する。

3）頤筋筋電図

①電極の位置：頤隆起ないし顎の先と気管の左で二腹筋に付ける。吸啜させ同時に最も筋の動く部位を選ぶ。

②装着方法：アセトン・アルコールでこするようによくふき乾燥させる。電極はテープの穴を通し固定する。電極皿にはこぼれない程度に糊を入れ，顎の輪郭に合うようにヒダを作って押え接着させ，さらに別のテープで補強する。

4）心電図

①電極の位置：前胸部で鎖骨から充分離れた位置で，正中線から等距離に付ける。アースは臍の上で中心線上に付ける。

②装着方法：発汗が強いか皮膚が弱い場合は電極接着部位にベンゾインを使用する。その他の場合はアルコールでよくふき，少量の電極湖をよく擦り込む。

5）呼吸

a．インピーダンス法

①電極の位置：呼吸運動をよく観察し，最もよく運動する部位につける。

②装着方法：胸部または腹部の両腋下線上に正中線から等距離で同じ高さに付ける。できるだけ離して対称的に付けることが重要である。

b. ストレインゲージ法

①装着部位：胸郭運動は乳頭線の上または下1cm，腹部の運動は最もよく運動する部位，通常横隔膜の部位。小さい児には使用できない。

②装着方法：テープで留める前にストレインゲージを軽く伸展させる。

c. サーミスター法

呼気と吸気の温度差を感知するもので，鼻孔〜鼻腔に装着する。この方法が最も簡便であるが，人工呼吸器使用中には役立たない。

無呼吸のある児では，aとcの両者を用いる必要がある。

6）電極の固定

脳波，頤筋筋電図，EOGの電極を付けたところで包帯を巻く。包帯は弾力包帯を使用し，電極装着後15分経過して電極糊が固くなりはじめてから，やや圧迫するように巻く。顎を含め側面を巻き，ついでに前後に巻くが，電極がずれたり，隣接する電極糊が接触したりしないように注意する。

7）記録条件

①インピーダンスは5000Ω以下。

②時定数，高周波数フィルター，ゲインは表2.1に示した。新生児の脳波はδ波優位なので，脳波の時定数は決して0.1secにしないこと。ただしデジタル脳波計を用いれば，帯域通過フィルターの再設定を行い目的とする帯域成分の検討を行うことができる。

③紙送り速度は3cm/secで記録する。欧米では1.5cm/secを用いているところが多いが，brushなどの速波の変化が分かりにくくなるので望ましくない。

④被験者の姿勢は仰臥位がよい。側臥位でもよいが胸部インピーダンスとECGは体動の影響を受けやすい。仰臥位では，嘔吐した場合のことを考えて常時監視していなければならない。

表2.1 ポリグラフの記録条件

生理学的指標	時定数	高周波数フィルター (Hz)	ゲイン (μV/mm)
脳　　波	0.3	60, 30	10
心電図	0.1	15	適宜
呼　　吸	0.3, 1.5	15	
眼球運動	0.3, 1.5	30	
筋電図	0.05	OFF	

2. アーチファクト

　新生児集中治療室内で最も多いのは交流の混入であるが，これを除くにはアースをきちんと取ることである。どうしても除けない場合は責任機器の電源を可能な限り抜くしかない場合もある。心臓性のアーチファクトとしてはECG，脈波，バリストカルヂオグラムがある。ECGモニターからのECG混入はモニターのアースを脳波計のアースにつなぐことにより生じていることがあるので，一方のアースを止めることにより消失する。電極が保育器のマットに触れているためのアーチファクトは頭の位置を変えることにより除くことができる。頭部の運動や呼吸によるアーチファクトは頭の位置を変えることにより最小限にできる。筋電図は前頭，側頭に混入しやすい。振戦や吸啜運動，眼瞼や眼球の動き，舌の動きなども混入することがある。頭皮の浮腫により振幅が減少することがある。

3. 記録時間

　新生児は授乳後入眠するので電極の接着を授乳時間の前に終了し，授乳直後から記録を始めるとよい。催眠剤は使用しない。少なくとも静睡眠の直前と直後の動睡眠と静睡眠を記録すれば，日常臨床での目的はほぼ達する。通常は40〜60分の記録でよいが，脳波変化がない場合には，確認のため60分は記録する。睡眠覚醒周期の評価には最低3時間程度の記録が必要である。

4. 行動観察

　開閉眼，授乳，吸啜，体動，発声，頭位などを記録紙に記入する。投与薬剤，血液ガス，電解質などの値も記入しておくとよい。

5. 刺激反応性

　睡眠周期が不明確な場合や脳波パターンに変化がみられない場合には，触覚刺激や音刺激などを与えて脳波の変化を観察する。

第3章

睡眠周期の発達

1. 睡眠周期の発達による変化

　受胎後24〜26週ないしそれ以前の早産児では，覚醒はもちろん静睡眠あるいは動睡眠の特徴をすべてそなえた状態はほとんど見られず，ほとんどが不定睡眠であり一定の周期は見られない（図3.1 A）。受胎後齢とともに，各状態を構成する生理学的指標に周期性が出現し，それぞれの一致率がよくなり，行動指標と脳波の相関が増す（Sahniら 1995，渡辺 1995）。受胎後28〜30週でも，不定睡眠が圧倒的に多いが，その中から動・静両睡眠が断続的ながらまとまって周期性をもって出現してくる（図3.1 B）。受胎後32週ごろになると，比較的明確な動・静両睡眠の周期が出現するが，またこれらの間に不定睡眠が多く割り込んでおり，状態の安定性が悪い（図3.1 C）。受胎後36週以後，動・静両睡眠の2相性の周期が比較的安定して出現するようになり（図3.1 D），受胎後40週で安定した睡眠周期が確立する（図3.1 E）。

　各睡眠状態の割合は，判定基準や新生児の姿勢によって異なる。体動，眼球運動，呼吸の三つの指標で定義すると，まず動睡眠に合致する状態が出現し，ついで呼吸が規則的な状態が出現するとともに静睡眠が出現してくる。これとともに不定睡眠は減少する。受胎後30週では，不定睡眠が70％，動・静両睡眠がそれぞれ15％であるが，受胎後34週には動睡眠が45％，不定睡眠が45％，静睡眠10％とまず動睡眠が増える。その後は動睡眠と不定睡眠が減少，静睡眠が増加，受胎後53週では，動睡眠25％，静睡眠50％，不定睡眠25％となる（Parmeleeら 1967）。一般に，正期産児では動睡眠30〜50％，静睡眠15〜40％である。用いる指標によってデータは異なり（Curzi-Dascaloveら 1988），より弾力的な睡眠状態の定義を用いると，未熟なほど動睡眠が多くなるが，もちろんこれは年長児のREM睡眠と質的に同一のものではない。一般に未熟なほど動睡眠が多いとされているが，このような量的変化のほかに質的変化が発達の重要な過程である。

　REM-NREM睡眠周期は成人では90〜100分であるが，胎児を含め乳児では40〜60分とされている（Sterman 1979）。しかし受胎後24〜28週の早産児ではこのような周期ははっきりせず，受胎後32週では12分，受胎後36週以後40〜60分となるという（Sternら 1973）。子宮内では母親自身の周期の影響もあると考えられる（Dreyfus-Brisac 1979b）。新生児の睡眠が成人の睡眠と異なる点の一つに，睡眠がREM睡眠で始まることがある。新生児の動睡眠は成人のREM睡眠と異なり組織化が不十分であり，たとえば，急速眼球運動は，入眠時，吸啜時，体動時，啼泣時にもみられ，ポリグラフ的に区別できない（Emdeら 1970）。これらのREMは未分化REMと呼ばれ，睡眠がNREM睡眠で始まるようになる生後3ヵ月ごろには消失する。

　新生児では，覚醒から入眠すると動睡眠に入るが，これは入眠時REMにあたる。脳波は，正期産児では後述する混合パターンを示す。ついで不定睡眠を経て静睡眠に入るが，脳波はまず高振幅徐波パターン，ついで交代性脳波を示す。これが終わると動睡眠に入り，脳波は低振幅不規則脳波を示す。我々は，本来のREM睡眠は静睡眠の直後にみられ，低振幅速波型の脳波を示すこの時期であ

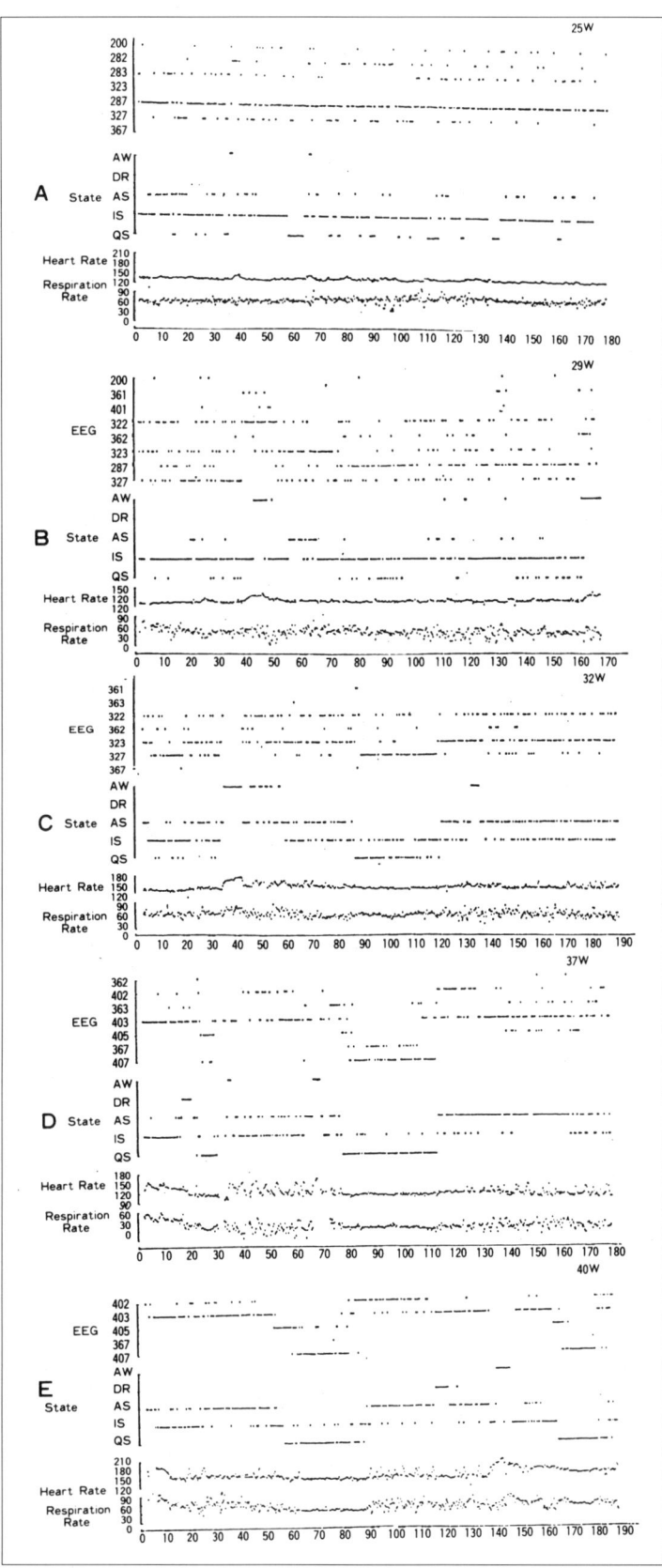

図 3.1 睡眠周期の発達による変化（20 秒毎に判定）
A：受胎後 25 週
B：受胎後 29 週
C：受胎後 32 週
D：受胎後 37 週
E：受胎後 40 週

ると考え，1睡眠サイクルを交代性脳波あるいは非連続脳波の終わりから次の交代性脳波あるいは非連続脳波の終わりまでと考えて解析したところ，受胎後32週から43週までの間に変化はなく一定で87.2±21.5分であり，REM-NREM周期は成人の90分にほぼ一致していた（岩瀬1971）。生物学的な休息活動サイクルには固有のリズムがあり，それはリズム発生の初期から一定であると考えられる。しかも2サイクルごとに覚醒して授乳を要求するのは，経験的に行われている3時間間隔の授乳にも根拠があることを示している。上述の1周期が40～60分とした報告は，入眠直後の入眠時REMを動睡眠と考えて計測していたためと思われる。

　Parmelee & Stern（1972）は，早産児でも正期産児でも受胎後齢が同じであれば同様の睡眠割合を示すと報告しているが，Anders & Hoffman（1973）は，別の睡眠状態判定規準を用いて，早産児では動睡眠の減少と静睡眠の増加が同じ受胎後齢の正期産児に比し不良であると述べ，Dreyfus-Brisac（1970）も睡眠の組織化が早産児では悪いと報告している。頤筋筋電図，体動，呼吸の脳波の関係をみると満期に達した早産児は正期産児のレベルに達していない（Dreyfus-Brisac 1975）。Boothら（1980）は，受胎後41週で両者を比較し，早産児の方が静睡眠は長いが，眼球運動を伴う動睡眠と体動は多いと述べており，子宮外生活が何らかの影響を及ぼしていると考えられる。その原因としては，微少ではあるが避けがたい合併症，子宮外環境からの非適切な感覚運動刺激が関与していると考えられる（Duffyら1990）。受胎後齢が同じであれば，早産児でも正期産児でも，原則的には同様の睡眠周期と割合を示すが，早産児では子宮外環境の影響を受けており，組織化が不十分，動睡眠の減少と静睡眠の増加が不良，動睡眠での体動が多い，静睡眠での行動が未熟，発達に伴う体動の減少が不明瞭，などといった小さな差はみられる（Parmelee & Garbanati 1987, Duffyら1990, Scherら1994c, Peiranoら1995, Nunesら1997）。したがって，早産児の睡眠覚醒周期の発達に大きな異常があれば，何らかの周生期障害によるものと考えられる。また，睡眠覚醒周期は環境によっても影響を受ける。母児同室の新生児は保育室の新生児より静睡眠が多く，不定睡眠が少ないという（Keefe 1987）。

2. 各睡眠状態における生理学指標の発達による変化

1）体動

　Sterman（1972）は，受胎後27～31週の胎児の体動に周期性を認め，REM周期ないし基本的休息活動周期を示すと考えた。受胎後24～26週の早産児では体動が多く，ほとんど四肢の小さな動きが見られる（Dreyfus-Brisac 1968）。受胎後28週から30週では，短いが体動のない時期が出現し，受胎後32週までには体動のない時期が53％，受胎後40週では60％を占めるようになる（Parmelee & Stern 1972）。この成熟に伴う体動の減少は子宮外生活の影響を受けない（Prechtlら1979）。動睡眠に特徴的な体動として，四肢の非同期的な全身運動（GM），体の一部に限局した持続の短い運動（LTM），体の一部に限局した持続の短い運動（LPM），律動的な間代性運動（CM）があり，静睡眠に特徴的な体動としては四肢の同期的な持続の短い運動（GPM）がある。GM，LPM，GPMは受胎後30～40週の間に減少するが，LTMはこの間に有意な減少を示さない（Hakamadaら1981b）。体動の種類により異なった態度を示すことはこれらに関与する神経系の機構が異なることを示している（Fukumotoら1981）。

2) 眼球運動

受胎後24〜26週では眼球運動は極めて少ない (Dreyfus-Brisac 1968)。受胎後28〜30週では散発的で1〜4/分であるが，受胎後32週にはより密になる。眼球運動のない時期は，受胎後32週で50％，受胎後40週で56％である (Parmelee & Stern 1972)。新生児では急速眼球運動は不規則に出現するが，次第に群発傾向が増す。眼球運動の出現間隔は1秒以下のものが最も多く，異なるREM睡眠におけるその出現数の変動は未熟なものほど少なく，受胎後齢とともに大きくなる (Petre-Quadensら1971)。

3) 呼吸

未熟なほど不規則呼吸が多く，受胎後30〜36週では規則的呼吸は約10％にすぎないが，受胎後36週以後増加し，受胎後40週で30％弱となる (Parmeleeら1972)。呼吸数は動睡眠より静睡眠で少なく，静睡眠の後半では前半より少ない (Curzi-Dascalovaら1981)。10秒間の呼吸数をみると，受胎後33週では静睡眠に比し動睡眠でのばらつきが非常に大きいが，受胎後齢が進むに従い次第にばらつきが小さくなる (岩瀬&渡辺1971)。動脈血および経皮的酸素分圧と経皮的炭酸ガス分圧はともに静睡眠より動睡眠で低い (Martinら1981)。睡眠中の無呼吸は動睡眠で最も多く，静睡眠で最も少ない (Gouldら1977)。

4) 心拍

受胎後30週以下の早産児では，非常に規則的で変動に乏しく，体動があってもほとんど変化しない (Watanabeら1973a, Gouldら1977)。それ以後は動睡眠で静睡眠より変動が大きく心拍数は多い (Katonaら1980)。心電図のQT indexは動睡眠より静睡眠で大きい (Haddadら1979)。3〜5c/minの長い周期の変動は静睡眠でより小さい (Siassiら1979)。心電図のR-R間隔の変化をみると，受胎後28〜36週では，動・静睡眠で3〜9c/minの緩徐な変動を示し，受胎後37週以後は，動睡眠で緩徐な変動，静睡眠では30〜60c/minの速い変動を示す (Radvanyi & Morel-Kahn 1976, Miyazakiら1979)。心拍数は受胎後齢に規定され，生後日齢に従って変化する (Watanabeら1973a, Katonaら1980)。

5) 筋電図

正期産児では，頤筋の持続的筋活動は静睡眠の85％で見られるが，これは静睡眠のはじめから存在するのではなく，驚愕様運動とともに段階的に増加する (Schloonら1976)。動睡眠では30秒以上持続する緊張性筋活動は見られない。早産児では正期産児ほど睡眠状態との相関はなく，状態の判定規準としての有用性は低い。

6) その他

脳血流量は静睡眠より動睡眠で多い (Milligan 1979)。頭蓋内圧も動睡眠で上昇し変動も大きい (田中1979)。

第4章

脳波の正常発達

　胎生期後半における中枢神経系の発達はきわめて急速であり，それに伴う脳波の変化は著しい（Dreyfus-Brisac 1962, Parmeleeら 1968, 渡辺ら 1970a, 渡辺＆岩瀬 1971, 渡辺 1980a, b, g, Karchら 1982, Lombroso 1985, Andersonら 1985, Torres & Anderson 1985, Mizrahi 1986, 渡辺 1990b, Stockard-Popeら 1992）。脳波の判読には正常所見を知ることが重要であるが，早産児では早期産そのものが異常であり，正常脳波を規定することは困難である。そこで病歴上とくに脳障害を来すような明らかな出来事がなく，神経学的にも超音波検査でも異常がなく，追跡時にも神経学的異常を認めないものを正常ないし健常と考えるのが妥当であろう。神経系の発達は，脳がなんらかの侵襲を受けない限り，原則として，受胎後期間に規定されるので，新生児の脳波を判読する場合，受胎後齢を基準にする。これは在胎齢に生後齢を加えたものである。在胎32週2日で出生し生後8週1日経過した児の脳波は，合併症がない限り在胎40週1日で出生した生後2日の新生児の脳波と原則的に同じである。一方，脳波は睡眠覚醒周期に伴って変化するので，すべての状態の記録を評価することが重要である。この目的にはポリグラフ的記録が望ましい。覚醒－入眠－動睡眠－静睡眠－動睡眠－静睡眠－動睡眠－覚醒と記録するのが理想的ではあるが，実地臨床では，静睡眠を挟んで前後の動睡眠が記録できれば臨床的目的はほぼ達成しうる。

　受胎後24週から44週までの脳波発達を概観すると図4.1のようになる。すなわち脳波出現の初期には，脳波活動は間欠的に出現し，次第に動睡眠から連続的に出現するようになる。動睡眠の連続脳波は，受胎後32～33週ごろまでは高振幅徐波を主体とするが，34週以後次第に低振幅化し，36週以後は静睡眠の直後の動睡眠では低振幅脳波，直前の動睡眠では低振幅脳波に中～高振幅徐波を混ずる混合脳波を示す。一方，静睡眠の脳波は受胎後36週ごろまで非連続脳波を示すが，それ以後平坦部分に脳波活動が出現し，高振幅部分と低振幅部分が交代してみられる交代性脳波と呼ばれる脳波になる。交代性脳波の直前に高振幅多形徐波を主体とする高振幅徐波パターンが出現し次第に増加，受胎後44～46週以後は交代性脳波は消失し，静睡眠の脳波は高振幅徐波パターンのみとなる（図4.2）。この間の動睡眠と静睡眠のパワースペクトルおよび総パワーを比較すると図4.3のようになる。

　覚醒時の脳波は，動睡眠の脳波と区別ができないか，低振幅化傾向を示す。

　母乳授乳中には，脳波の振幅は後方頭部，特に右側で増加し，人工乳授乳でも同様の変化を示すが，おしゃぶりでは変化がない（Lehtonenら 1998）。母乳授乳では人工乳授乳に比して右中心頭頂部でα帯域の振幅が増す。

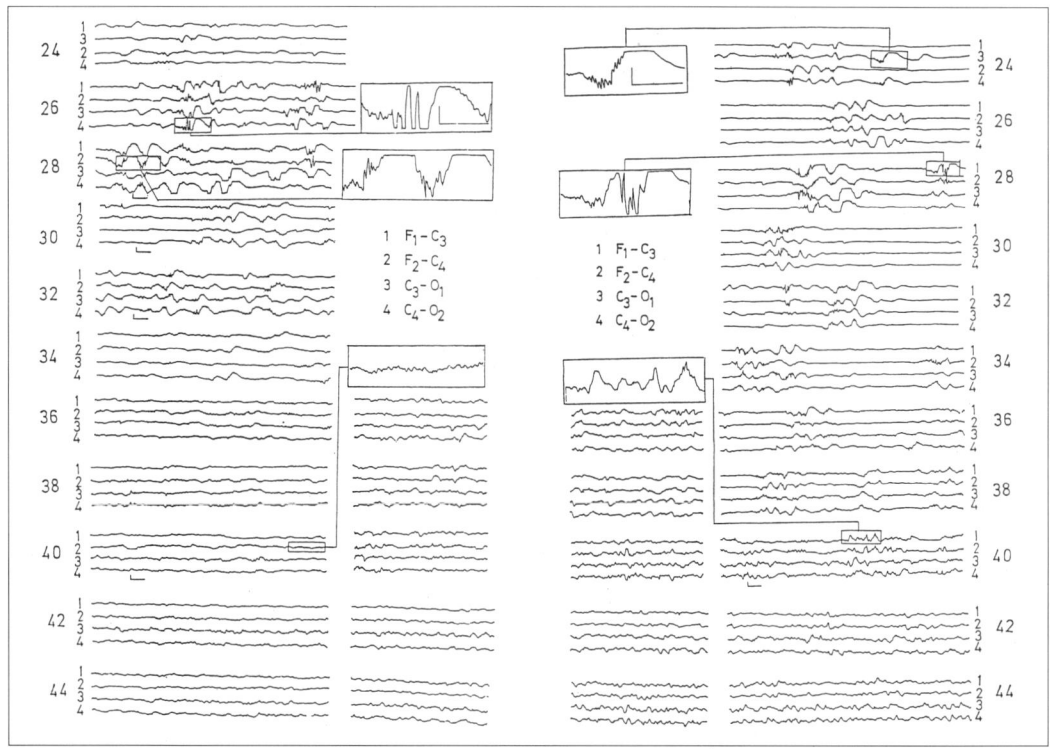

図 4.1 胎生期後半における脳波の発達
　　左半分：動睡眠，右半分：静睡眠

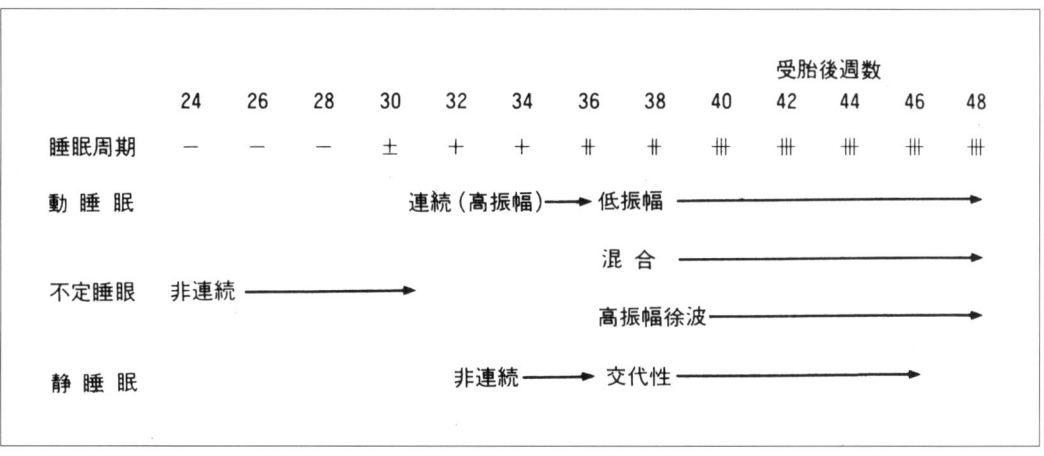

図 4.2 胎生期後半における睡眠と脳波の発達

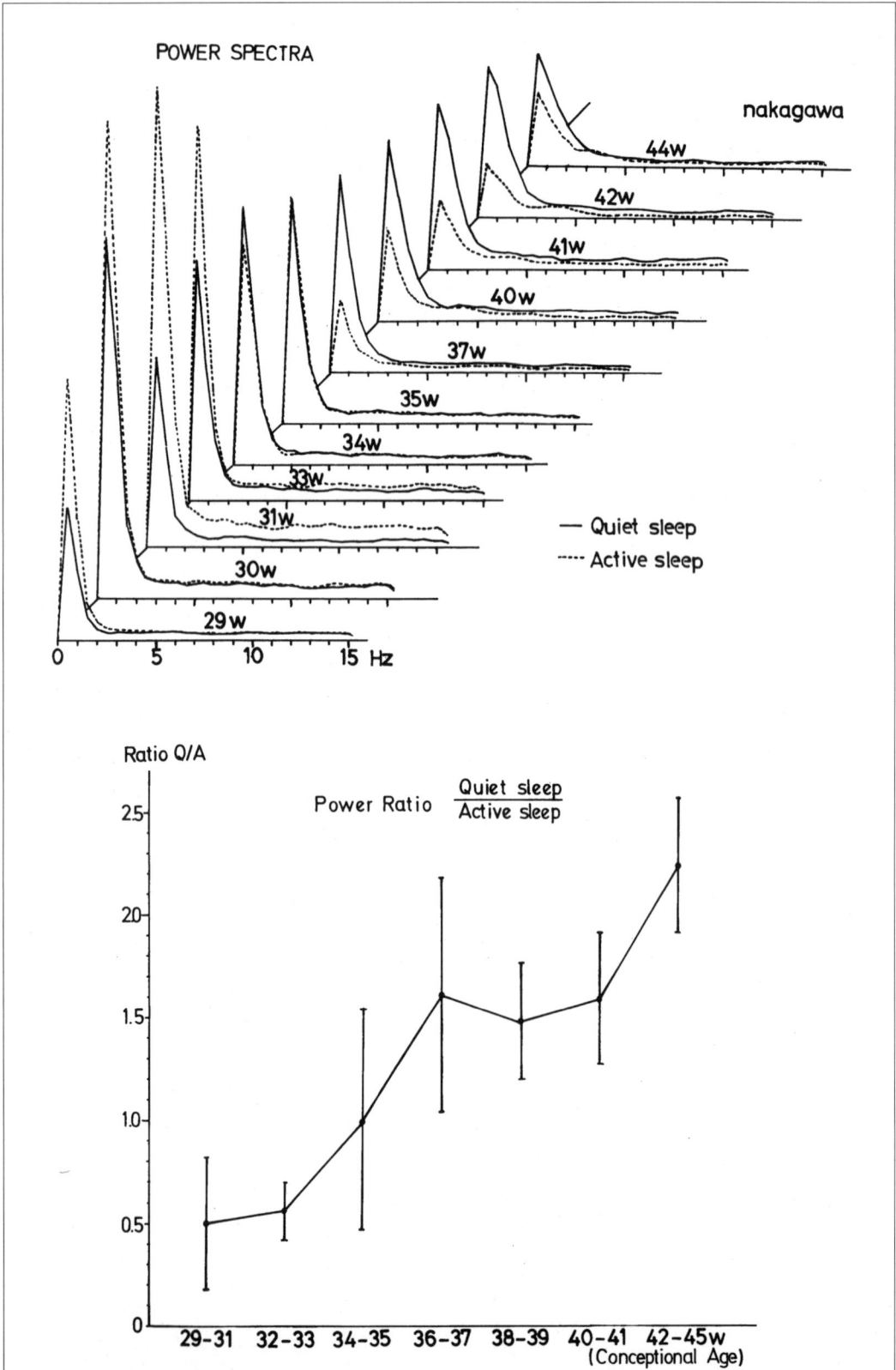

図4.3 パワースペクトルからみた胎生期後半における脳波の発達

1. 脳波所見の発達による変化

1) 受胎後21～22週（図4.4 a, b, c）

　ほとんどが不定睡眠で，脳波もほとんど非連続的，間欠的である（非連続脳波：tracé discontinu）。100μV以上の活動が20秒以上続く連続脳波は極めて少なく，すべての誘導で同時に連続脳波がみられることは少ない。数秒～十数秒の高振幅部分が数秒～100数十秒の低振幅部分を挟んで出現する。高振幅部分の出現に周期性はない。高振幅部分は0.3-1 Hz，200-400μVの単調な高振幅δ波が主体を占める。この高振幅δ波は中心部優位で，時に中～高振幅θまたはα群発や鋭波様波形を伴うが，8-20 Hzの紡錘波状速波はほとんどみられない。前頭・中心・後頭部に比べて側頭部からの高振幅δ波の出現が乏しい傾向があり，中心側頭乖離が目立つ。

　非連続脳波には，群発間間隔が短い（10-40秒）パターンと，著しく長い（120-180秒あるいはそれ以上）パターンがあるが，群発部分の持続はおよそ3-8秒である。群発部分の特徴は連続脳波のそれに準じるがやや振幅が低い傾向がある。

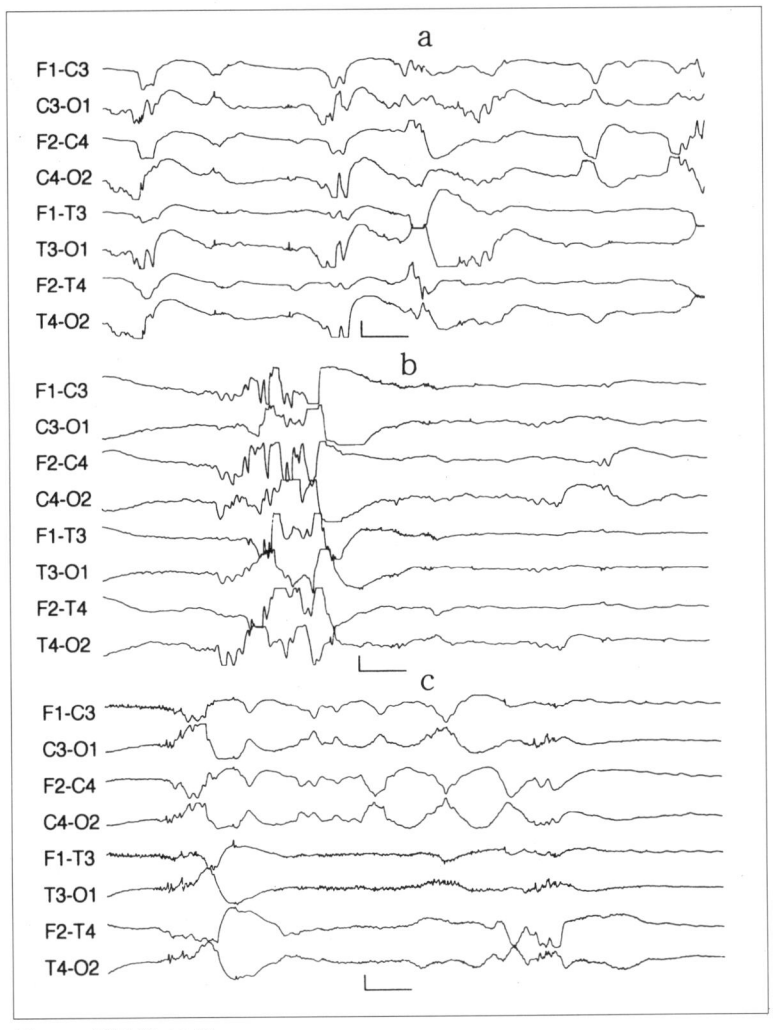

図4.4　受胎後22週
　　　較正は100μV, 1sec，以下同じ

2）受胎後 23 〜 25 週（図 4.5 a, b, c, d）

　ほとんどが不定睡眠で，ほとんど非連続脳波で占められる。すなわち，数秒から十数秒の高振幅活動が，数秒から数十秒の平坦部分を挟んで繰り返し出現する。高振幅部分には，主として 20 〜 100 μV，8 〜 20 Hz の紡錘波状速波を伴う 100 〜 500 μV（delta brush, spindle delta），0.3 〜 1 Hz の高振幅徐波，50 〜 300 μV，4 〜 7 Hz の高振幅律動的 θ 波，不規則徐波，鋭波などがみられるが，これらには左右非同期性が比較的強い。高振幅徐波は後頭部優位である。動睡眠あるいは体動のある不定睡眠では，静睡眠あるいは体動のない不定睡眠に比し平坦部分の持続が短く，振幅は低い傾向にある。

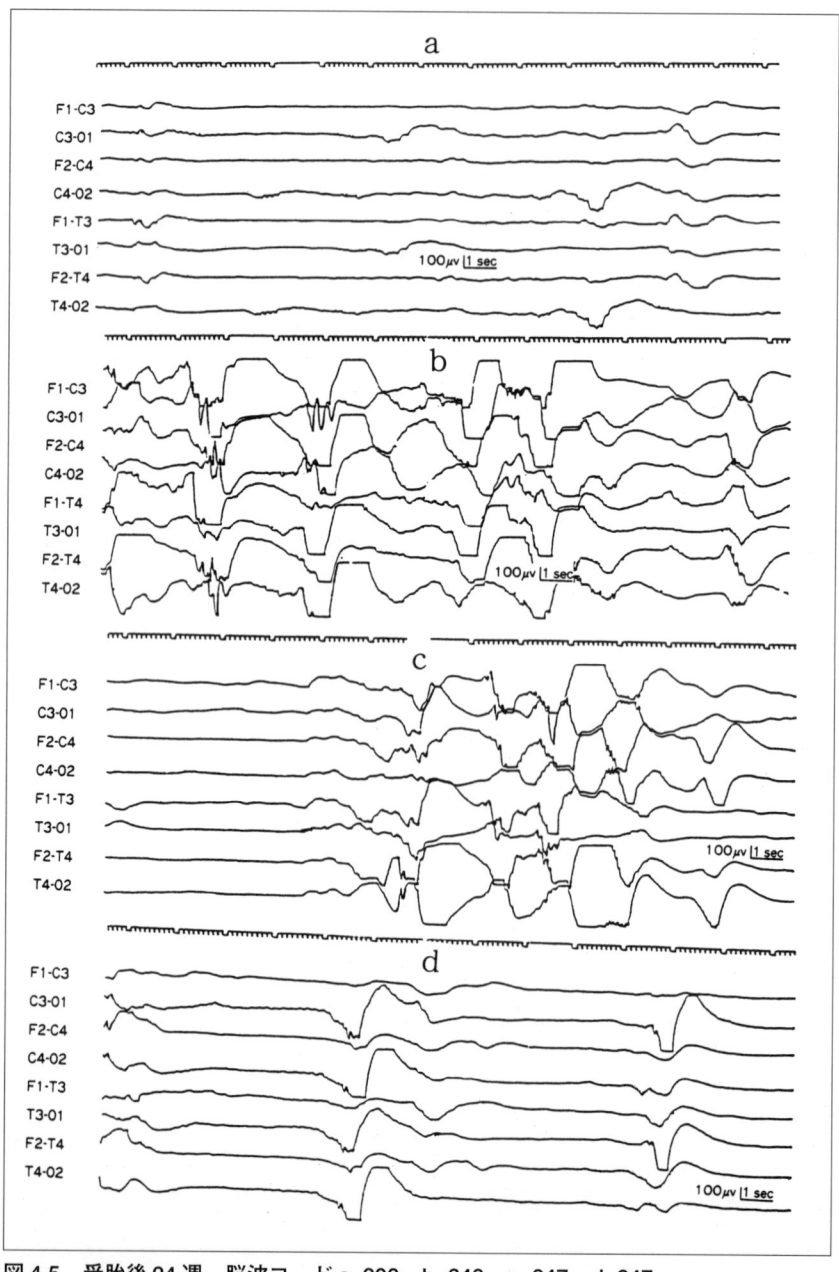

図 4.5　受胎後 24 週，脳波コード a. 200, b. 243, c. 247, d. 247

3）受胎後26〜27週（図4.6 a, b）

やはりほとんど不定睡眠で，脳波も多くは非連続的であるが，動睡眠あるいは体動のある不定睡眠での連続性，活動性が増し，平坦部分が短くなってくる。脳波活動はほとんど24〜25週と変わらないが，δ波の周波数が速くなり振幅が多少減少している。δ波のうち，0.5〜1Hzのδ波が21〜26週までの主成分をなし，この間出現頻度は不変であるが，0.5Hz未満のδ波はこの間受胎後齢とともに減少し，1Hz以上のδ波は増加する（早川昌弘ら 2000）。またこのほかに，低〜中振幅徐波を主体とする部分もみられる。静睡眠の脳波は24〜25週と著変がない。受胎後24〜28週では，波形に特徴のない低〜高振幅徐波がみられることがある。受胎後28週前でも2〜10分の比較的長い連続脳波も見られるとするものもあるが（Hahnら 1989），連続性の定義によっても異なる。また睡眠周期の有無も定義によって異なり，何らかの周期は受胎後27週でも出現しているという（Curzi-Dascalovaら 1993）。

4）受胎後28〜29週（図4.7, 4.8, 4.9）

やはり不定睡眠が多く一定の睡眠周期を示さないが，動睡眠あるいは体動のある不定睡眠で連続性がさらに増し，ときに短い平坦部分がみられるのみになる。静睡眠の脳波はこれまでと著変はないが，高振幅群発の部分はやや複雑化し，高振幅徐波の振幅も次第に減じ200〜300μVとなり周波数も増してくる。側頭部高振幅律動的θ群発は29〜31週ごろに最もよくみられる。なお受胎後27週以前では，高振幅δ波の振幅は極めて大きく，通常の感度で記録すると，これに先行する鋭波様部分は記録されないことが多い。しかしこの部分に紡錘波様速波などの重畳する波形が隠されていることがあり，デジタル脳波計などにより再分析を行うと有用な情報が得られることがある（第6章7, p.120参照）。

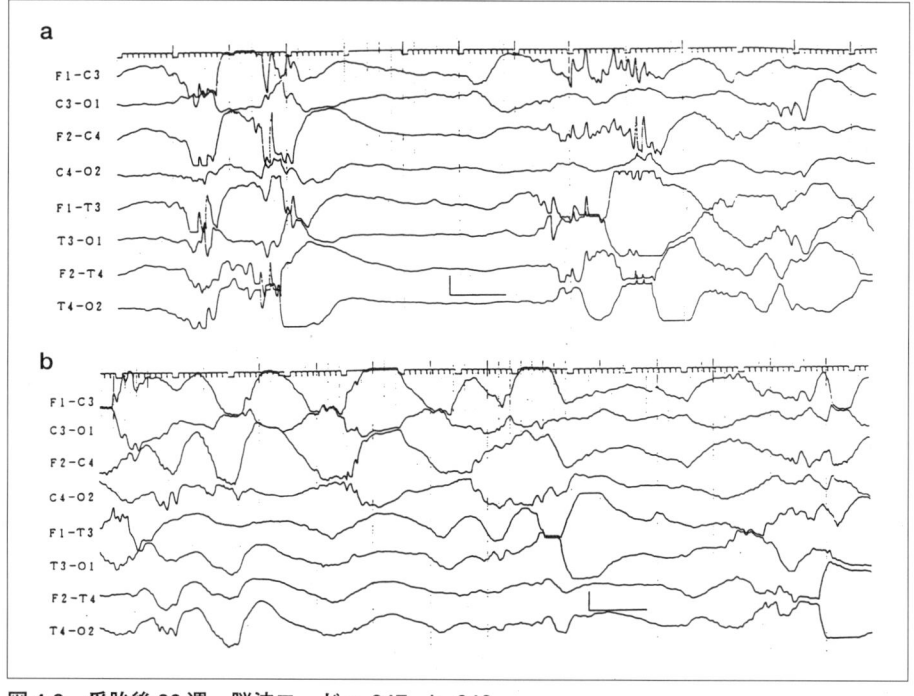

図4.6　受胎後26週，脳波コードa. 247, b. 243

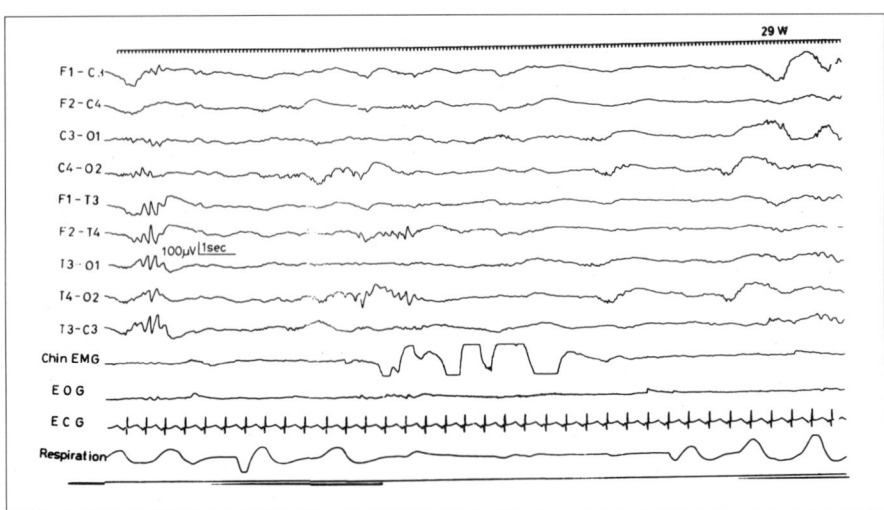

図4.7 受胎後29週，動睡眠，脳波コード282

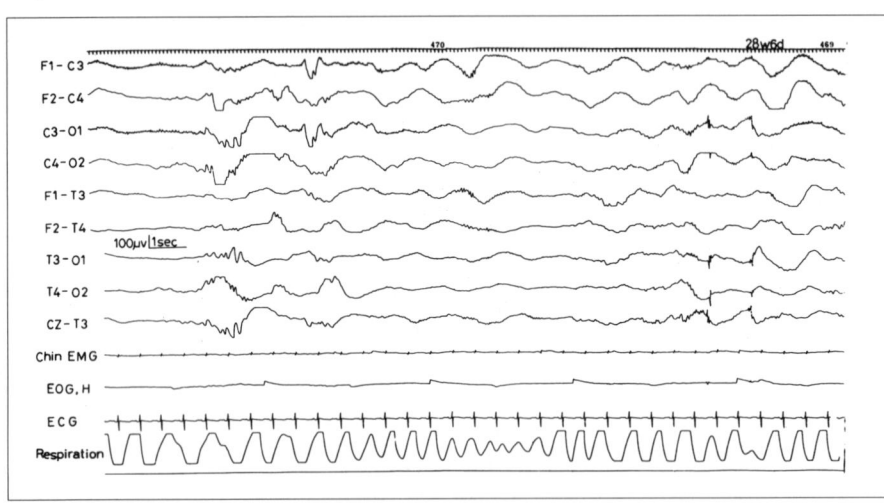

図4.8 受胎後28週，動睡眠，脳波コード283

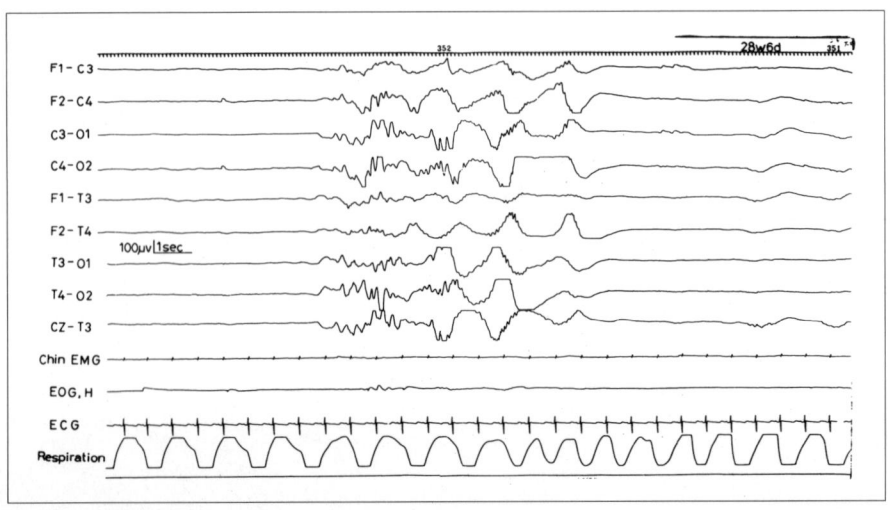

図4.9 受胎後28週，静睡眠，脳波コード287

5）受胎後 30～31 週（図 4.10, 4.11, 4.12）

　まだ不定睡眠が多いが，動睡眠と静睡眠の区別が次第に明らかになってくる。動睡眠あるいは体動のある不定睡眠での連続性がよくなり，時に短い平坦部分がみられるのみとなる。動睡眠の脳波はほぼ連続的であるが，まだ短い平坦部分が挿入する。動睡眠の脳波には高振幅徐波が比較的連続するパターンと低～中振幅徐波に高振幅徐波がみられる部分が区別できる。静睡眠の脳波は高振幅部分と低振幅部分からなる非連続脳波を示す。高振幅部分は 200～300 μV，1 c/s 前後の高振幅徐波を主体とし，これに 8～20 Hz の紡錘波状速波，4～7 Hz の律動的 θ 波が伴ってみられる。紡錘波状速波は受胎後 31～32 週ごろに最も多く出現する。

6）受胎後 32～33 週（図 4.13, 4.14, 4.15）

　睡眠周期が比較的明確になるが，いまだ各睡眠の連続性が悪く，不定睡眠も多い。動睡眠の脳波は連続的となり，紡錘波状速波を伴う高振幅徐波（delta brush）を主体としたパターンと低～中振幅徐波に delta brush を混ずるパターンがみられる。

　これに対し，静睡眠の脳波はやはり非連続的であるが，平坦部分はより短くなり，20 秒以上のものは稀にしかみられなくなる。高振幅部分は紡錘波状速波を伴う高振幅徐波を主体とし，これに律動的 θ 波を認める。高振幅徐波の振幅は 150～200 μV，周波数は 0.5～1.5 Hz である。律動的 θ 波はこれ以前に比し減少する。高振幅徐波はやはり後頭側頭優位であるが（猪熊ら 1984），後頭部 δ 波は左右同期性を示すことが多い。

7）受胎後 34～35 週（図 4.16, 4.17, 4.18）

　動睡眠で低振幅化が始まり，紡錘波状速波を伴う高振幅徐波が減少し，50～70 μV，1～1.5 Hz の中振幅徐波と低振幅不規則波に 20～50 μV，4～6 Hz の低～中振幅半律動的 θ 波が混合するパターンを示すようになるが，いまだ紡錘波状速波をかなり伴っている。とくに入眠から静睡眠の前の動睡眠にかけては，100～150 μV，0.6～1 Hz の徐波が増加して，32～33 週の動睡眠と同様のパターンを示す。静睡眠の脳波はやはり非連続的ではあるが，平坦部分は短くなり，高振幅群発の出現間隔は 20 秒以下となる。高振幅群発の部分はほとんど不変であるが，高振幅徐波の振幅は次第に減じ，周波数を増す。これまでみられた高振幅律動的 θ 波は著明に減少しほとんどみられない。

8）受胎後 36～37 週（図 4.19, 4.20, 4.21, 4.22）

　動・静両睡眠の明確な周期が出現し各々の持続もよくなるが，まだ不定睡眠が割り込んでいる。動睡眠の脳波は，次第に中～高振幅徐波が減少して低振幅不規則波に半律動的 θ 波を混ずるパターンを示すようになるが，いまだ若干の中振幅徐波を含んでいる。静睡眠では高振幅部分と低振幅部分が繰り返し出現する交代性脳波（tracé alternant，TA）を示すが，低振幅部分はまだ平坦に近い。しかし，後頭部から次第に活動が増してくる。高振幅部分には，紡錘波状速波を伴う高振幅徐波がまだみられる。

　この他に，受胎後 36 週ごろから，正期産児にみられる高振幅徐波パターンに相当するパターンがみられるようになるが，いまだ紡錘波状速波が混入し，徐波の周波数も低い。

9）受胎後 38～39 週（図 4.23, 4.24, 4.25, 4.26）

　四つのパターン，すなわち低振幅不規則パターン（Low voltage irregular，LVI），低振幅不規則波に中～高振幅徐波の混入した混合パターン（Mixed，M），高振幅徐波パターン（High voltage slow，

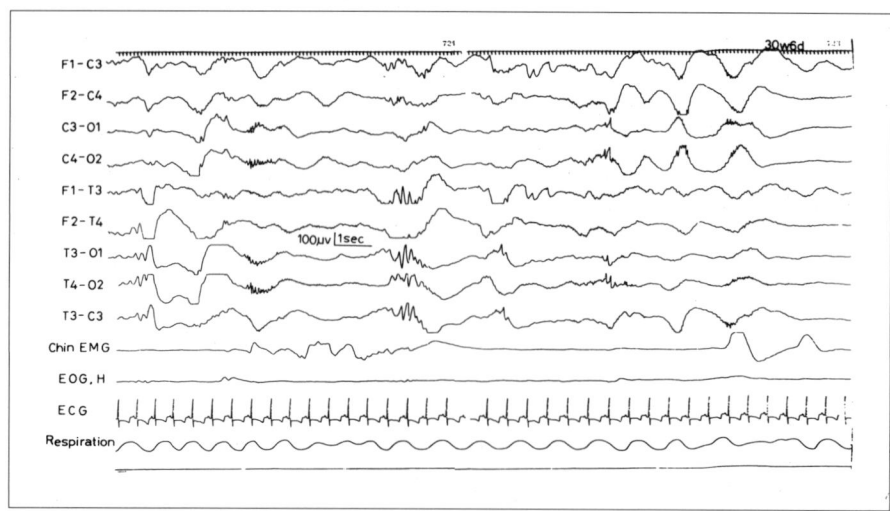

図 4.10　受胎後 30 週，不定睡眠，脳波コード 283

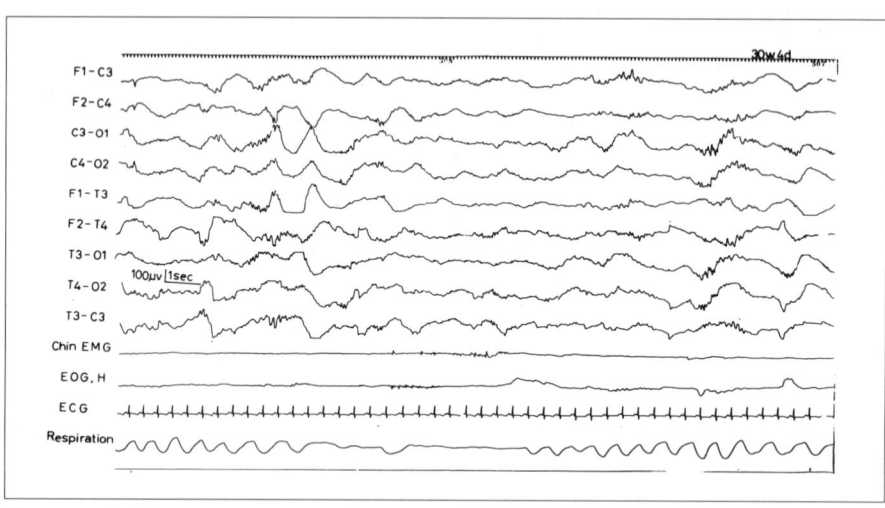

図 4.11　受胎後 30 週，動睡眠，脳波コード 323

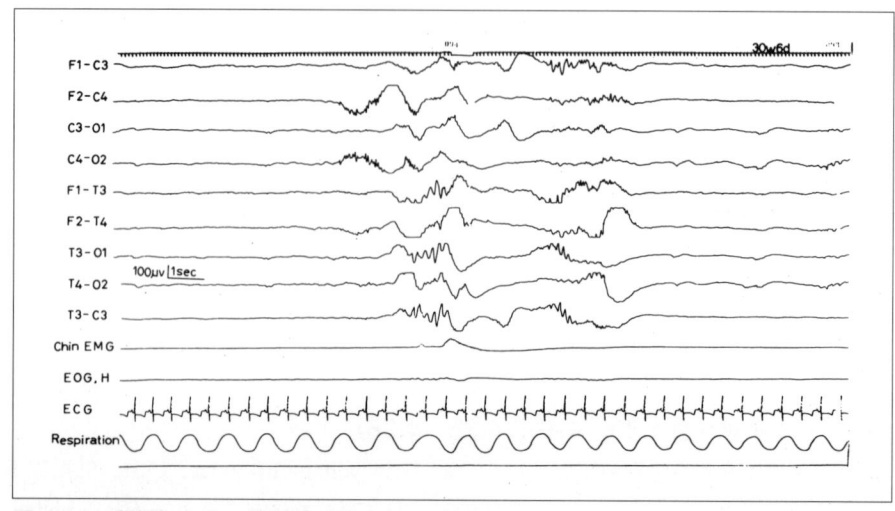

図 4.12　受胎後 30 週，静睡眠，脳波コード 287

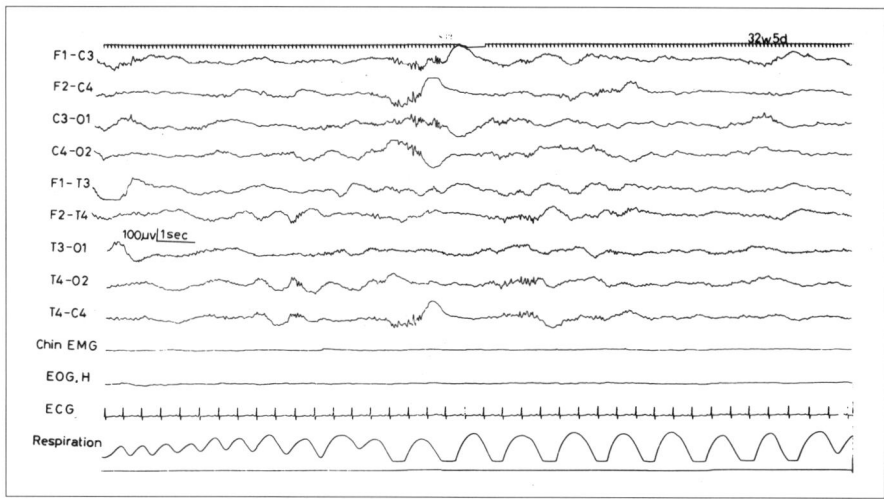

図 4.13 受胎後 32 週,不定睡眠,脳波コード 322

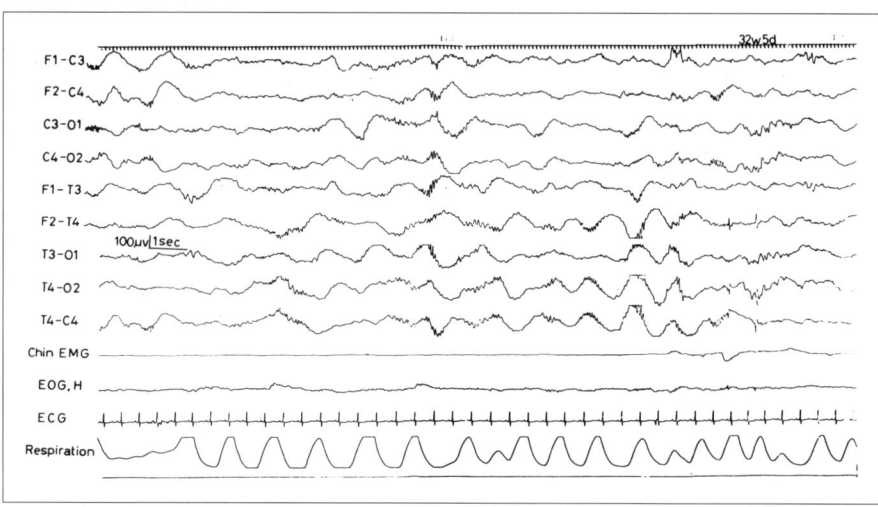

図 4.14 受胎後 32 週,動睡眠,脳波コード 323

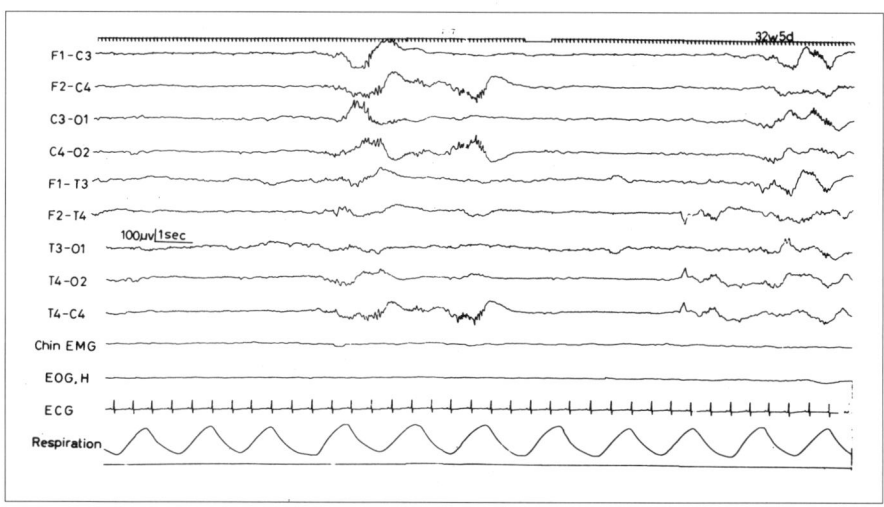

図 4.15 受胎後 32 週,静睡眠,脳波コード 327

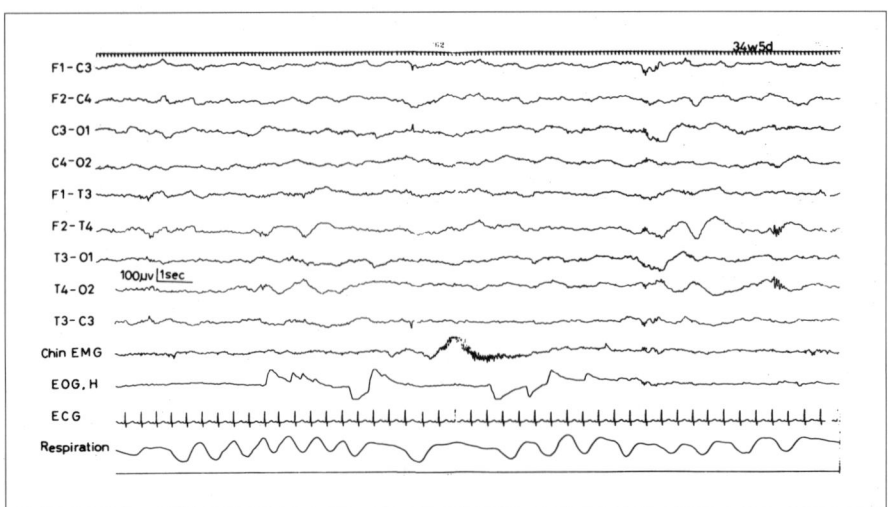

図4.16 受胎後34週,動睡眠,脳波コード362

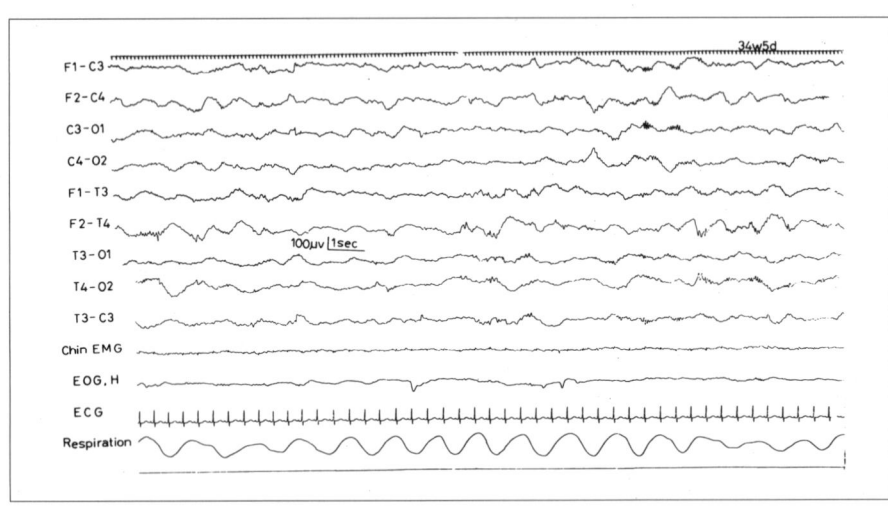

図4.17 受胎後34週,動睡眠,脳波コード363

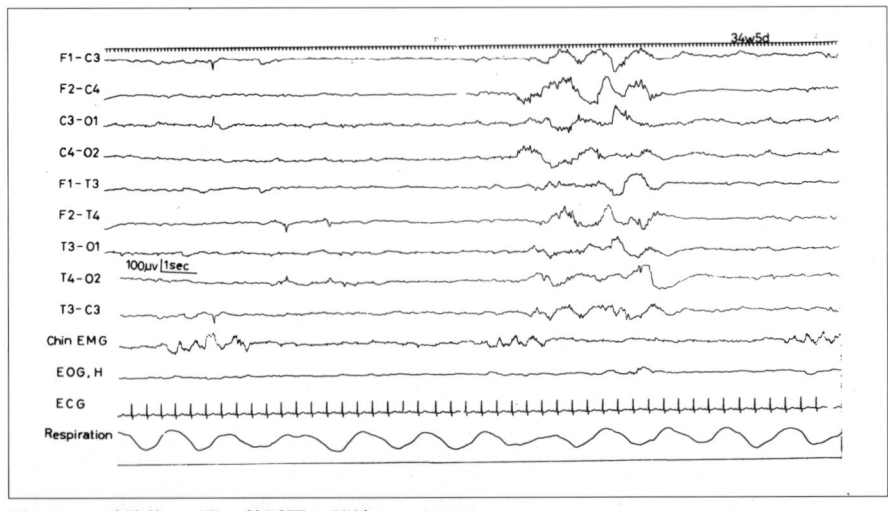

図4.18 受胎後34週,静睡眠,脳波コード327

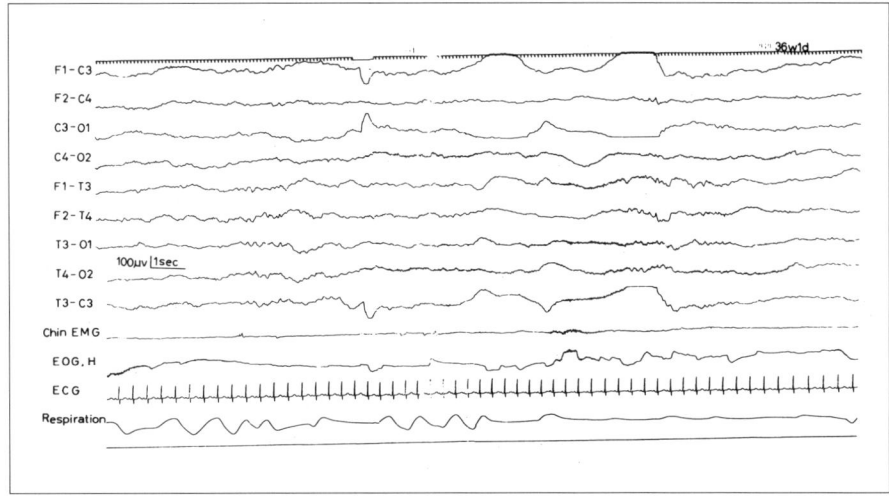

図4.19 受胎後36週,動睡眠,脳波コード361

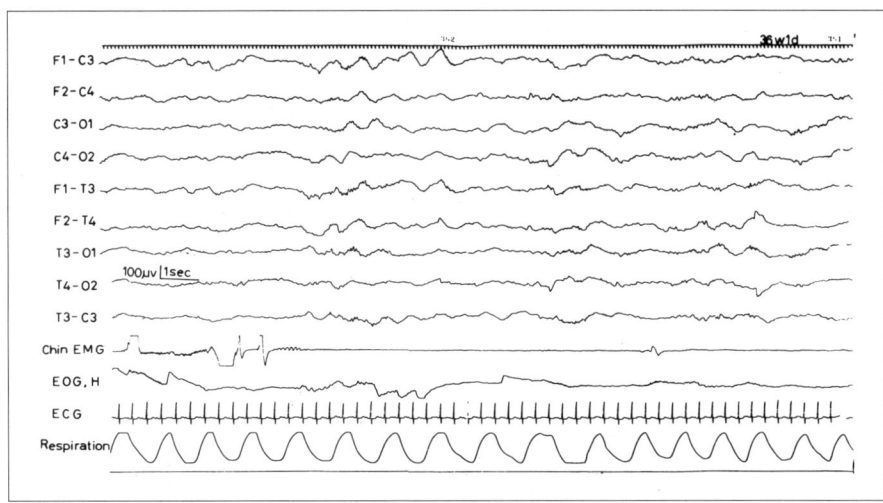

図4.20 受胎後36週,動睡眠,脳波コード362

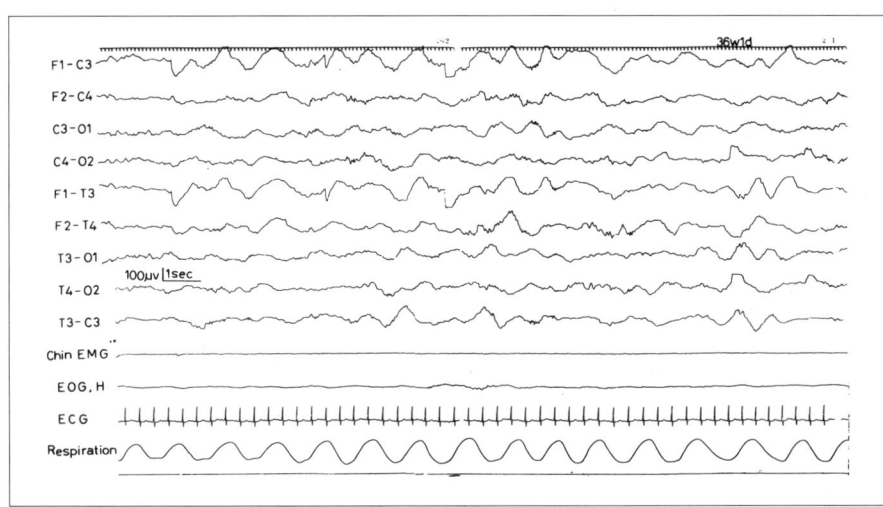

図4.21 受胎後36週,静睡眠,脳波コード363

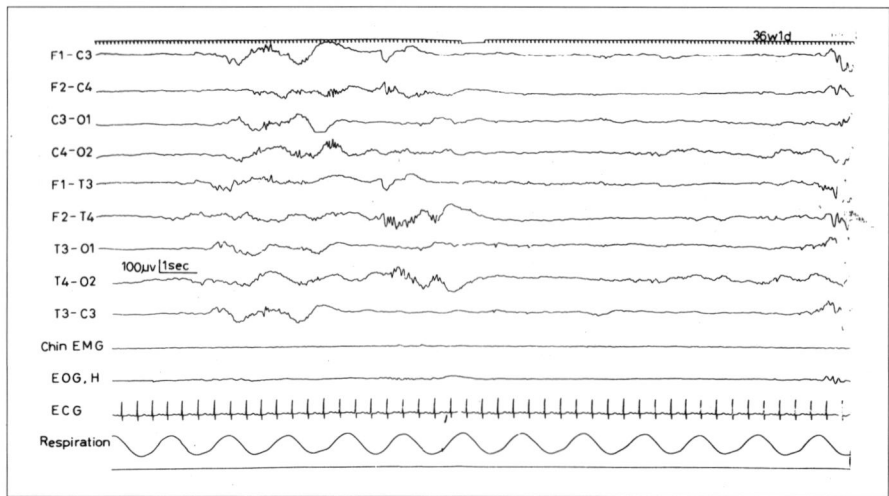

図 4.22 受胎後 36 週，静睡眠，脳波コード 367

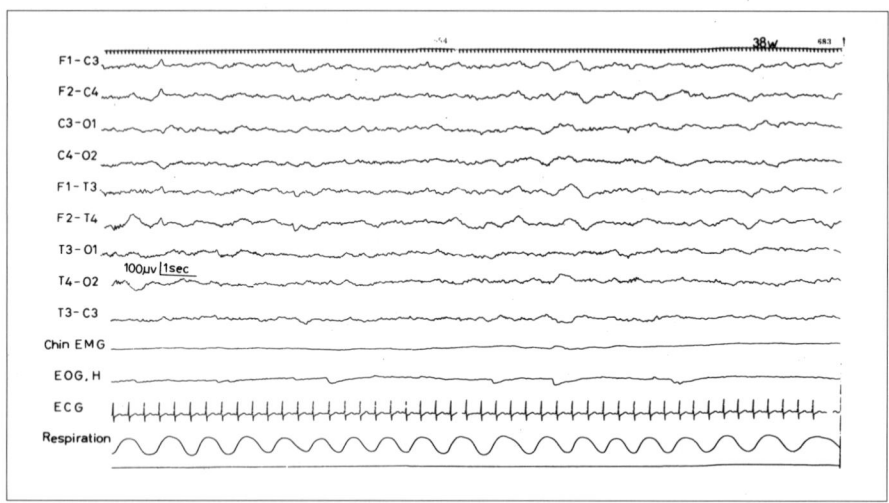

図 4.23 受胎後 38 週，動睡眠，脳波コード 362

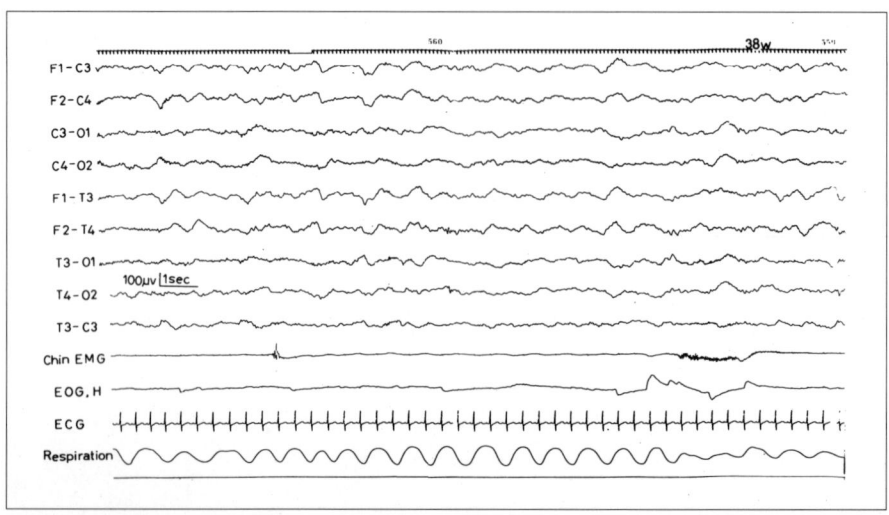

図 4.24 受胎後 38 週，動睡眠，脳波コード 403

HVS），交代性脳波（Tracé alternant，TA）がみられるが，若干の未熟なパターンの混入をみる．とくに紡錘波状速波は静睡眠でまだみられる．

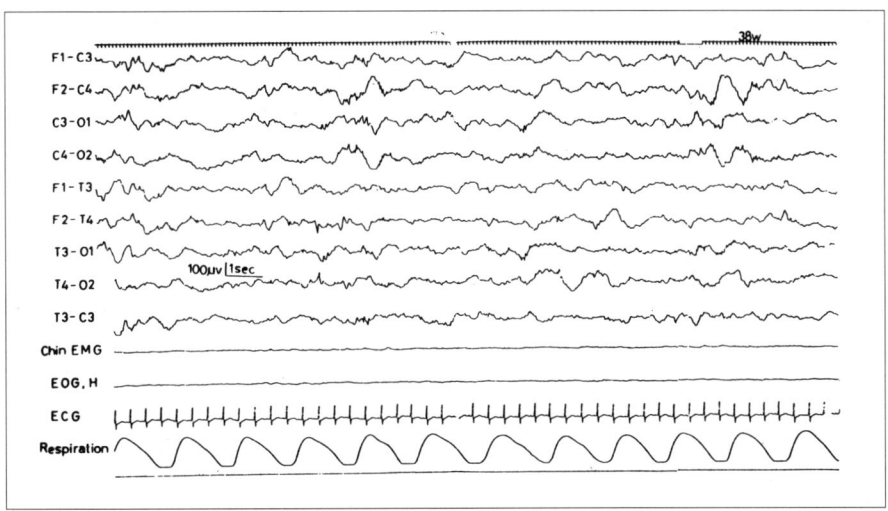

図4.25　受胎後38週，静睡眠，脳波コード405

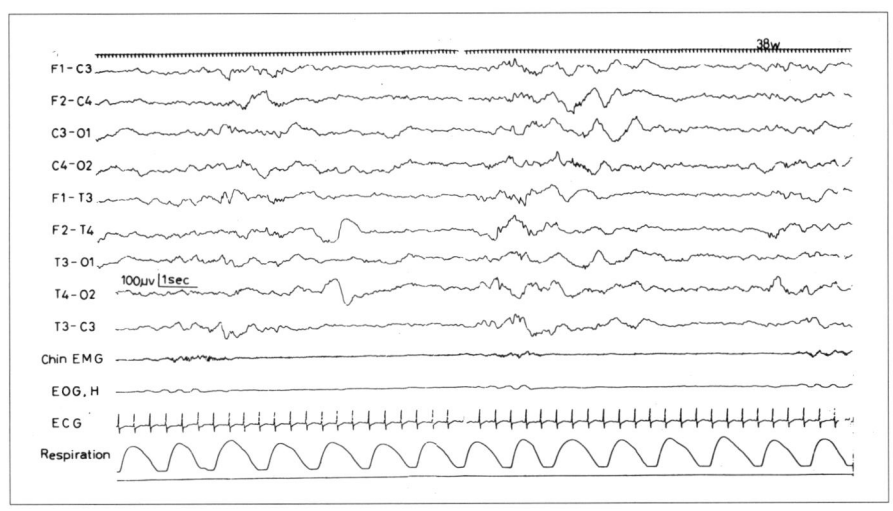

図4.26　受胎後38週，静睡眠，脳波コード407

10) 受胎後 40～41 週（図 4.27, 4.28, 4.29, 4.30）

　動・静両睡眠の周期が完成し，それぞれの睡眠状態が安定して出現する．LVI，M，HVS，TA の四つのパターンがみられ，前二者は主として動睡眠，後二者は主として静睡眠にみられる．静睡眠の直前の動睡眠には主に M，直後の動睡眠には主に LVI パターンが対応する．静睡眠を前，中，後期に分けると，HVS は前期，TA は中期，後期にみられる（岩瀬ら 1976b）．

　①低振幅不規則パターン（LVI）：10～30 μV の不規則徐波に，20～50 μV，4～7 Hz の半律動的 θ 波や 10～20 μV，8～13 Hz の α 波を含むパターンで，全領野でほぼ同様の活動を示す．

　②混合パターン（M）：低振幅不規則波に 30～50 μV の中～高振幅徐波の混入したパターンで，

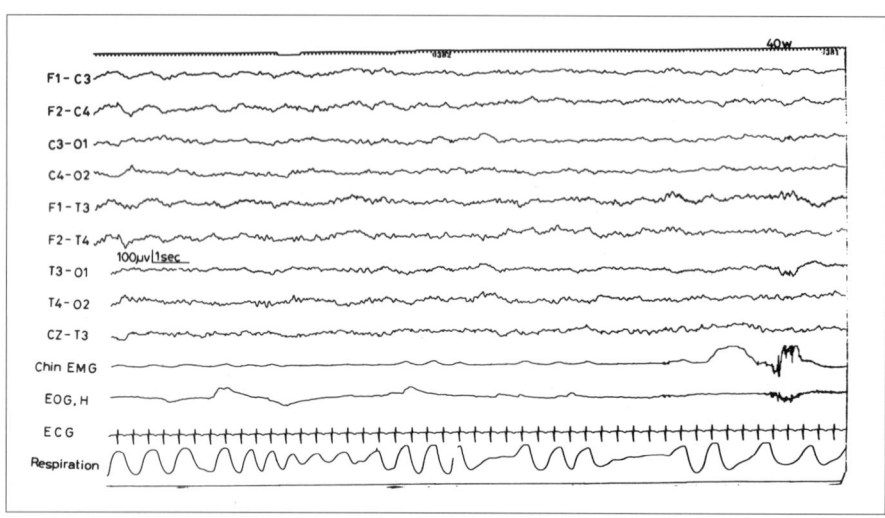

図 4.27　受胎後 40 週，動睡眠，脳波コード 402，L

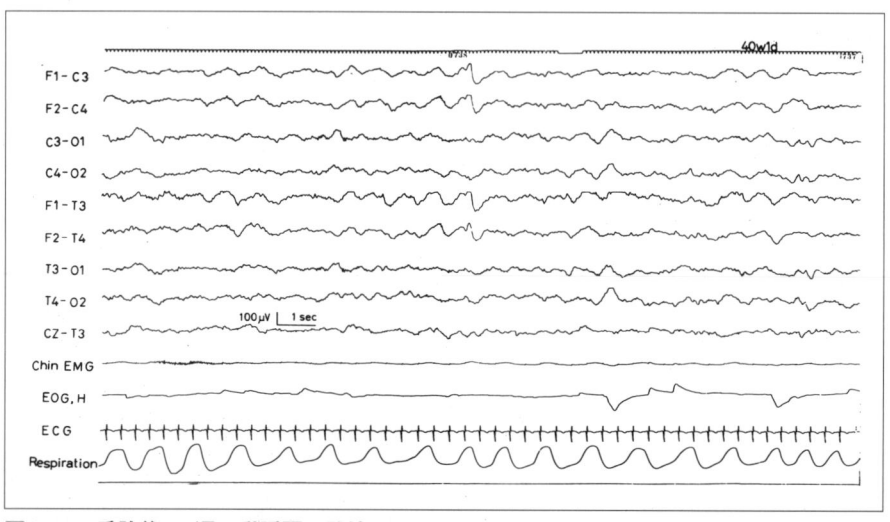

図 4.28　受胎後 40 週，動睡眠，脳波コード 403，M

とくに前頭部に優位であるが，その混入に周期性はほとんどない。

　③**高振幅徐波パターン（HVS）**：100〜150 μV，0.5〜3 Hz の高振幅多形徐波，50〜80 μV，3〜5 Hz の不規則波が持続的に出現するパターン。この高振幅徐波は早産児にみられる δ brush の徐波とは区別する必要がある。

　④**交代性脳波（TA）**：高振幅部分と低振幅部分が交代して繰り返し出現するパターンで，前者は 100〜150 μV，1〜3 Hz の多形徐波，4〜7 Hz の θ 波を主体とした活動からなり，持続は 3〜8 秒である。後者は 10〜30 μV の不規則波に 20〜50 μV，3〜6 Hz の活動，20〜30 μV，8〜13 Hz の活動などを含み，持続は 4〜8 秒である。

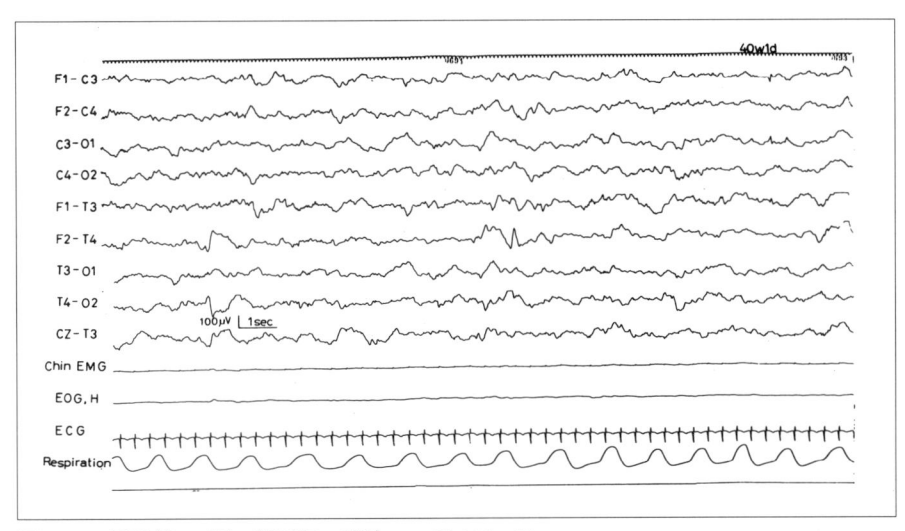

図 4.29　受胎後 40 週，静睡眠，脳波コード 405，H

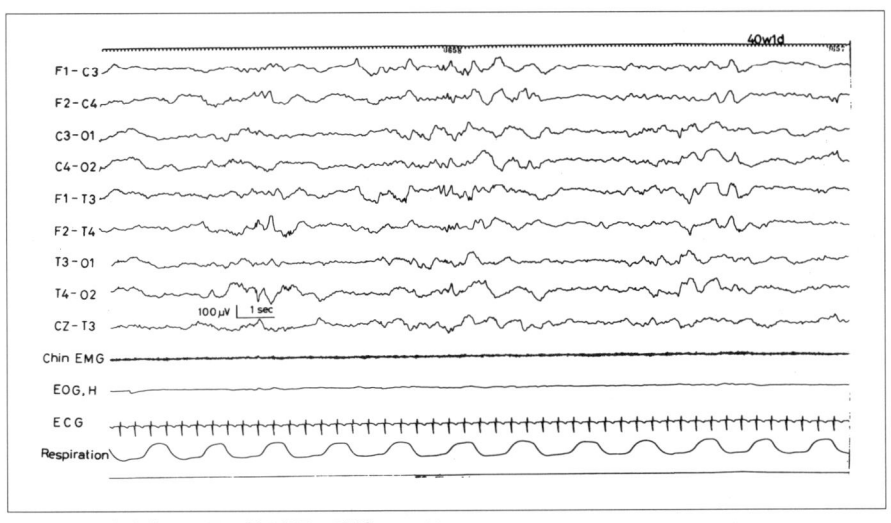

図 4.30　受胎後 40 週，静睡眠，脳波コード 407，A

11) 受胎後 42~43 週（図 4.31, 4.32, 4.33, 4.34）

静睡眠中の高振幅徐波パターンが増加し，交代性脳波の低振幅部分の活動が増す．静睡眠直後の動睡眠では低振幅不規則パターン中に半律動的 θ 波が増加する．

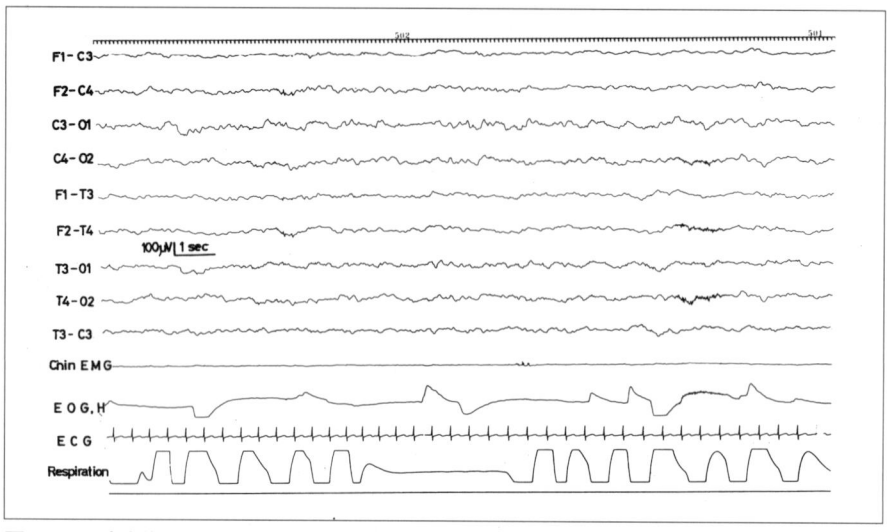

図 4.31　受胎後 42 週，動睡眠，脳波コード 402

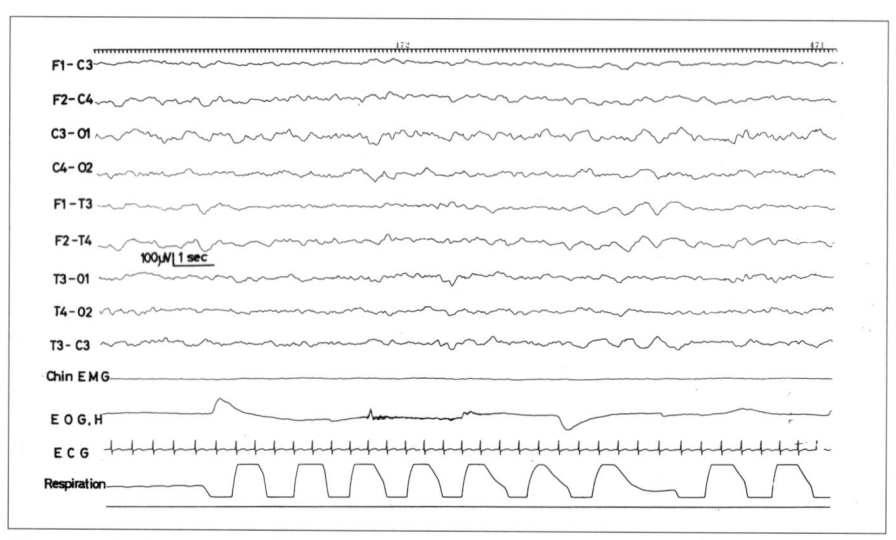

図 4.32　受胎後 42 週，動睡眠，脳波コード 403

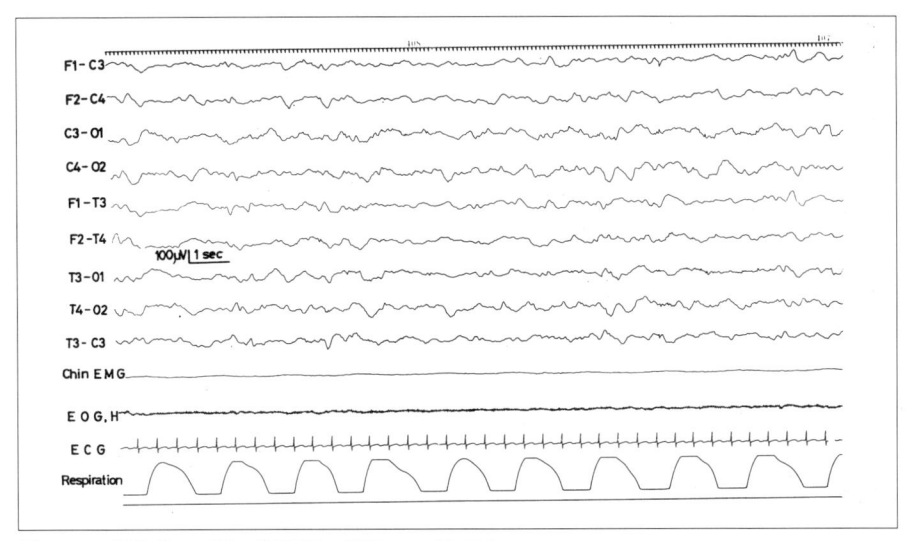

図 4.33　受胎後 42 週，静睡眠，脳波コード 405

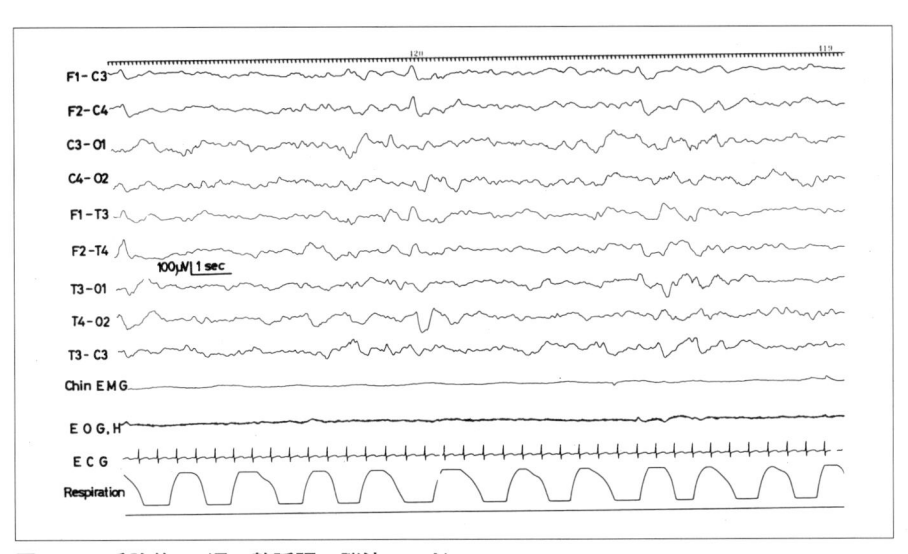

図 4.34　受胎後 42 週，静睡眠，脳波コード 447

12) 受胎後 44 〜 46 週（図 4.35, 4.36, 4.37, 4.38）

　静睡眠の脳波は次第に HVS で占められるようになり，高振幅徐波の周波数はさらに増加する。TA は受胎後 44 〜 46 週で消失し，受胎後 47 週以後はみられない（Watanabe ら 1974, Ellingson & Peters 1980）。なお TA は前頭部より後頭部で先に消失する。動睡眠の脳波で半律動的 θ 波が増加し振幅も増す。

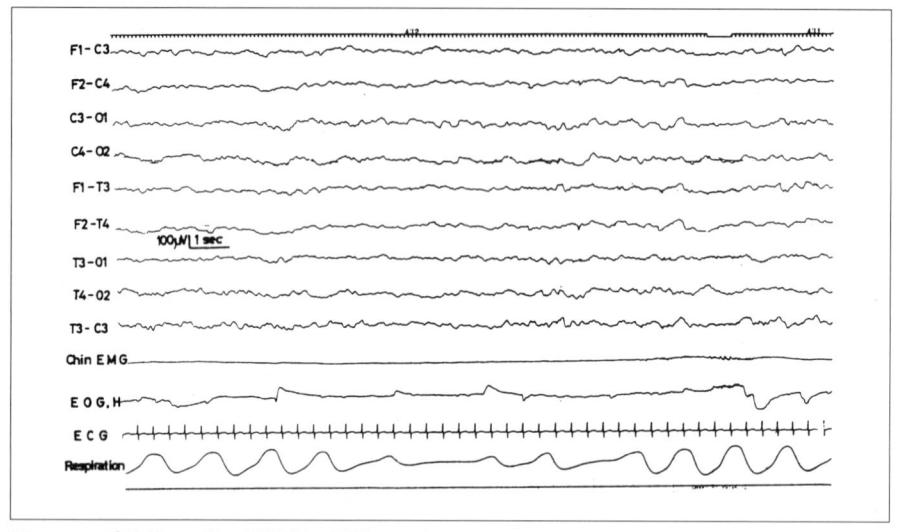

図 4.35　受胎後 44 週，動睡眠，脳波コード 442

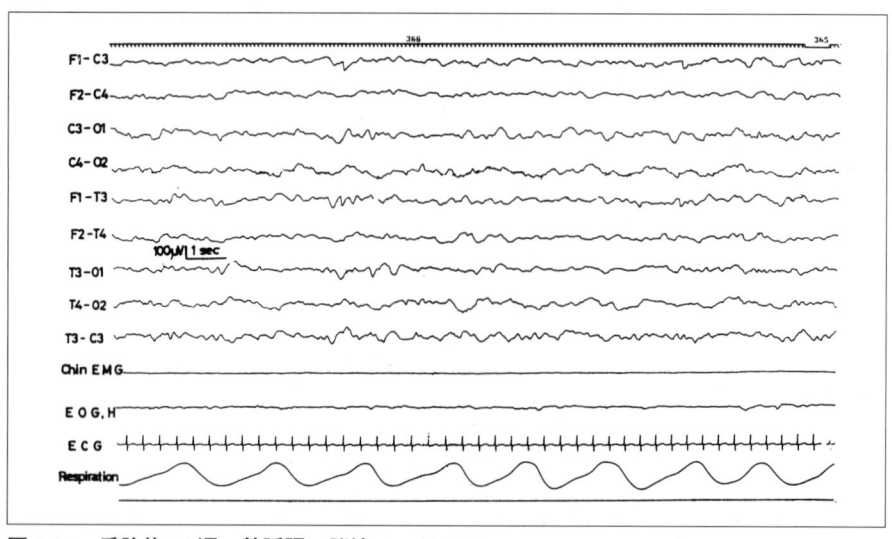

図 4.36　受胎後 44 週，静睡眠，脳波コード 443

TAの消失とHVSで特徴づけられる徐波睡眠の確立は，皮質の成熟，視床-皮質路の完成により皮質が同期化をもって応答できるようになったことを示し，動睡眠における脳波の低振幅化は，皮質が上行性網様体賦活系に反応して脱同期化できるようになったことを示している（渡辺ら1972a）。

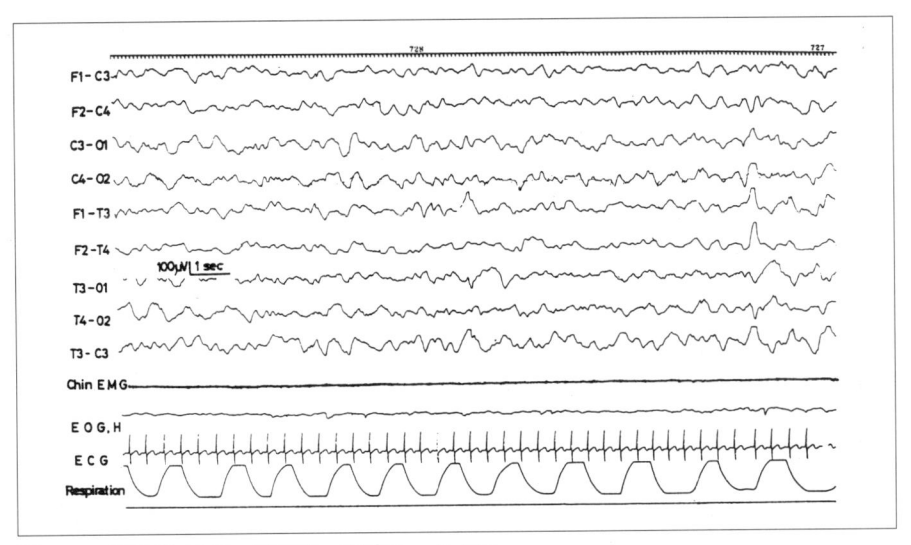

図 4.37　受胎後 44 週，静睡眠，脳波コード 445

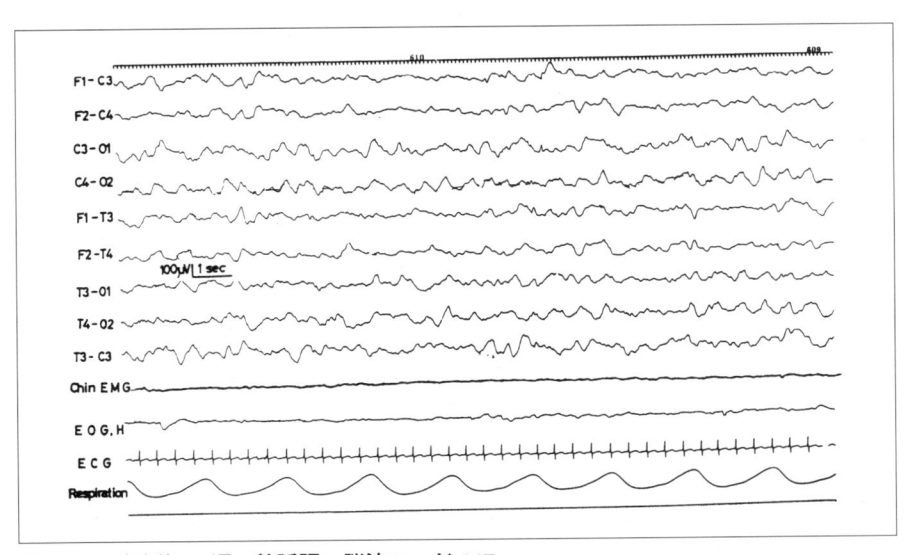

図 4.38　受胎後 44 週，静睡眠，脳波コード 447

2. 睡眠状態と脳波パターンの関係

　脳波図の説明に記載した3桁の数字は脳波コードで，初めの2桁は成熟度で受胎後齢を表し，3桁目は脳波パターンを示している（Parmleeら1968，Schulteら1969a，Nolte & Haas 1978）。正期産児では，2はLVI，3はM，5はHVS，7はTAに相当する。早産児では，2と3は連続脳波，7は非連続脳波に相当する。361，401は362，402より低振幅で，覚醒時，体動時などにみられる。新生児の状態と脳波コードとの間には密接な関係がある（Haas & Prechtl 1977）。脳波パターン判読の時間単位を20秒として睡眠周期と脳波コードの関係をみると，受胎後30週までは，明確な睡眠周期もなく睡眠時期と脳波パターンの間の相関は乏しいが，その後，睡眠周期が明確になるとともに両者の関係が明確になってくる（図3.1，図4.39）。

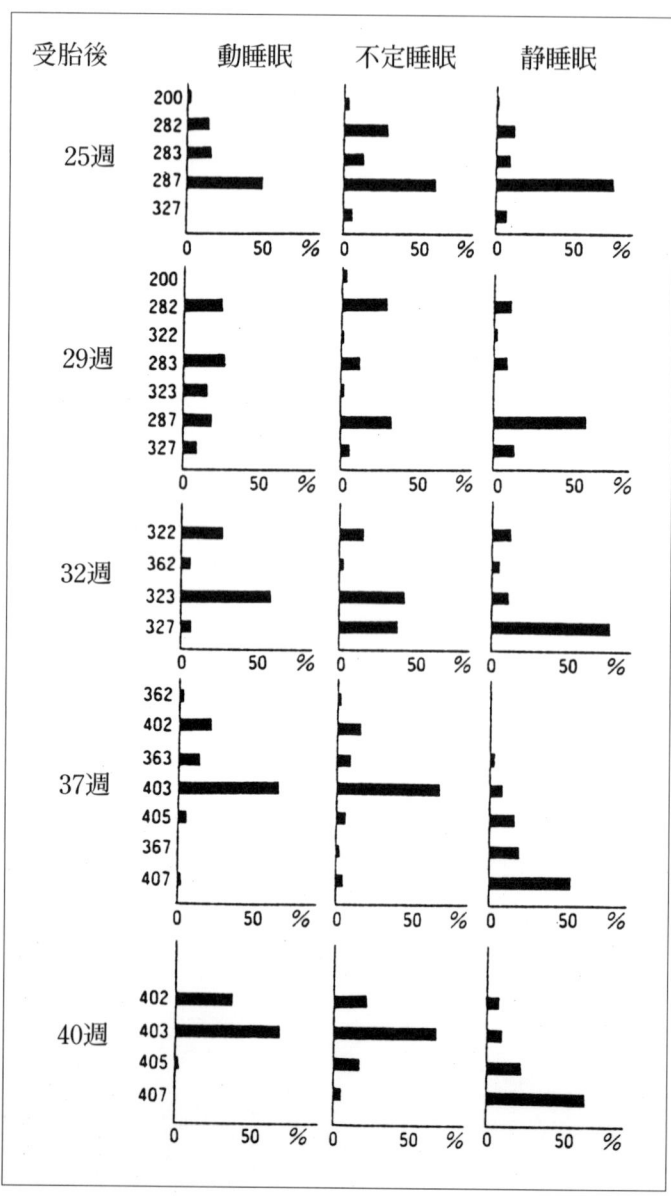

図4.39　睡眠時期と脳波パターンとの関係
A：受胎後25週
B：受胎後29週
C：受胎後32週
D：受胎後37週
E：受胎後40週（受胎後25週の脳波コードは28週のもので代用している）

3. 睡眠経過と脳波パターンの関係

1区分を20秒, スムージング時間を5分として睡眠経過を検討すると (岩瀬ら 1976b), 正期産児では, 前述のごとく, 静睡眠の前期には405が多く, 中期, 後期では407が多い。静睡眠後の動睡眠では, 前半は402が多く, 後半は403が多い傾向がある。受胎後32～33週の早産児では, 静睡眠でも動睡眠でもそれぞれの中では脳波パターンの変化はみられない。動・静両睡眠は一線を画して変化するのではなく, 不定睡眠ないしは, その持続が1分以上でないためどの状態にも決められない移行期がある。次に1区分を20秒, スムージング時間を1分として移行期の検討をすると, 動睡眠から静睡眠への移行期の持続時間は, 受胎後34～35週では10分程度であるが, 受胎後齢とともに短くなり, 受胎後40週では1.7±2分になる。その60～80％は不定睡眠の区分である。不定睡眠が1分以上続き不定睡眠と判定されることはなく, 動睡眠, 静睡眠の区分を不安定に移動している。この移行期の脳波パターンは, 受胎後37週以降では405が多く, これは静睡眠前期にみられる405に先行している。静睡眠から動睡眠への移行は, 受胎後齢に関係なく2～4分の持続で, 70～80％は不定睡眠の区分である。この移行期にアーチファクトが6％程度みられるが, 体動によるものである。この時期の脳波は322, 323, 402が多く, 405はほとんどみられない。移行期における他の指標の検討では, 静睡眠から動睡眠への移行期では, 眼球運動が最も遅く現れ, 動睡眠から静睡眠への移行期では最も早く消失する (Monod & Curzi-Dascalova 1973)。

4. 正常新生児にみられる特殊波形, 異常と誤りやすい波形

1) 非連続脳波, 交代性脳波 (tracé discontinu, tracé alternant)

これは新生児の脳波の最大の特徴である。これを記載したフランス学派に敬意を表してフランス語が用いられている (Samson-Dollfus 1955, Monod & Tharp 1977)。個体発生の初期においては, 脳波は間欠的に出現すること, 群発部分に高振幅徐波に伴った紡錘波状速波がみられること, 間欠的脳波活動が出現するのが視床からの求心性線維が皮質に到達する時期に一致していること, 求心性刺激に対する皮質反応がみられること, 平坦部分で皮質下白質に電気的休止期をおいた短い群発状活動があることなどが動物でも確認されており, 間欠的脳波活動は皮質下からの間欠的インパルスに基づくものであると考えられる (渡辺ら 1972a)。

a. 高振幅部分 (群発) と低振幅部分 (群発間間隔) の持続時間

非連続 (交代性) 脳波に関してさまざまな定量的解析が行われているが (宮崎ら 1978, Hughesら 1983b, Watanabeら 1984a, 渡辺ら 1987, 竹内ら 1987, Eyreら 1988, Hahnら 1989, van Swedenら 1991, 後藤ら 1992, Gotoら 1992, Biagioniら 1994), それらの正常値および異常の判定基準については十分明確にされていない。正常 (健常) 早産児の定義, 分析の対象とする電極数, 電極の位置, 通常の記録速度か遅い記録速度の圧縮脳波か, 高振幅部分 (群発) と低振幅部分 (群発間間隔) の定義, 振幅の基準などが報告者によって異なるからである。

Connellら (1987a) は, 携帯型脳波記録装置を用いて2チャンネル連続脳波モニターを行い, 最初の24時間の記録を用い, 1mm/secの圧縮記録で5分を1区分として連続性について分析した。連続脳波は, 受胎後26～27週で10％, 30～31週で40％, 34週で60％, 37週で70％と増加し, 非

連続脳波は，27週で35％，31週で15％，34週で10％，37週で5％と減少した。同じ携帯型脳波記録装置を用いたEyreら（1988）の検討によると，1回の非連続（交代性）脳波の平均持続時間は26週での21分から42週での6.1分に減少する。1回の連続脳波の持続時間は2峯性の分布を示し，覚醒時の方が睡眠時より長いが，全体としてみると，26週での13分から増加して42週で62分となる。Connellら（1987a）によると，連続脳波の持続時間については同様の結果であるが，非連続脳波については，26週から37週まで不変で5～15分と一定である。これらは圧縮脳波による分析であり，短い平坦部分は隠されて連続脳波と判定される可能性がある。通常の8チャンネル脳波の3時間記録（紙送り速度3 cm/sec）では，非連続ないし交代性脳波の1回の持続時間は，受胎後32～33週で27分，36～37週で20分，39～40週で15分である（岩瀬1971）。同じく通常の記録で，20秒を1区分とした脳波パターンの分析では，連続脳波は受胎後25～26週では2％程度にすぎず，27週で5％，28週で10％，29～30週で15％，31週で20％，32週で30％である（竹内ら1987）。連続脳波，非連続脳波にもさまざまな程度があり，20秒以下の持続ではあるが連続脳波に近いパターンもある。実際の脳波判読に際して持続時間を測定するのは煩雑であるので，早産児の脳波を連続性に着目して20秒毎に分類すると，発達に伴い連続性のよいパターンが増加していくのが分かる（図4.40）。100μV以上の脳波活動が20秒以上続く連続脳波の占める割合は受胎後21～22週で6±7％，23～24週で24±17％，25～26週で49±17％である（早川昌弘ら1999，Hayakawa M et al 2001）。

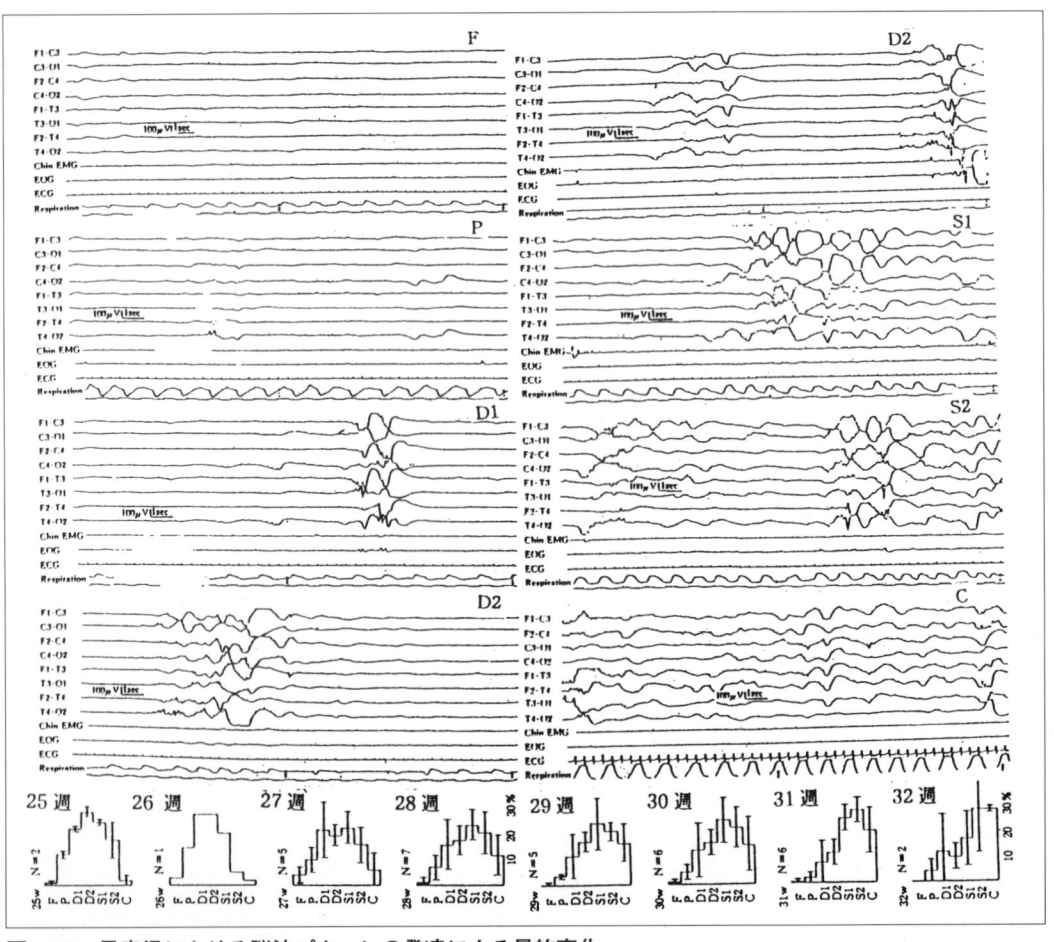

図4.40　早産児における脳波パターンの発達による量的変化

非連続脳波ないし交代性脳波の高振幅部分（群発）の出現間隔ないし群発間間隔は受胎後齢を経るにしたがって減少する。高振幅部分（群発）の持続時間の増加は著明ではない（宮崎ら1978, Hughesら1983b）。しかしBiagioniら（1994）によれば，群発の最低持続時間は，受胎後27〜28週で1.5±0.4秒，29〜30週で1.85±0.6秒，31〜32週で1.95±0.6秒，33〜34週で2.4±0.6秒と増加するという。ここで注意すべきは，群発の出現間隔が正規分布を示さず，受胎後齢とともに長いものが減少するが，最頻値は受胎後24〜40週を通して一定で7〜10秒であることで（**図4.41**），何らかの皮質下ペースメーカーの存在が想定される（Parmeleeら1969，渡辺＆岩瀬1970a，渡辺ら1972a）。大田原ら（1971）も，正期産児の生後30日までの脳波を日単位で検討し，群発の出現間隔のピークは7〜8秒だったと報告している。非連続脳波の発生機序として，おそらくは視床に起源があり，これに視床-皮質経路および皮質の未熟性が関与していると考えられる（渡辺ら1972a）。受胎後齢とともに群発間間隔が減少するのは長い間隔のものが減少するためである。発達とともに群発部分が長くなり交代性脳波が消失するのではなく，平坦部分の活動が次第に増加し，群発部分が低振幅化して両者の差がなくなり消失する（岩瀬ら1973b）。

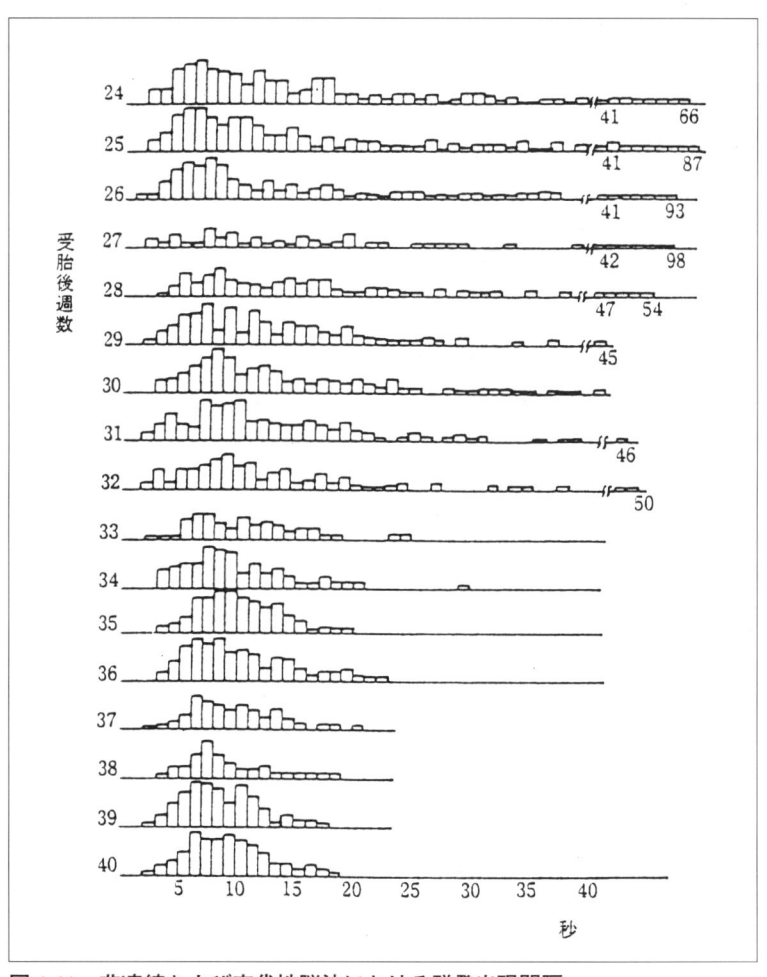

図4.41　非連続および交代性脳波における群発出現間隔

Connellら（1987a）によると，非連続脳波の平均群発間間隔は受胎後26〜27週で9〜17秒，30〜31週で7〜14秒，34〜35週で4〜11秒，36〜37週で2〜9秒である。最大群発間間隔は，26〜27週で35〜80秒，30〜31週で18〜60秒，34〜35週で2〜40秒，36〜37週で2〜30秒で，32週以後では60秒を超えるものはなく，36週以後では30秒を超えるものはなかったという。彼らは群発間間隔の定義をしていないが，Eyreら（1988）も同じ装置で同様の検討を行い，群発を$50\mu V$を超える2〜20秒の活動，低振幅部分の定義を$25\mu V$未満とした。Hahnら（1989）は，Fz，Cz，Pzを含む11の電極を用いて15mm/secの紙送り速度で通常の14チャンネル記録を行い，群発間間隔の定義を，$16\mu V$以上で2秒以上持続する活動をいずれのチャンネルにも認めない1型と，一ないし二つの電極に一過性波形または非常に振幅の低い活動を認める2型に分類して検討した。2型の最大群発間間隔は，受胎後30週未満で4〜31秒，30〜33週で2〜14秒，34〜40週で2〜6秒であった。宮崎ら（1978）は，群発を$30\mu V$以上の活動が1秒以上，低振幅部分を$30\mu V$以下の活動が1秒以上続くものとし，F1-C3誘導について分析した。群発間間隔は，受胎後31〜32週で平均8.8秒，35〜36週で6.1秒，39〜40週で4.4秒であった。Biagioniら（1994）は，8チャンネルすべての誘導で$30\mu V$未満を群発間間隔と定義し，最大群発間間隔は受胎後27〜28週で31±14秒，29〜30週で30±21秒，31〜32週で20±10秒，33〜34週で15±4.0秒と報告している。Andersonら（1985）は，群発間間隔の定義はしていないが，受胎後33週未満の早産児について検討し，非連続脳波の最大群発間間隔の平均は，27週で48秒，32週で20秒だったとしている。受胎後21〜26週の超早産児においては，最大群発間間隔は，21〜22週で70〜220秒（平均126秒），23〜24週で40〜130秒（87秒），25〜26週で25〜75秒（44秒）で，平均群発間間隔は，それぞれ15〜45秒（26秒），10〜25秒（18秒），10〜16秒（14秒）であったという（早川昌弘ら1999，Hayakawa M et al 2001）。受胎後24〜30週の早産児での検討では，最大群発間間隔は24〜26週で40〜100秒，27〜30週で20〜50秒で，平均群発間間隔は24〜26週で20〜35秒，27〜30週で10〜20秒であった（渡辺&早川1995a）。Holmes & Lombroso（1993）は，控えめにいって30週未満で40秒未満，予定日で6秒未満が正常限界としている。また，受胎後33〜36週で20秒以上，正期産児で常に6秒以上は予後不良を意味するが，極早産児では群発間間隔の幅が大きく予後との有意な相関がないという。なお正期産児でさえ驚愕様運動や刺激によって低振幅化が生ずることに留意する必要がある。

　高振幅部分の最大振幅は受胎後齢とともに次第に減少する（Eyreら1988，Biagioniら1994）。Eyreら（1988）によれば，受胎後26〜31週では350〜$550\mu V$，32〜36週では150〜$350\mu V$，37〜42週では100〜$200\mu V$である。

b．半球間同期性（Interhemispheric synchrony）

　Lombroso（1979，1982）は，正期産児の交代性脳波および早産児の非連続脳波の群発部分の左右同期性について検討した。群発部分の起始の左右差が1.5秒を超えず，その持続時間がほぼ同じである場合に左右同期性ありとすると，同期性は受胎後32〜43週の間に受胎後齢とともに増加し，31〜32週では55%であるが40週で100%同期性を示す。しかし受胎後26〜31週ではほぼ完全に同期性を示す。

2）一過性棘波・鋭波（図4.42，4.43）

　新生児においては，棘波や鋭波が正常児においてもしばしばみられることはよく知られているが（Dreyfus-Brisac 1964，Wernerら1977，Ellingson 1979，Statzら1982，Roweら1985，Stockard-Popeら1992，Lombroso & Holmes 1993），それらの意義については十分解明されていない。同一焦

点に持続的かつ頻回に出現するものは異常であるが，1時間に2，3回程度出現するものは意味がない（Wernerら1977）。正常児では散発的，多焦点性に出現し，反復性に出現することはない（Statzら1982）。受胎後27〜32週の早産児では30分で通常5以下，多くても10個である。正期産児では，静睡眠では全例に出現し，0.04〜1.68/分，平均38秒〜25分毎に出現する。頭頂部に最も多く出現，中心部では少なく，側頭部にはほとんど出現しない。75％が多焦点性に出現し，右側が多い。動睡眠では25％の例でみられ，9〜74分毎に出現する。中心側頭の横断双極誘導で特に右側で単発の鋭徐波がみられるが，縦断双極誘導ではみられないという（Kabrowskiら1976）。Scherら（1994a）によると，健常早産児，予定日に達した早産児，正期産児にみられる一過性鋭波の出現頻度は，1時間あたりに換算して，それぞれ12±12（範囲1〜14，中央値2），10±7（1〜14，3.5），13±

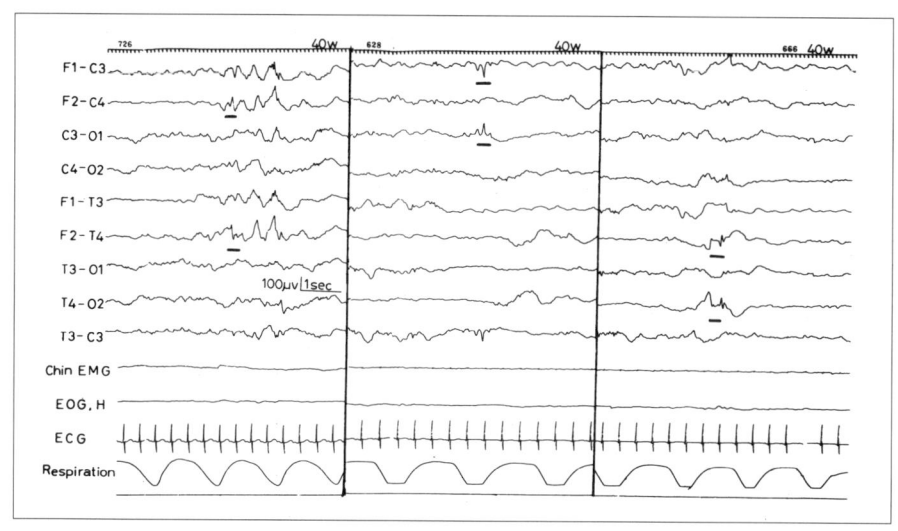

図4.42　正期産児における一過性棘波・鋭波

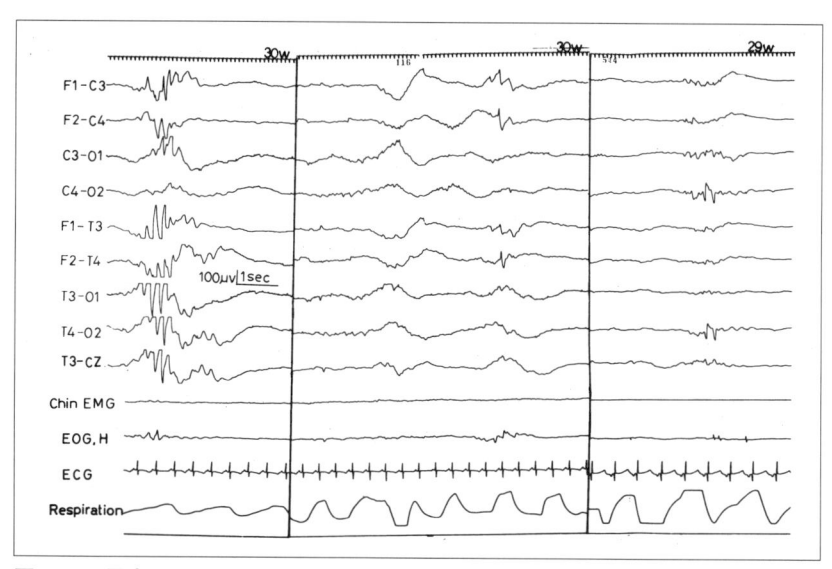

図4.43　早産児における一過性棘波・鋭波

10（1〜22，5）という。鋭波は70〜200 msecの持続で70 msec未満の棘波は認められない。出現部位としては受胎後30週未満ではT4とO2が50％を占め，33週〜37週ではT4とC3が63％を占め予定日までには86％が前頭部となる。全体として両側前頭部と中心部が大部分を占めている。早産児では連続脳波部分，正期産児では動睡眠で多くみられるというが，静睡眠の直前の動睡眠と直後の動睡眠の区別はしていない。陽性鋭波は深部白質病変に特徴的とされているが，側頭部にみられる振幅の低い陽性鋭波は健常児でとくに受胎後33〜36週の早産児の15％にみられ，正期産児ではほとんど認めないが，予定日に達した早産児では正期産児より多く認めるという（Scherら1994b）。

3) 両側前頭瘤波（bifrontal humps, frontal sharp transients），両側前頭徐波群（bifrontal slow bursts, anterior slow dysrhythmia），両側前頭瘤徐波群（bifrontal hump and slow bursts）（図4.44）

これらはそれぞれ両側前頭部に左右同期性にみられる二相性の瘤波状の鋭波，徐波群発，および両者の合体した波形である。主として静睡眠の前の動睡眠から静睡眠にかけてみられることが多いが，静睡眠直後の動睡眠ではみられない。お互いに同様の出現様相を示し，受胎後35〜36週ごろから明らかにみられるようになるが，正常児でも20〜30％の例でみられないこともある（Watanabe 1978）。しばしば左右差を示したり一側性に出現する。受胎後44〜46週で消失する（Ellingson & Peters 1980）。

4) 側頭瘤波（temporal humps, temporal sharp transients）（図4.45）

中側頭部にみられる二相性の瘤波状鋭波で，80％以上が右側ないし右側優位に出現し，左側優位の出現は12％にすぎない（Karbowski & Nencka 1990）。主として動睡眠から静睡眠への移行期の不定睡眠にみられる。

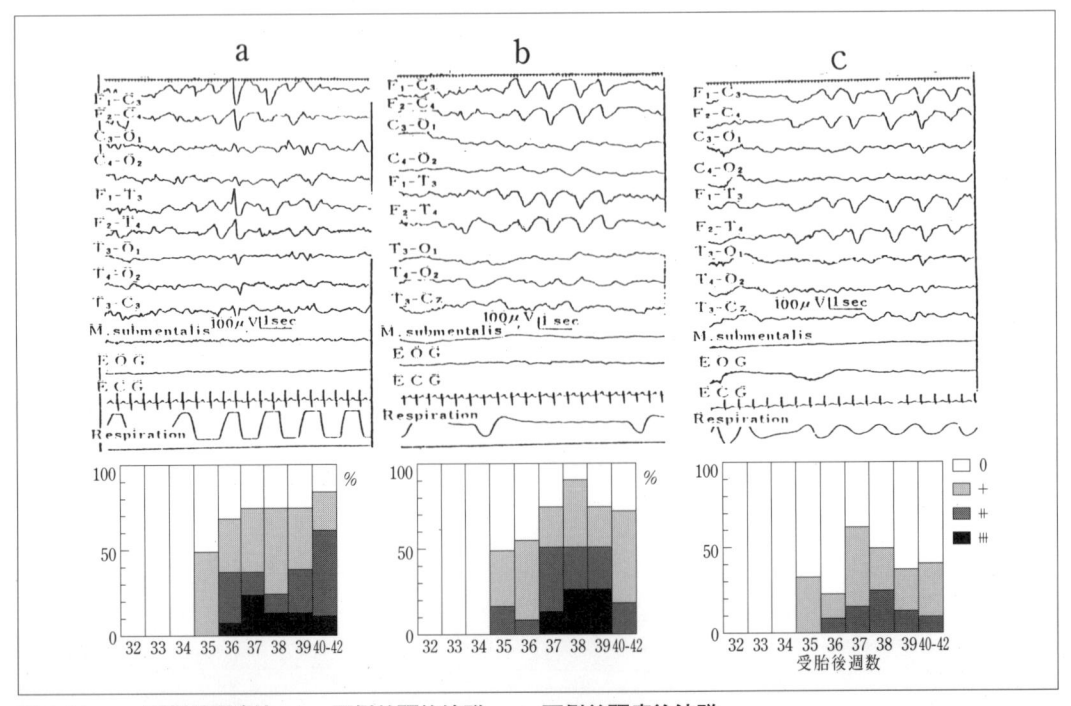

図4.44　a. 両側前頭瘤波　b. 両側前頭徐波群　c. 両側前頭瘤徐波群

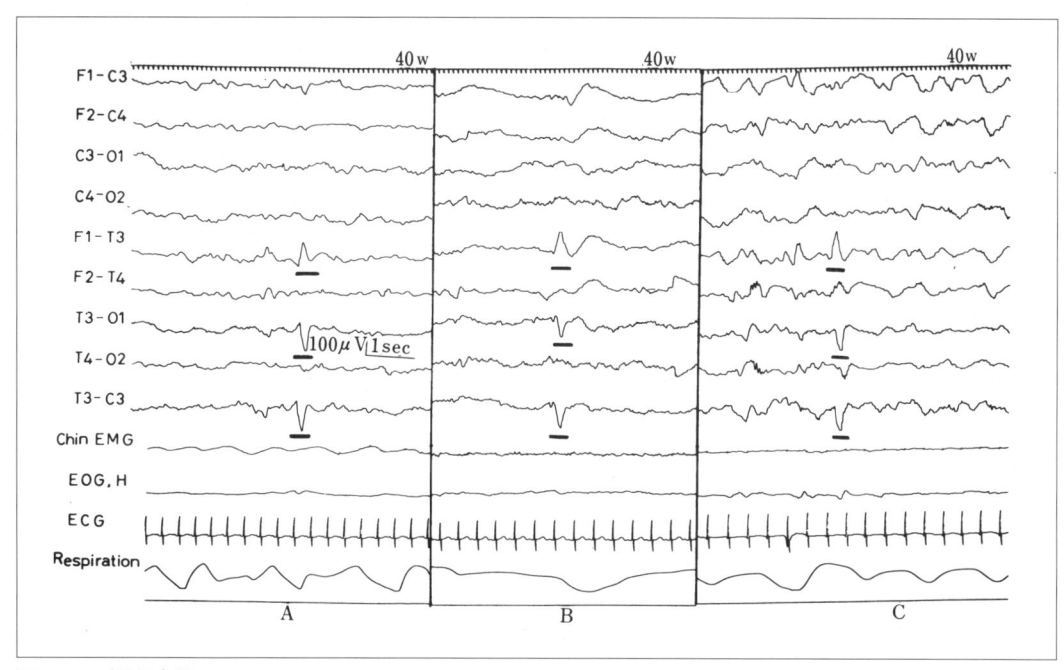

図 4.45 側頭瘤波

5) 紡錘波状速波・徐波（図 4.46）

紡錘波状速波（spindle-like fast rhythms）（Watanabe & Iwase 1972）は，spindle-shaped bursts of fast activity（Ellingson 1958），rapid rhythm（Dreyfus-Brisac 1962），spindle-shaped bursts of fast waves（竹下＆黒川 1965），fast activity at 14-24 Hz（Goldie ら 1971），ripples of prematurity（Engel 1975），brushes（Lombroso 1985）などとも呼ばれる。高振幅徐波に重畳してみられることが多いので両者をあわせて delta brushes（Lombroso 1985），spindle delta bursts（Coen & Tharp 1985），beta-delta complex（Hrachovy ら 1990）などと呼ばれる。8〜22 Hz，20〜200 μV の律動的速波活動で 0.3〜1.2 秒の持続で，0.3〜1.5 Hz，50〜250 μV の徐波に重畳してみられることが多い。受胎後 24〜25 週では最も少なく，以後増加し，31〜32 週に最も多く見られ，以後次第に減少し，40 週ではほとんど見られなくなる（図 4.47）。また静睡眠より動睡眠で早く消失する（Watanabe & Iwase 1972）。後頭部に最も多くみられる。低周波数フィルターにより徐波を除去すると紡錘波状速波の出現様相がよくわかる（図 4.46）。

6) 律動的 θ および α 群発（図 4.48）

受胎後 30 週未満にみられる律動的 θ および α 群発についての検討によると（呉本ら 1997a），律動的 α 群発（図 4.48 a）は前頭部に出現し，8〜9 c/s，100〜150 μV で，受胎後 25〜26 週に最も多くみられ，その後 27〜28 週，29〜30 週には有意に減少する。側頭部律動的 θ 群発（図 4.48 b）はいずれの時期でもよくみられるが，27〜28 週に最も多く出現する。後頭部律動的 θ 群発（図 4.48 c）は側頭部のものより出現頻度が少ないが，25〜26 週に最も多くみられ，以後次第に減少した。後述する STOP（Hughes ら 1990）に相当すると考えられる。前頭部 α 群発は 25〜26 週で有意に片側出現が多く，その後は差がみられなくなる。側頭部 θ 群発はいずれの週齢においても片側出現が多い。後頭部では 25〜28 週で片側出現が多く，29〜30 週では両側性と差がみられなくなる。前頭部と側

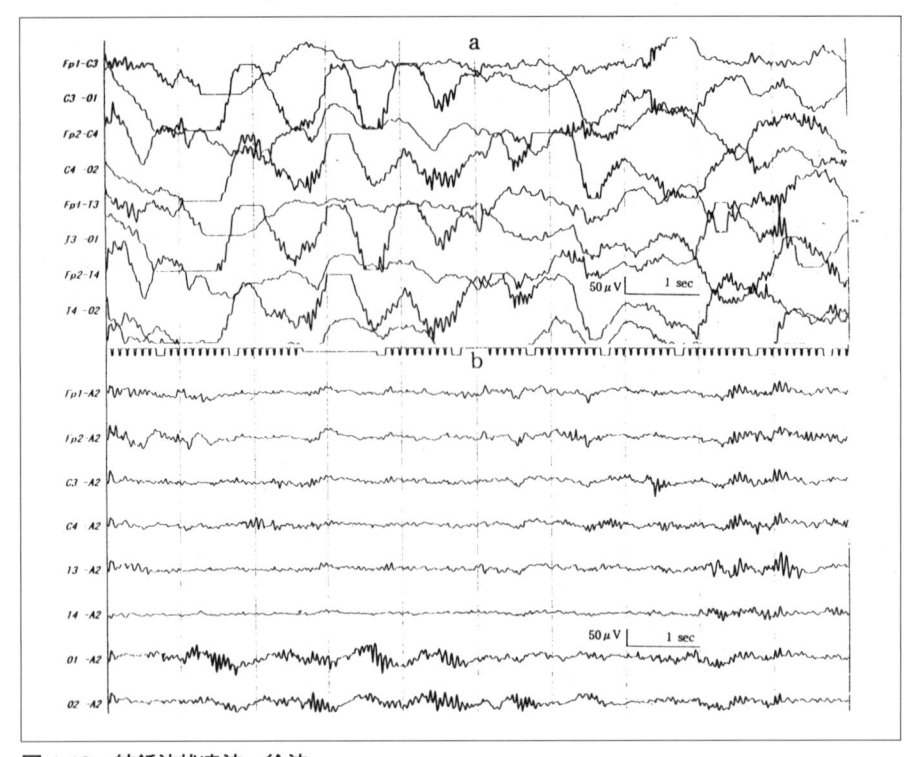

図 4.46 紡錘波状速波・徐波
 a. 通常の双極誘導　b. 低周波数フィルター 5Hz の単極誘導

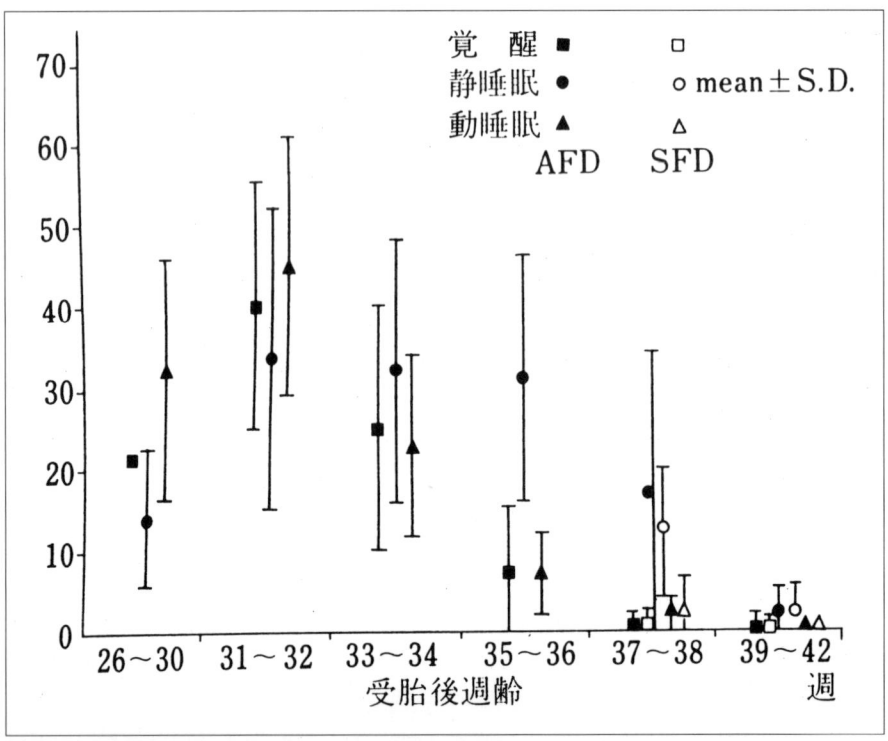

図 4.47 紡錘波状速波出現頻度の発達に伴う変化
 F1, F2, C3, C4, O1, O2, T3, T4 における5分あたりの出現数の総和

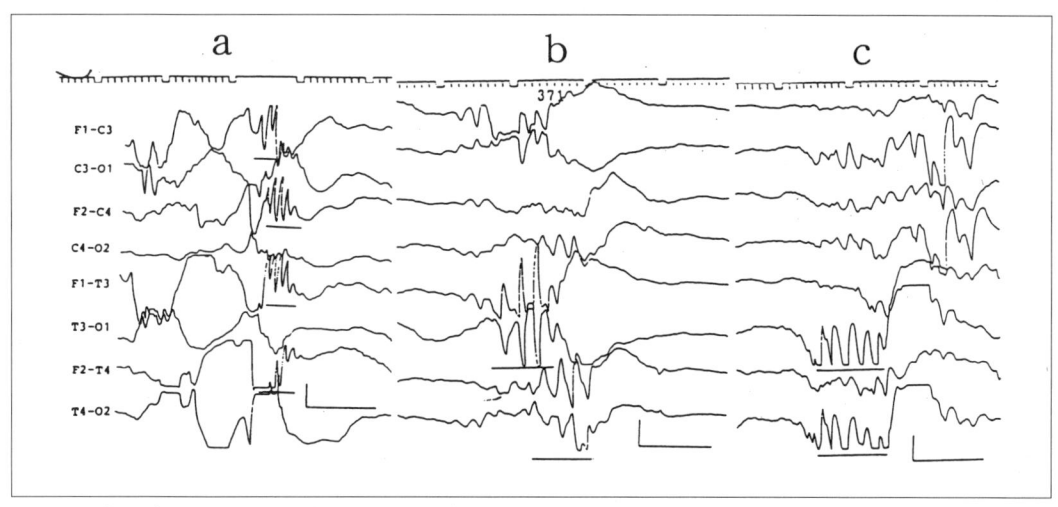

図 4.48 極早産児にみられる律動的 θ および α 群発
　　a. 前頭部 α 群発　b. 側頭部律動的 θ 群発　c. 後頭部律動的 θ 群発

頭部の群発は左側優位で，後頭部群発は右側優位である．

7）高振幅律動的 θ 群発（high amplitude rhythmic θ bursts）（図 4.49）

　受胎後 30〜31 週までよくにみられ，32〜33 週から減少し，34 週以後ほとんどみられなくなる．これは紡錘波状速波と同様に徐波に伴ってみられることもあるが，単独で出現することもある．どの部位にもみられるが，側頭部に出現することが多く，temporal sawtooth waves（Werner ら 1977），未熟児側頭 θ（premature temporal theta, PT θ）（Hughes ら 1987）などと呼ばれるが，中心部など他の部位にもみられる．低振幅のものも含めた Hughes ら（1987）の定量的研究によると，PT θ は受胎後 24 週以後増加し，29〜31 週に最高となり，以後減少し，40 週には 0 となる．通常，両側側頭部に独立してみられるが，右側優位である．異常例では出現と消失の遅延を示す．両側性出現は 36 週未満でみられ，一側性出現はそれ以後および異常例にみられるという．Biagioni ら（1994）によれば，27 週以後振幅，出現頻度も減少し，33〜34 週ではほとんどみられなくなるが，異常予後を示した児では 33〜34 週でも増加していたという．

8）Fz θ/α 群発（Fz θ/α bursts）（図 4.50）

　Fz にみられる 5〜9Hz，50〜200 μV の鋭波状の θ/α 波の群発で，持続は 0.3〜1.5 秒である（Hayakawa ら 1987）．正常児の 36％で受胎後 36〜44 週にみられ，とくに 38〜42 週にみられる．主として静睡眠で，TA の高振幅部分にみられることが多い．同様の波形は Cz にもみられる（Ortibus ら 1996）．

9）正中部律動的 θ/α 活動

　正中部に限局してみられる 0.5〜3 秒の持続の律動的 5〜8Hz 活動で，Cz に最もよくみられ，鋭波状の形態をとるものもある（Zaret ら 1991）．早産児では非連続脳波の低振幅部分に出現することが多いが，正期産児では動睡眠でみられることが多いという．

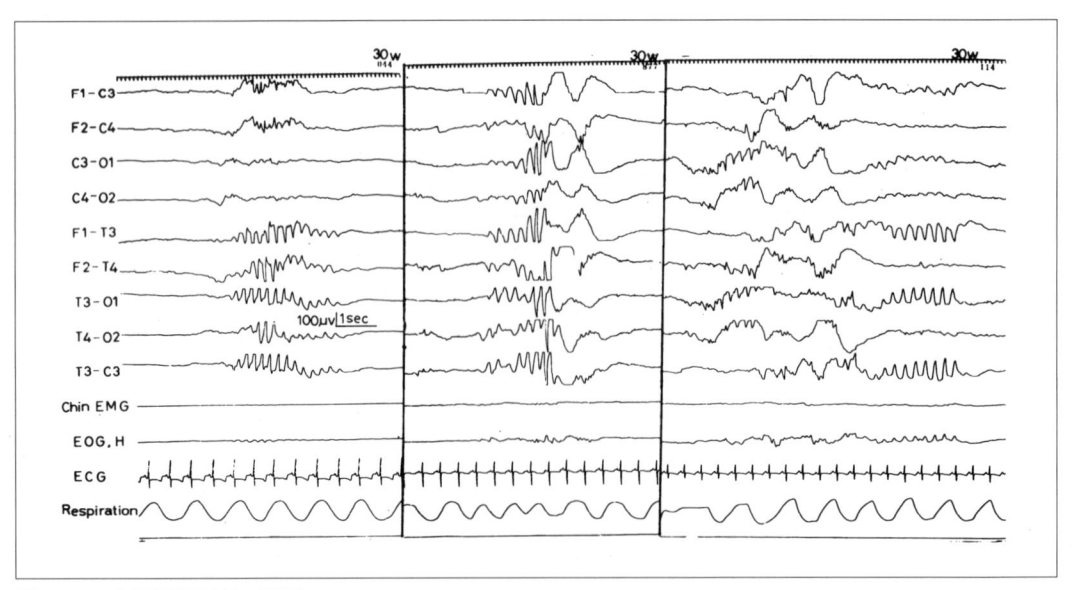

図 4.49 高振幅律動的 θ 群発

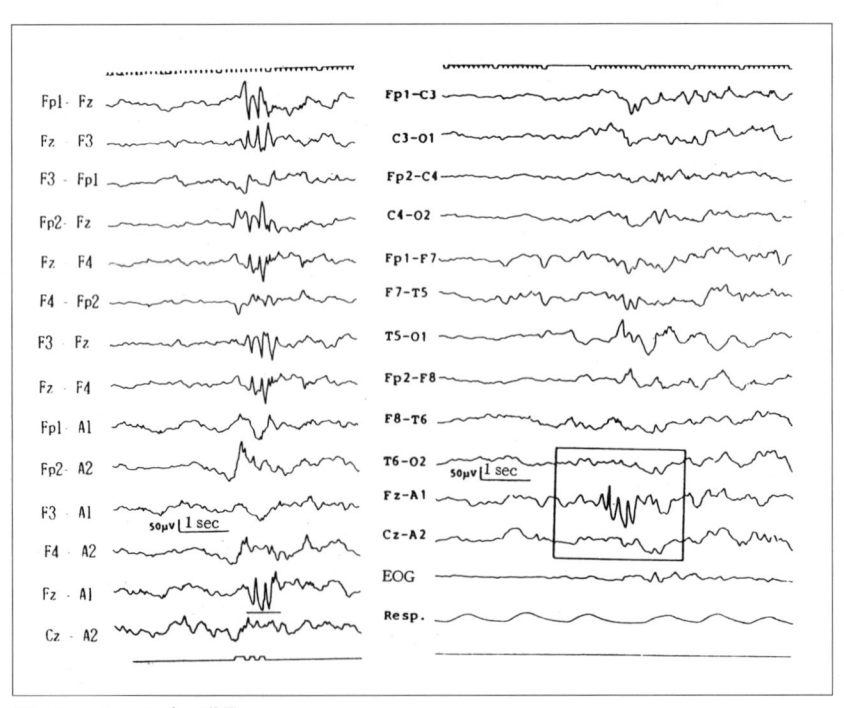

図 4.50 Fz θ／α 群発

10) Sharp theta rhythm on the occipital areas (STOP)（図4.51）

　STOPは後頭部にみられ，PT θ と同様の波形をしているが，これより周波数は速く，振幅は低く，受胎後25週で最も多く出現し受胎後齢とともに減少し，両側性は40週で0，一側性は44週で0となる（Hughesら1990）。受胎後26週以前の早期早産児では両側性のことが多く，後期になるほど一側性となる。動睡眠により多く出現する。異常児では減少する場合と異常に増加する場合がある。

11) 音，触覚刺激，驚愕様運動に引き続く低振幅化（図4.52）

　静睡眠でみられることが多く，数秒から10秒程度の持続である。Trinderら（1990）によれば，音刺激（36-90dB）に対する行動および脳波の脱同期反応は，静睡眠より動睡眠で出やすく，3ヵ月になると動睡眠での反応が増加し，静睡眠の反応が減少する。

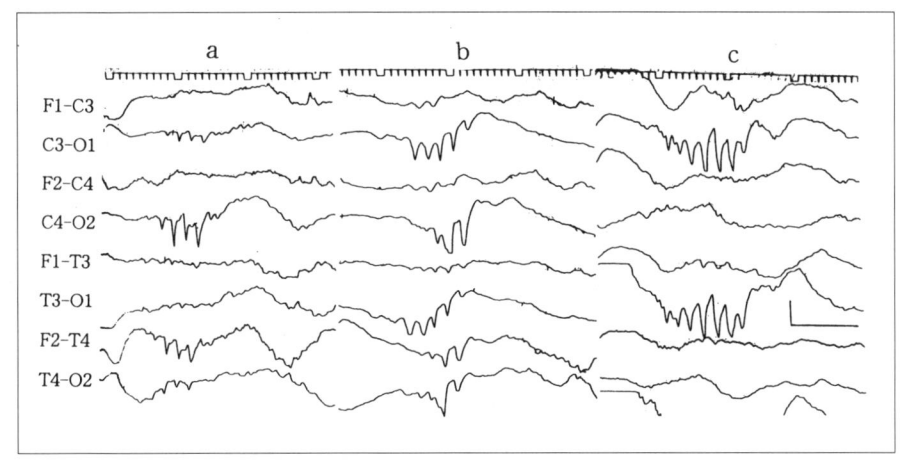

図4.51　STOP

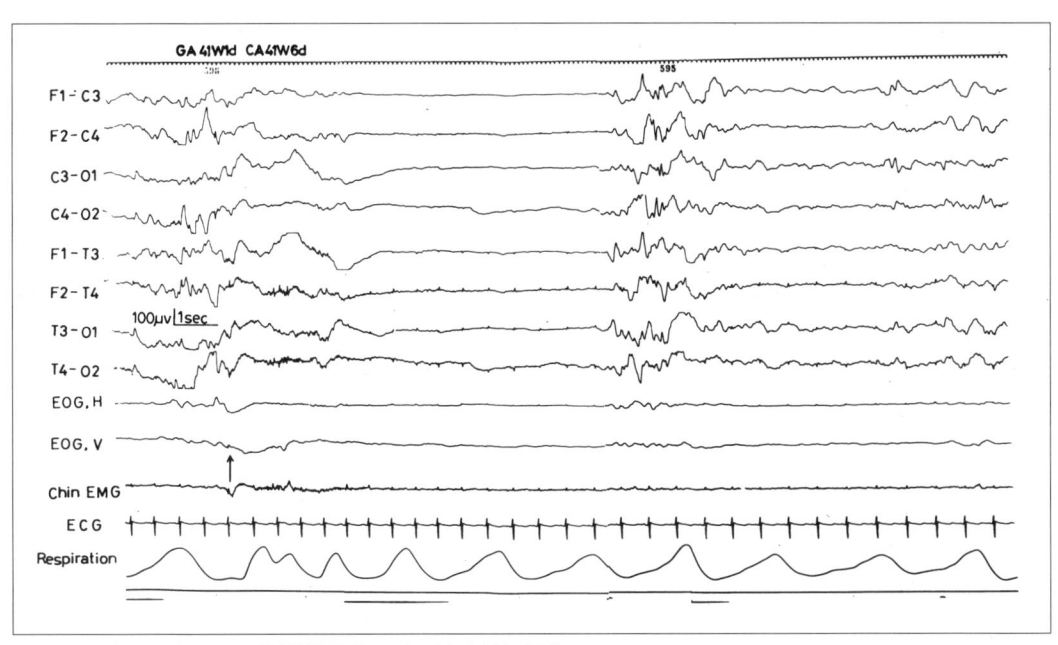

図4.52　音，触覚刺激，驚愕様運動に引き続く低振幅化

12) 一過性低振幅化

正常正期産児では，覚醒時に活動している時，あるいは静睡眠の直前に一過性に低振幅を示すことがある（Lombroso & Matsumiya 1985, O'Brien ら 1987）。入眠後の最初の静睡眠の直前ないし開始とともにみられ，35〜140秒続く。出現頻度は受胎後43週以下の23％であるが，主として受胎後38〜42週にみられ，両側性のことが多いが片側性のこともある。早産児においては，サーファクタント治療により10分以下の一過性低振幅がみられることがある（Hellsröm-Westas ら 1992）。

13) 一過性の左右差

受胎後35〜44週の正常児でみられる（Challamel ら 1984）。静睡眠で突然一側半球に低振幅化がみられ，群発活動がこれに続き，他半球に比しより非連続で，より未熟な脳波パターンを示し，1〜5分にわたってみられるという。

14) 刺激に対する反応性

早期未熟児では単発の閃光刺激に対し誘発反応を示す。初期は陰性反応を示すが，次第に陽性成分が発達してくる。反復光刺激に対する光駆動は，受胎後27〜32週の早産児では，26〜10/sの刺激に対し64％にみられる。成熟とともに不明瞭となり，正期産児では5％程度にしかみられない。音刺激に対しても受胎後32〜34週では頭頂部棘波がみられるが，これ以後は不明瞭となる。音刺激に対する低振幅化についてはすでに述べた。

15) 分娩および一過性無呼吸による脳波の変化

脳波は分娩によるストレスを受け，生後1日目には正常でも活動低下を示すことがあるので，脳波による診断にはこのことを考慮しておく必要がある（図4.53）。また一過性無呼吸に際して振幅が低下することがあるので，脳波の判読に際しては呼吸状態にも配慮することが必要である（図4.54, 4.55）。

16) 薬物による脳波の変化

新生児脳波に対する薬物の影響については系統的な研究はない。抗痙攣剤によっては年長児では速波を誘発することがあるが，新生児ではそのようなことはない。通常量の抗痙攣剤では脳波に変化をもたらすことはないとされているが（Bjerre ら 1983, Radvanyi-Bouvet ら 1985, Staudt ら 1982b），フェノバルビタールは静睡眠の持続を増すという（Gabriei ら 1977）。ジアゼパムあるいはフェノバルビタールの静注によって脳波に一過性の抑制が生ずる。またフェノバルビタール10〜20mg/kgの筋注で60〜90分続く非連続性増加をみることがある（竹内 & 渡辺 1987）。薬物が新生児の睡眠覚醒周期に影響を及ぼすことは睡眠の項で述べた。フェノバルビタールは通常の血中濃度では背景脳波の活動低下をきたさないとするものと（Staudt ら 1982b, Benda ら 1989），病的新生児では高い血中濃度において脳波活動を抑制するとするものがある（Ashwal & Schneider 1989, Pezzani ら 1986）。コカイン中毒の母体からの出生児の脳波には棘波，鋭波が過剰にみられるという（Doberczak ら 1988）。母親がコカインなどの麻薬を妊娠中に使用した新生児では，両半球の同じ部位の脳波スペクトル相関の発達が不良である（Scher ら 2000）。アルコール中毒の母体からの出生児の脳波は過同期を示し各睡眠におけるすべてのパワーが増加するという（Ioffe ら 1984）。阿片剤（opiate）は背景活動を抑制し非連続性を増加させる（Holmes & Lombroso 1993）。早産児にpethidineを投与すると初回投与時に非連続性が増加するが，その後の投与ではその効果は減弱する

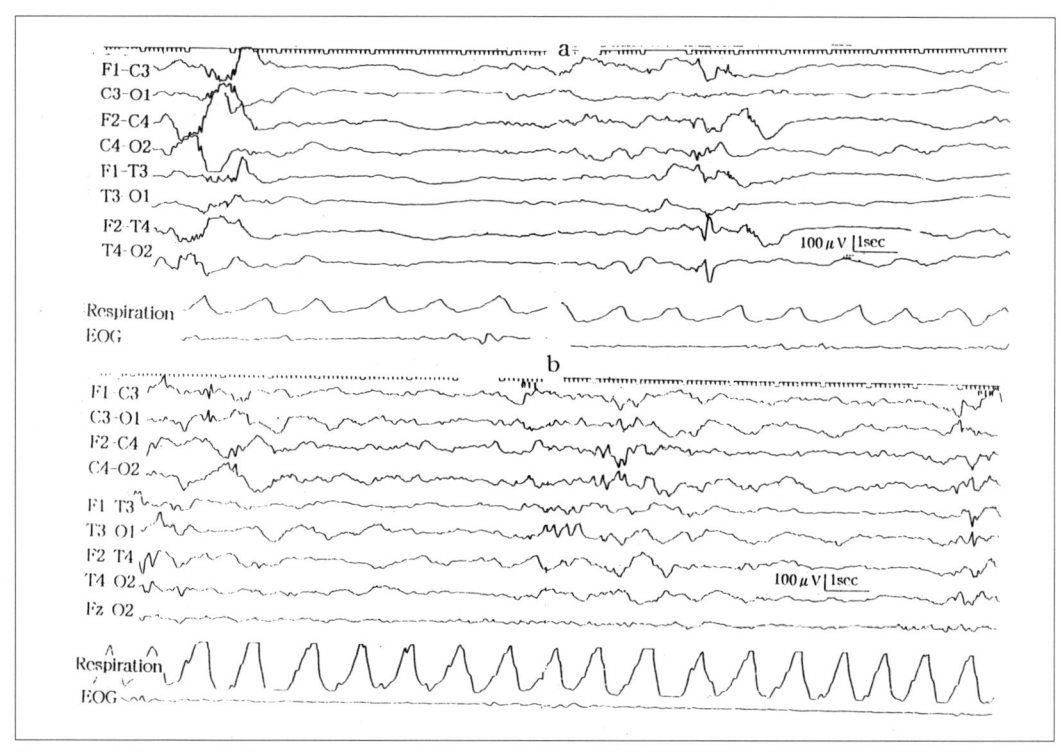

図 4.53 分娩による脳波の変化
　　a. 日齢 0　b. 日齢 1

(Eaton ら 1992)。

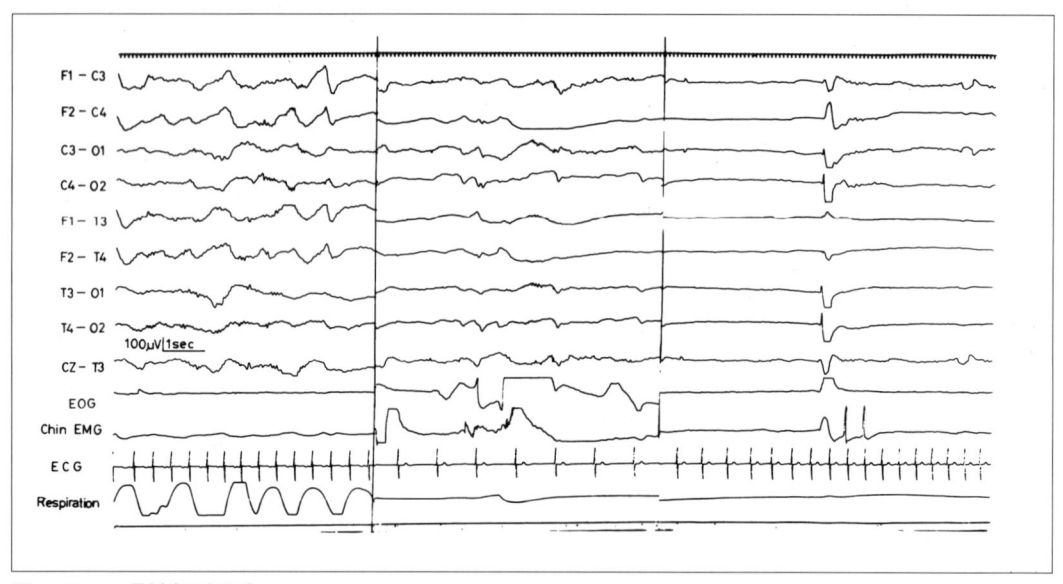

図 4.54　一過性無呼吸時

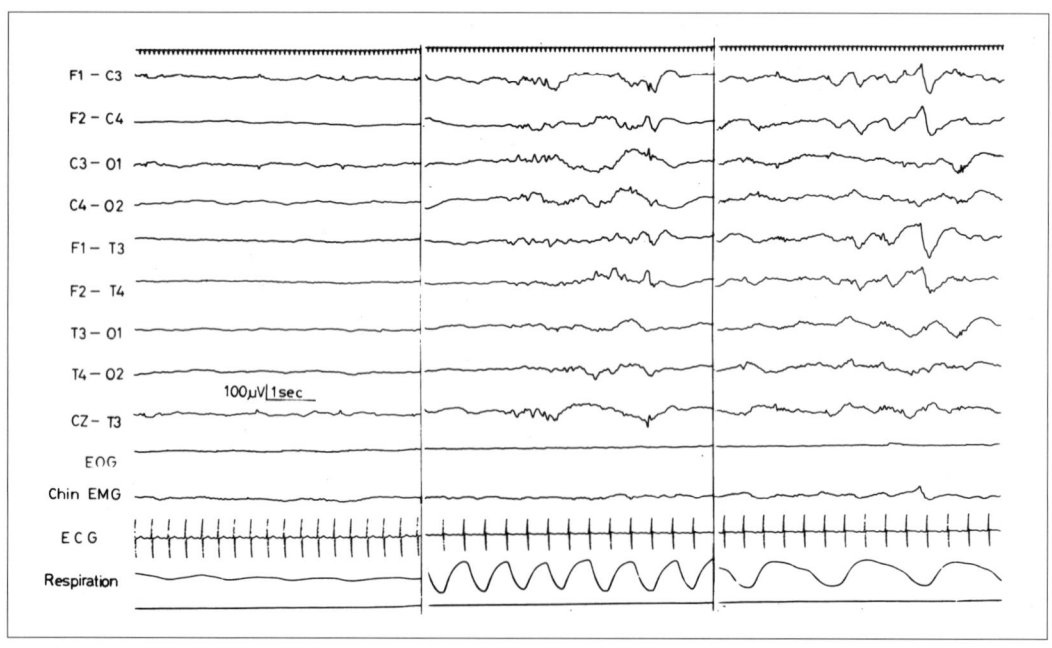

図 4.55　回復時

第5章 正期産児における背景脳波の異常

　新生児の異常脳波については多くの分類がある（Engel 1975，渡辺ら 1973，Watanabe1978，Dreyfus-Brisac1979a，渡辺 1981a，b，Holmes ら 1982，Clancy ら 1984，Lombroso 1985, 1987，Pezzani ら 1986，Hrachovy ら 1990，Watanabe1992，Holmes & Lombroso1993，渡辺 1993，Lamblin ら 1999）（**表5.1〜5.3**）。正期産児と早産児で分類を同じにするものもあるが，われわれは別々に分類している（**表5.2**）。

　異常新生児では，脳波は種々の変化を受けるが，その量的変化をみるため，正期産児の脳波パターンを大まかに以下のように分ける。

　F：Flat pattern，0〜5 μV のほとんど平坦な脳波
　P：Poor activity，5〜20 μV のきわめて低振幅な脳波
　L：Low voltage irregular，20〜50 μV の低振幅不規則パターン
　M：Mixed or medium voltage irregular，低振幅不規則脳波と高振幅徐波の混合パターンまたは30〜100 μV の中振幅不規則脳波
　H：High voltage slow，50〜100 μV の高振幅徐波パターン
　A：Alternating tracing（tracé alternant），交代性脳波
　D：Discontinuous tracing，平坦部分と中〜高振幅部分が繰り返し出現する非連続パターン

表5.1　Holmes & Lombroso（1993）による背景脳波異常の分類

Ⅰ．振幅の異常
　　1．平坦脳波　2．低電位未分化パターン

Ⅱ．持続性の異常
　　1．群発-平坦脳波　2．非連続性増加/非連続パターンのみ

Ⅲ．周波数の異常
　　1．広汎性 δ パターン

Ⅳ．左右対称の異常
　　1．振幅の左右差　2．焦点性低振幅　3．焦点性徐波化

Ⅴ．睡眠周期の異常
　　1．睡眠周期消失　2．不定睡眠の増加　3．睡眠周期の不安定

Ⅵ．成熟の異常

Ⅶ．非発作性突発性異常
　　1．中心線律動性パターン　2．後頭部棘波/鋭波
　　3．陽性中心部鋭波　4．陽性側頭部鋭波

表5.2　正期産児の背景脳波異常の分類（渡辺1993改変）

Ⅰ. 活動低下
　　1. 最軽度活動低下　2. 軽度活動低下　3. 中等度活動低下
　　4. 高度活動低下　5. 最高度活動低下　6. 低振幅　7. 高振幅徐波化

Ⅱ. 興奮性亢進
　　1. 速波増加　2. 高振幅律動的 θ，α，β 活動
　　3. 周期性突発波（periodic paroxysms）

Ⅲ. 持続性パターン（睡眠周期消失）
　　1. 全般性持続性徐波　2. 低〜中振幅 θ，α 活動

Ⅳ. 局在性異常
　　1. 左右差　2. 非同期　3. 局在性低振幅　4. 局在性活動（平坦な背景脳波）
　　5. 前頭後頭振幅勾配

Ⅴ. 一過性パターン
　　1. 律動的 θ または α 群発　2. 間欠的非同期的律動的 δ 波
　　3. 両側前頭瘤波の過剰出現，高振幅または徐波化，棘波化

Ⅵ. 成熟異常（dysmature pattern）

Ⅶ. Poorly organized pattern

Ⅷ. Disorganized pattern

表5.3　Lamblinら（1999）による背景脳波異常の分類

Ⅰ. 正期産児の速波過剰

Ⅱ. 正期産児の交代性鋭波状 θ 波

Ⅲ. 正期産児の広汎性低幅徐波

Ⅳ. 正期産児の非連続脳波
　　1. A型非連続脳波　2. B型非連続脳波　3. 周期性脳波
　　4. 突発性脳波（＝群発平坦脳波）5. 低振幅 θ 波を伴う非連続脳波
　　6. 平坦群発脳波（＝周期性突発波）

Ⅴ. 平坦脳波

1. 背景脳波異常の分類

3cm/secで記録した脳波記録の見開き2ページ，すなわち20秒ごとに脳波パターンを判定する。正常正期産児では，L，M，H，Aの四つのパターンがみられ，それぞれ正常の活動を示し，睡眠周期ならびに脳波パターンと睡眠状態との関係も正常であるが，異常児ではこれらの関係が崩れる。とくに周生期脳障害においては，脳障害の程度に応じてさまざまな程度の活動低下所見を呈し，それとともに睡眠周期ならびに睡眠状態と脳波との関係も障害され，それらは脳障害受傷時期からの経過時間によって変化する（渡辺 1980c）。

1) 活動低下

①最軽度活動低下（Minimal depression）（図5.1，5.2）

交代性脳波の低振幅部分が平坦化を示すもので，L，M，H，A，Dからなり，Aが減少しDが出現する。周生期脳障害で生後1週以内の脳波が最軽度活動低下を示す場合，睡眠周期は軽度に障害されるが，動・静両睡眠の周期が大きく崩れることはなく，静睡眠ではHが減少，Aの代わりにDが増加しているが，動睡眠にはL，Mが対応し，睡眠時期と脳波パターンの関係も保たれている。

②軽度活動低下（Mild depression）（図5.3，5.4，5.5）

Hが消失し，L，M，Dが主要パターンとなったもの（図5.3）。周生期脳障害で生後1週以内の脳波が軽度活動低下を示す場合，睡眠周期はより障害されることが多いが，まだ大まかな周期は保たれている（図5.4）。睡眠周期と脳波パターンの関係はやや崩れ，動睡眠では主としてL，Mがみられるが，Lが増加し，Mは減少，Pが出現，さらに本来静睡眠のパターンであるA，Dが少量であるがみられるようになる（図5.4）。静睡眠では，Aは減少しDが主にみられるが，Hはみられず，本来動睡眠のパターンであるLがかなりみられる。経時的記録を行うと，生後1週以内に軽度活動低下を示した例は，2週目には最軽度活動低下ないし正常化し，睡眠周期も正常化する（図5.5）。

③中等度活動低下（Moderate depression）（図5.6，5.7，5.8）

低振幅連続パターンであるL，Pおよび非連続パターンのDのみがみられるもの（図5.6）。生後1週以内の脳波が中等度活動低下を示す場合，睡眠周期はかなり障害され，動・静二つの睡眠は認められるものの，二相性の周期は失われる（図5.7）。低振幅連続脳波のP，Lと非連続脳波のDが主要脳波パターンとなる（図5.8）。前者は動睡眠に多く，後者は静睡眠に多くみられるものの，両者とも動・静両睡眠にみられ，睡眠周期と脳波パターンの関係は崩れている。Reactive burst suppression（Holmesら 1983）は中等度活動低下に相当すると考えられる。経時的記録を行うと，2週目には軽度，最軽度活動低下ないし正常脳波を示し，睡眠周期も改善することが多い（図5.8）。

④高度活動低下（Marked depression）（図5.9，5.10，5.11，5.12）

睡眠周期が消失し，長時間記録しても群発平坦脳波（burst suppression, BS）のみで，FとDのみしか示さないもので，Dの部分は受胎後齢相当の正常活動を示さず，さまざまな異常を示す（図5.9，5.10）。刺激反応性はなく患児は意識障害状態にあると考えられるが，異常な視覚誘発電位は記録できることがある（渡辺ら 1981c）。周生期脳障害で生後1週以内の脳波が高度活動低下を示す場合，睡眠周期は消失し，心拍，呼吸の変動性もみられない（図5.11）。動睡眠が消失し不定睡眠と静睡眠が存在するように見えるが，あくまでも生理学的指標からの定義によって分類したものに過ぎず，睡眠状態というより意識障害と考えるべきである。経時的記録を行うと，大部分は2週目で中等度ないし軽度活動低下を示すが（図5.12），最軽度活動低下または正常脳波を示す例もある。

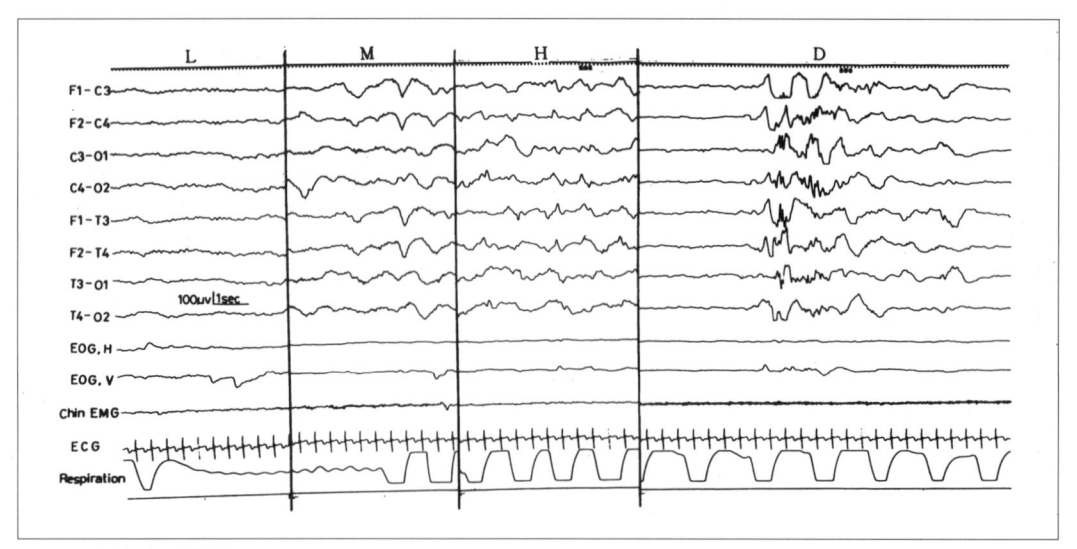

図5.1　最軽度活動低下

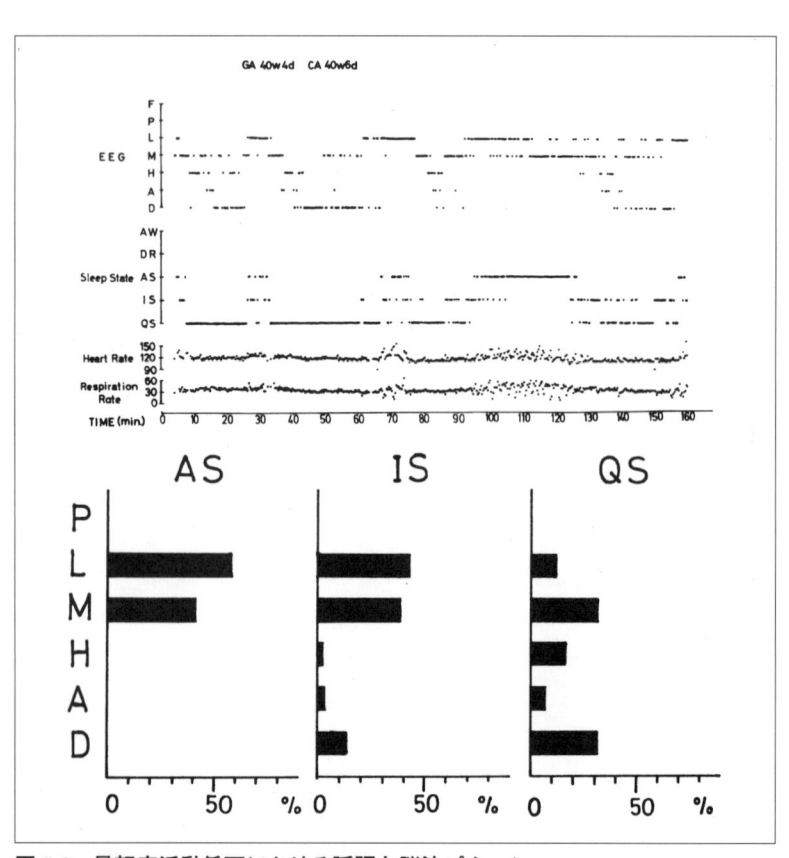

図5.2　最軽度活動低下における睡眠と脳波パターン

1. 背景脳波異常の分類   53

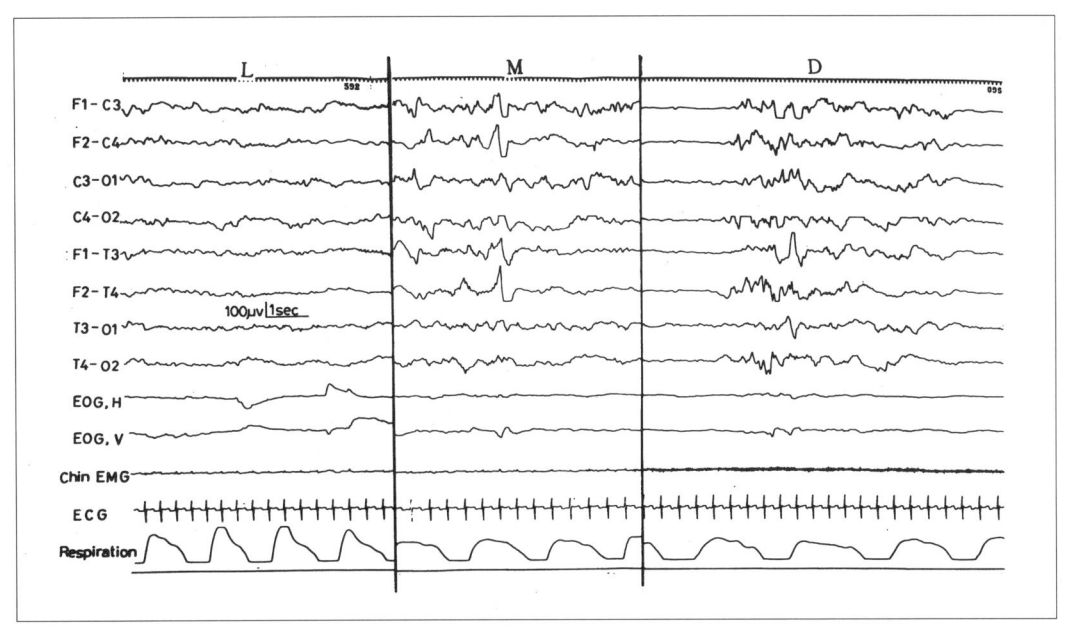

図5.3 軽度活動低下

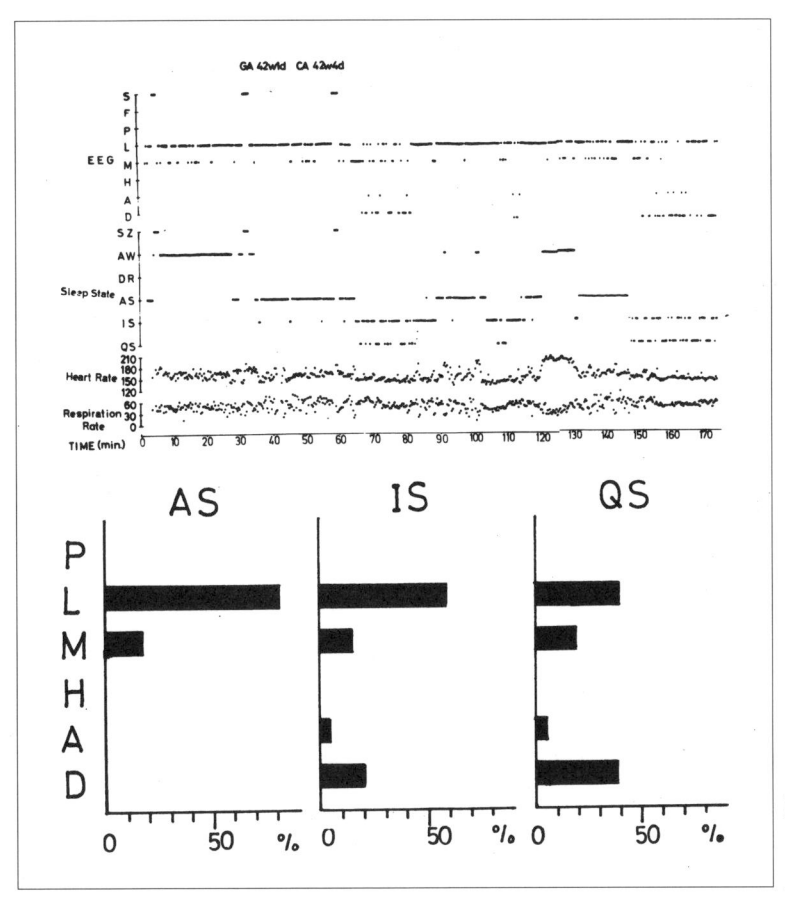

図5.4 軽度活動低下における睡眠と脳波パターン

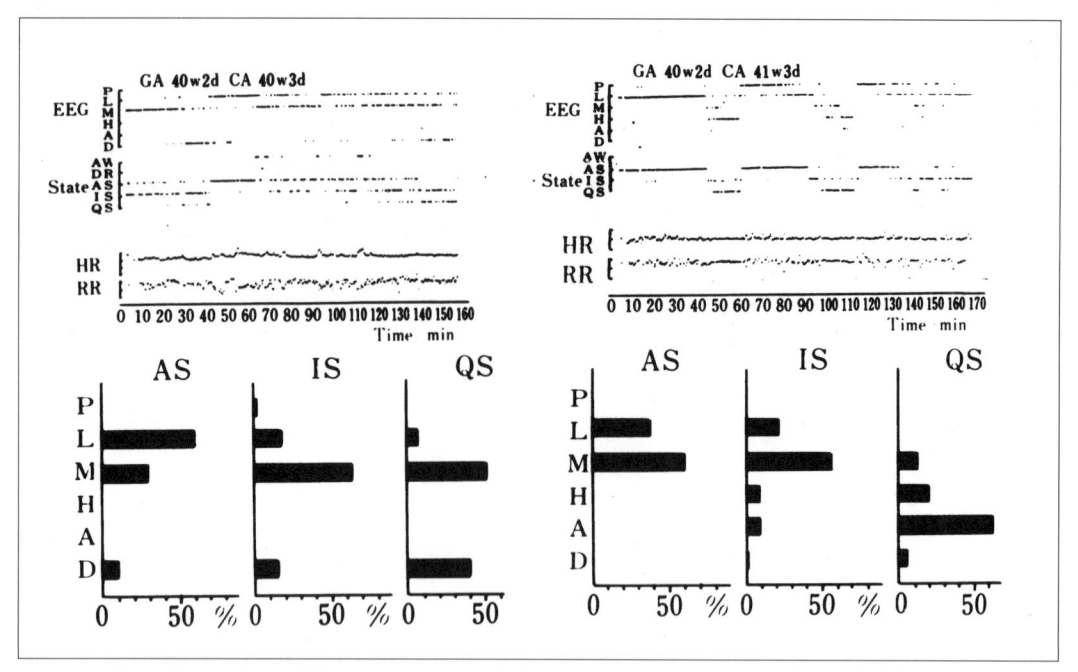

図 5.5　睡眠周期と脳波の経時的変化
　　　　左：日齢1，軽度活動低下　右：日齢8，正常範囲

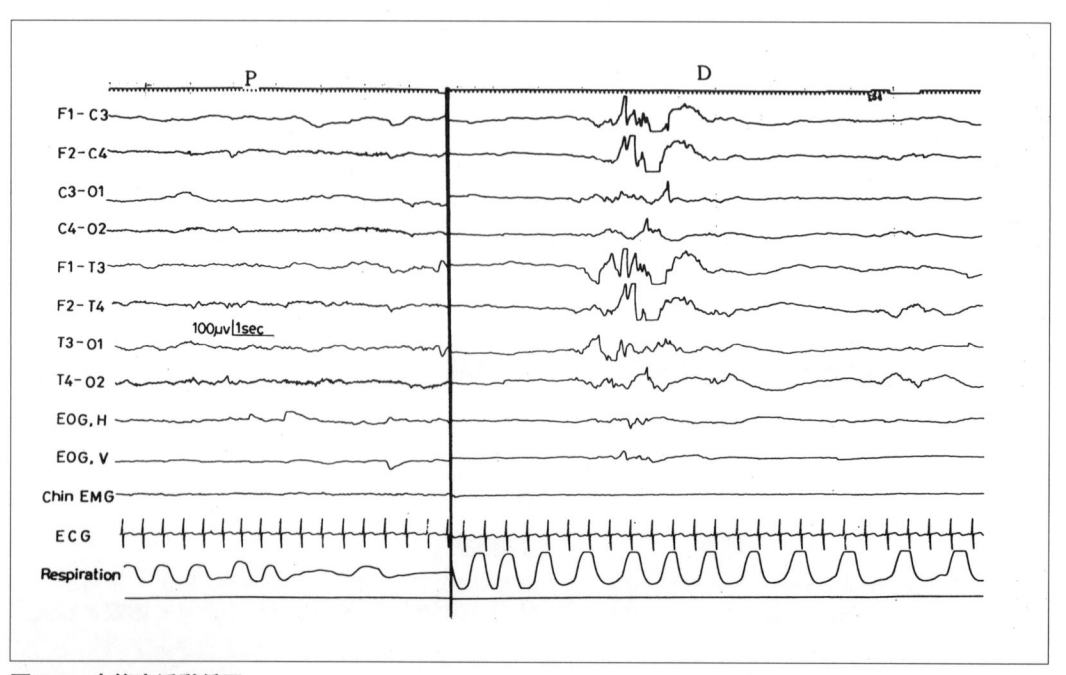

図 5.6　中等度活動低下

1. 背景脳波異常の分類　55

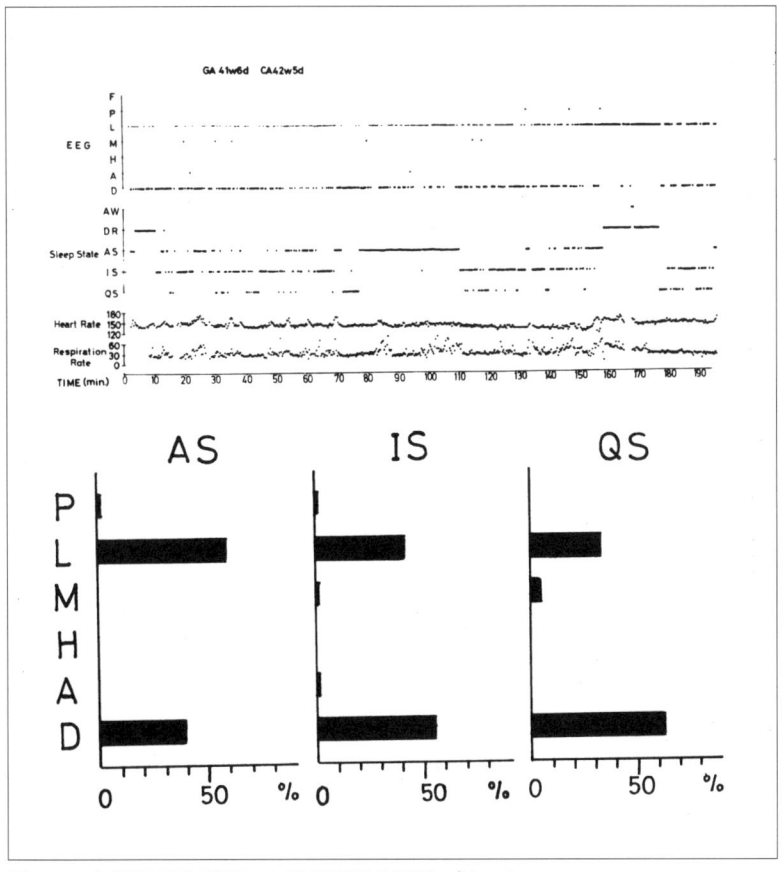

図5.7　中等度活動低下における睡眠と脳波パターン

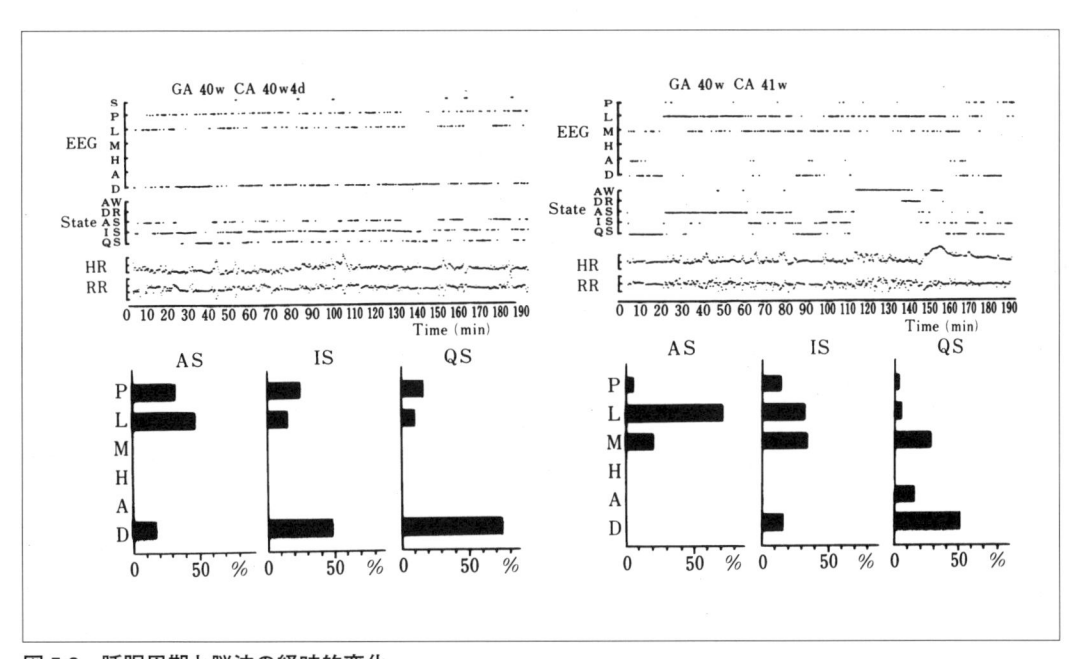

図5.8　睡眠周期と脳波の経時的変化
　　　　左：日齢4，中等度活動低下　　右：日齢7，軽度活動低下

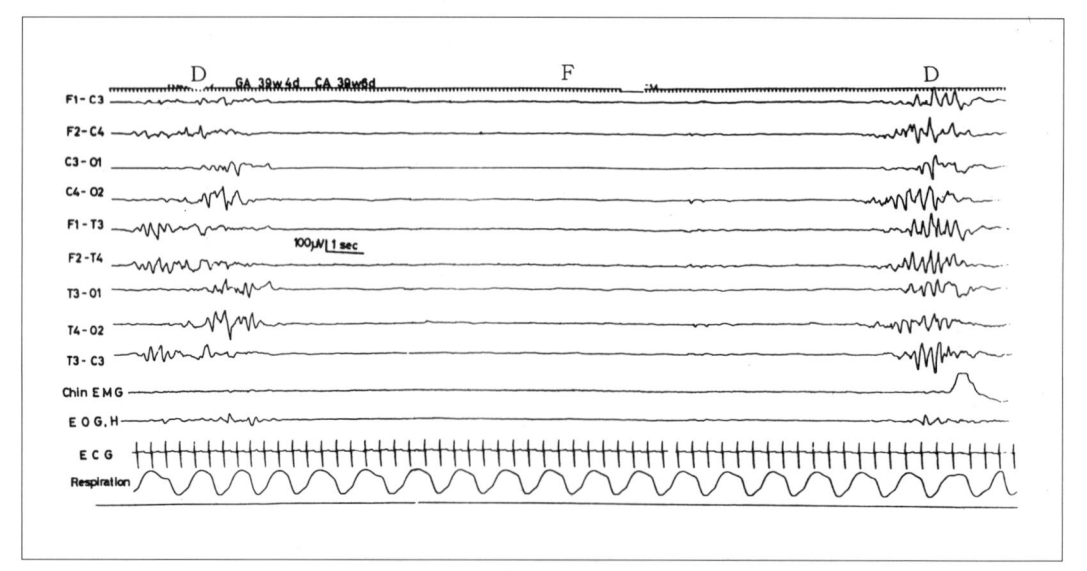

第5章　正期産児における背景脳波の異常

図5.9　高度活動低下

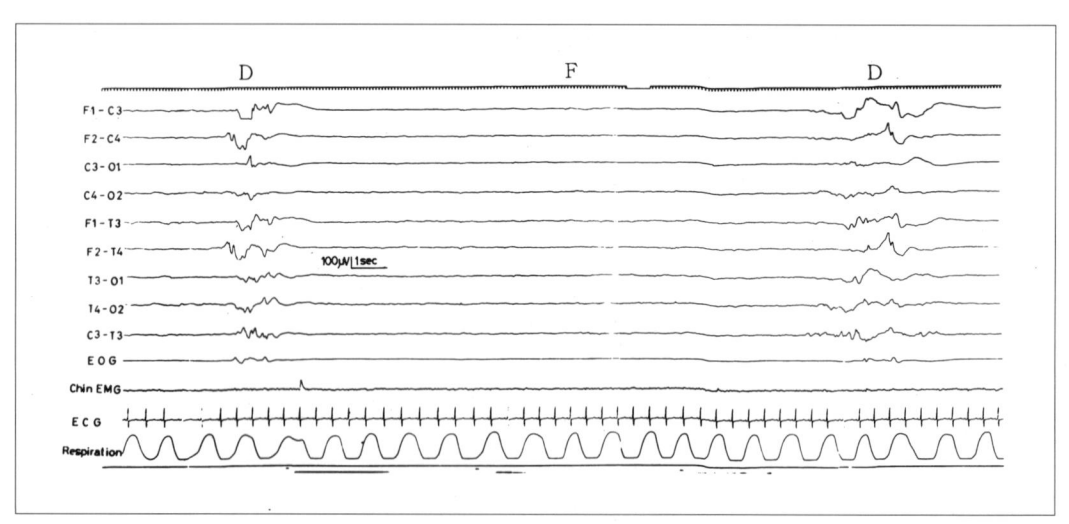

図5.10　高度活動低下

1. 背景脳波異常の分類　57

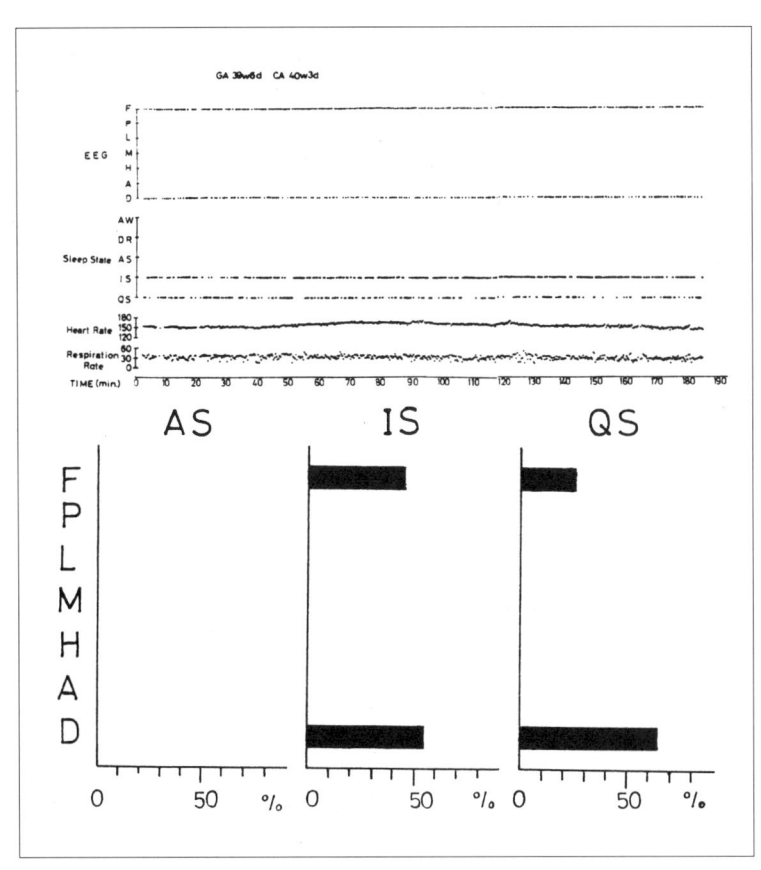

図 5.11　高度活動低下における睡眠と脳波パターン
QS は定義上 QS（体動なし，眼球運動なし，呼吸規則的）に分類されているが，実際は意識障害があると考えるべきである。

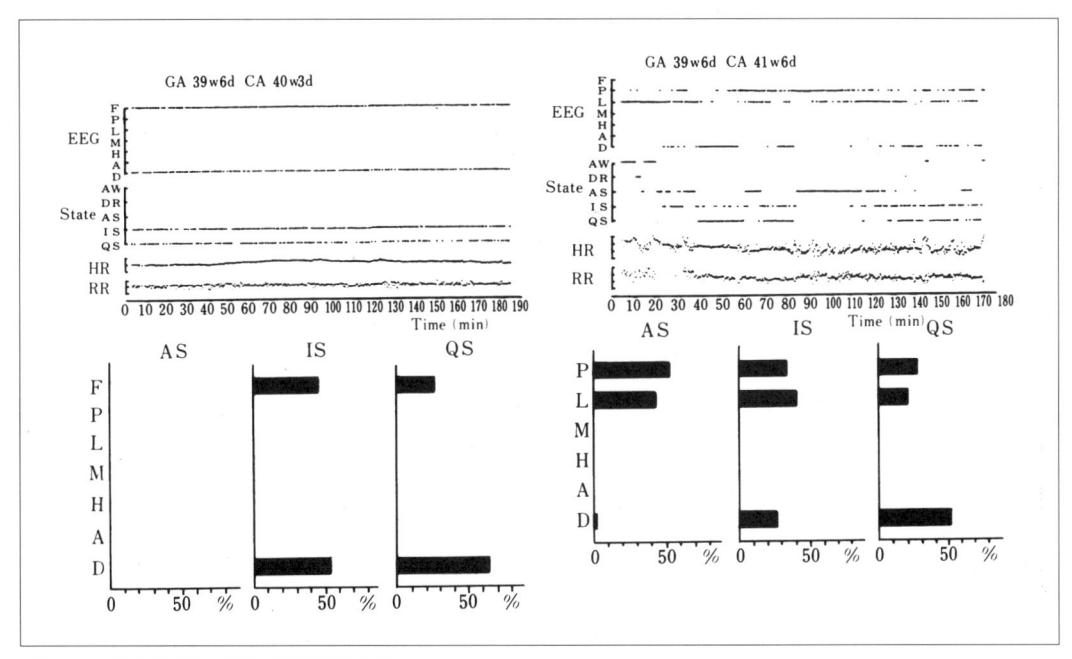

図 5.12　睡眠周期と脳波の経時的変化
　　左：日齢 4，高度活動低下　　右：日齢 14，中等度活動低下

BSは報告者によって異なる意味を持つので注意を要する。正常早産児にみられる非連続脳波にもこの用語を用いるものもあるが，本来は異常脳波で，1～数秒の高振幅活動と10～数十秒ないしそれ以上の平坦部分（5 μV未満）が繰り返しみられるパターンで（Watanabe1978）；睡眠周期は消失し，刺激に対する反応もなく，このパターンのみが持続的に長時間にわたってみられるものをいう。しかし異常な非連続パターンをすべて含めるものもいるので注意を要する。群発部分は1～4秒と短く，受胎後齢相当の正常活動がみられず，棘波，鋭波，異常な θ 波，δ 波，未熟な δ brush などがみられる。群発間間隔は極めて長く，平均20～30秒，長くて90秒以上に及ぶものもある（Watanabe 1978）。極早産児，超早産児の非連続脳波とは，群発部分が短く，多くは3秒以下で，正常の脳波活動がみられず，刺激反応性がなく，連続脳波もまったくみられないことで区別できる。フランス学派はこのパターンを突発性脳波（Tracé paroxystique，paroxysmal tracing）と呼んでいるが（Monod & Dreyfus-Brisac 1962，Monodら1972），突発性異常波ではないので適切な用語とはいえない。

　Sinclairら（1999）は，正期産児低酸素性虚血性脳症（HIE）において，BSをburst suppression pattern（BS）とmodified burst suppression pattern（MBS）の2種類に分けることにより，より正確に予後を判定できると報告した。生後1週以内にMBSを示したものはBSを示したものより転帰がよいと報告した。しかしBSを示しても正常転帰のものがある一方，MBSを示しても異常転帰のものも多く，必ずしも正確に予後を判定できない。彼らはBSを1～10秒の群発状部分と5 μV未満の平坦部分の繰り返しであるのに対し，MBSをこのパターンが記録中持続しないものや振幅が5 μV以上のところがあるものと定義した。上述のごとく，本来この波形は睡眠周期が消失し群発状活動と平坦部分のみが長時間にわたってみられるものをいうが（Monodら1972），報告者によっては睡眠周期を考慮せず異常な非連続パターンをすべてBSと呼ぶものもあり注意を要する。睡眠時期の分類が可能で，そのうち一時期のみにみられるBSパターンを背景脳波異常とするとさまざまな異常がこれに含まれてしまう。刺激反応性の検査も行わず，単に30分程度の非ポリグラフ的記録を行うのみでは，真の高度活動低下かどうかの判定はできない（Sugamaら1993）。BSは，文字通りにとれば群発と平坦部分からなるパターンという意味にすぎないからである。われわれはこれらを区別して本来のBSを高度活動低下と分類した。異常な非連続パターン（D）は最軽度，軽度，中等度活動低下でもみられ，これらの一部は上記のMBSにあたり，BSの一部は中等度活動低下にみられる異常な非連続パターンにあたると思われる。Holmesら（1983）は，BSを示す患児に刺激を与えると脳波が連続的になるものを反応性BSと呼び，このような脳波を示す例ではより予後がよいと報告した。これらは，われわれのいう中等度活動低下や軽度活動低下にあたる。すべての睡眠状態を含む十分なポリグラフ的脳波記録を行い，刺激反応性も検査することが重要である。BSは，高度のHIEのほか中枢神経感染症，低血糖症，脳形成異常，変性疾患などで見られる。恒常性BSと易変性ミオクローヌスが見られる場合，非ケトン性高グリシン血症などの代謝異常が考えられる（Dalla Bernardinaら1983，Aicardi 1992）。Thiopentate sodium投与下でみられるBSは必ずしも高度のHIEを意味しない（van Lieshoutら1995）。

　BSを示した新生児の病理所見として，皮質下層状壊死，脳室周囲白質軟化，脳梗塞，橋鉤回壊死があげられている（Asoら1989）。BSは必ずしも予後不良を意味しないとする報告もある。BSを示した児の14～48％が正常発達を示したとの報告もある（Lombroso 1982，Finerら1983）。これらは上述のように本来のBSではなく，中等度活動低下以下の異常脳波にみられる異常な非連続脳波であったり，脳侵襲後に一過性にみられただけだったり，バルビツール酸塩の大量投与がされていたりしている可能性がある。Biagioniら（1999）らは，HIEの正期産児にみられた恒常的な非連続的脳

波（低振幅部分45μV未満）を定量的に解析した。群発活動部分の最短持続時間が2秒以下では転帰不良，低振幅部分の最長持続時間が10秒未満では転帰良好，40秒以上では死亡，中間では神経学的後遺症を示した。群発活動部分のδ波はpO₂と相関があったが，速波の振幅はいずれとも関連がなかったという。またPBとCZPを投与されていた例では低振幅部分が延長していた。彼らは，恒常的非連続脳波を解析したとしたが，記録時間の記載もなく，睡眠時期を区別できた例も対象としており，非連続性がどの程度恒常的だったか不明である。

　恒常的非連続脳波（permanent discontinuous activity，PDA）とBSとの区別については必ずしも明確ではない。Holmes & Lombroso（1993）は，BSでは群発部分に棘波などの突発性異常がみられるが，PDAでは正常の低振幅非突発性活動がみれらと述べている。正期産児におけるPDAの群発間間隔については報告者によって異なり，Asoら（1989）は60秒以上，Pezzaniら（1986）は連続脳波が30秒以下としている。われわれは，群発部分の脳波活動の性状にかかわらず，睡眠周期や刺激反応性が消失し，群発間間隔が異常に延長しているものをBSと呼んでいる。しかしHolmes & Lombroso（1993）のいうように，正期産児で7〜8秒のさまざまな周波数の低振幅活動と5〜7秒の平坦脳波が繰り返し出現し持続するパターンがみられることも確かで，これは明らかにBSとは異なり，恒常的非連続脳波と呼べるかもしれない。勿論，超早産児ではほとんど非連続脳波で占められているので，脳波活動が受胎後週数相当であれば，恒常的非連続脳波は異常ではない。いずれにしても新生児脳波の判読に当たっては受胎後週数を考慮することが極めて重要である。

　Lamblinら（1999）は，正期産児にみられる非連続脳波を六つに分類している（**表5.3**）。タイプA非連続脳波は，群発部分の活動が生理的なもので，変動性はあるが時間的組織化がなく睡眠周期がはっきりしない。十分な記録をしてもこのパターンしかみられないのかどうかが不明であるが，図を見る限り軽度活動低下にみられる非連続脳波に類似している。タイプB非連続脳波は，生理的活動を含まず空間的時間的組織化にも欠けている。これも同様に中等度活動低下にみられる非連続脳波の可能性がある。周期性脳波は，空間的時間的組織化は消失し，周期的に定型的活動が反復する。鋭波状の中〜高振幅のδ波，θ波と速波が互いに重畳しあい群発状に一定の周期で低振幅部分を挟んで出現する。突発性脳波（tracé paroxystique）は，生理的活動も空間的時間的組織化もなく棘波，θ波あるいはδ波からなる1〜10秒の群発が10〜60秒の平坦部分を挟んで出現し，周期性，変動性，反応性もなく少なくとも1時間以上みられる。これは高度活動低下にあたると考えられる。前述のごとくこの命名は不適当と思われる。θ波を伴う低振幅ないし平坦脳波は，5〜30μVのθ波が持続的あるいは群発状に低振幅の背景脳波に出現，変動性，反応性なく，局在も示さず出現する。平坦群発または群発平坦脳波（burst-suppression）は，中〜高振幅の徐波，鋭波，棘波，速波からなる群発が1〜10秒の平坦部分を挟んでしばしば突然に出現する。これは群発部分に突発性異常が多く含まれており，周期性突発波に相当するように思われる。

　最軽度活動低下から高度活動低下に至る活動低下における交代性脳波あるいは非連続脳波の群発および平坦ないし低振幅部分の持続時間および群発の出現間隔をみると，高度活動低下では平坦部分が著明に延長し，群発部分の持続時間が短縮していることが分かる（**図5.13**，Watanabe1978）。最軽度活動低下と軽度活動低下では正常範囲あるいはそれに近いものが多く，中等度活動低下では中間である。しかし最軽度活動低下から中等度活動低下までは群発と平坦部分の和，すなわち出現間隔は正常範囲に保たれており，前述のペースメーカーを保持しているものと考えられる。

　⑤**最高度活動低下（Maximal depression）（図5.14，5.15）**

　長時間記録してもF（平坦脳波）しか示さないもの（**図5.14**）。周生期脳障害で生後1週目の脳波が最高度活動低下を示す場合，睡眠周期はまったく消失している（**図5.15**）。経時的記録を行うと，

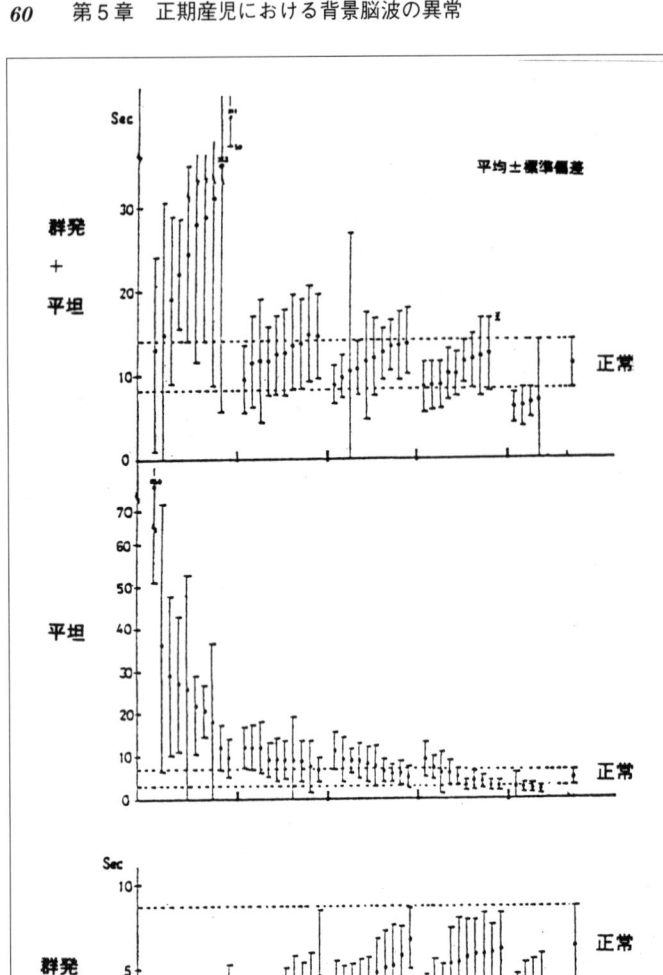

第5章 正期産児における背景脳波の異常

図 5.13 非連続脳波の群発および平坦部分の持続時間ならびに群発の出現間隔

非連続脳波は交代性脳波を含み，平坦部分は低振幅部分も含む，群発の出現間隔は群発＋平坦で示される。

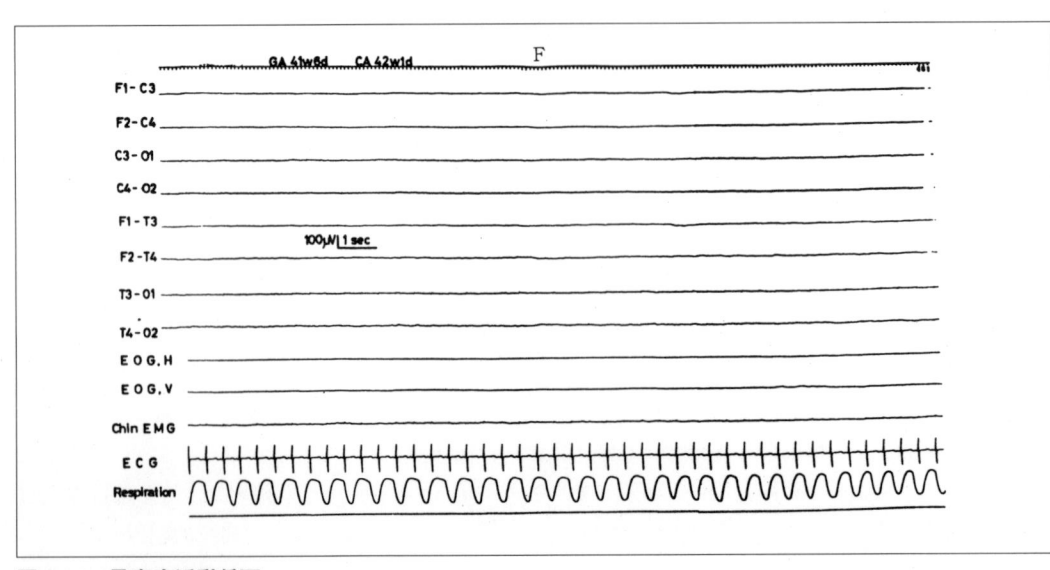

図 5.14 最高度活動低下

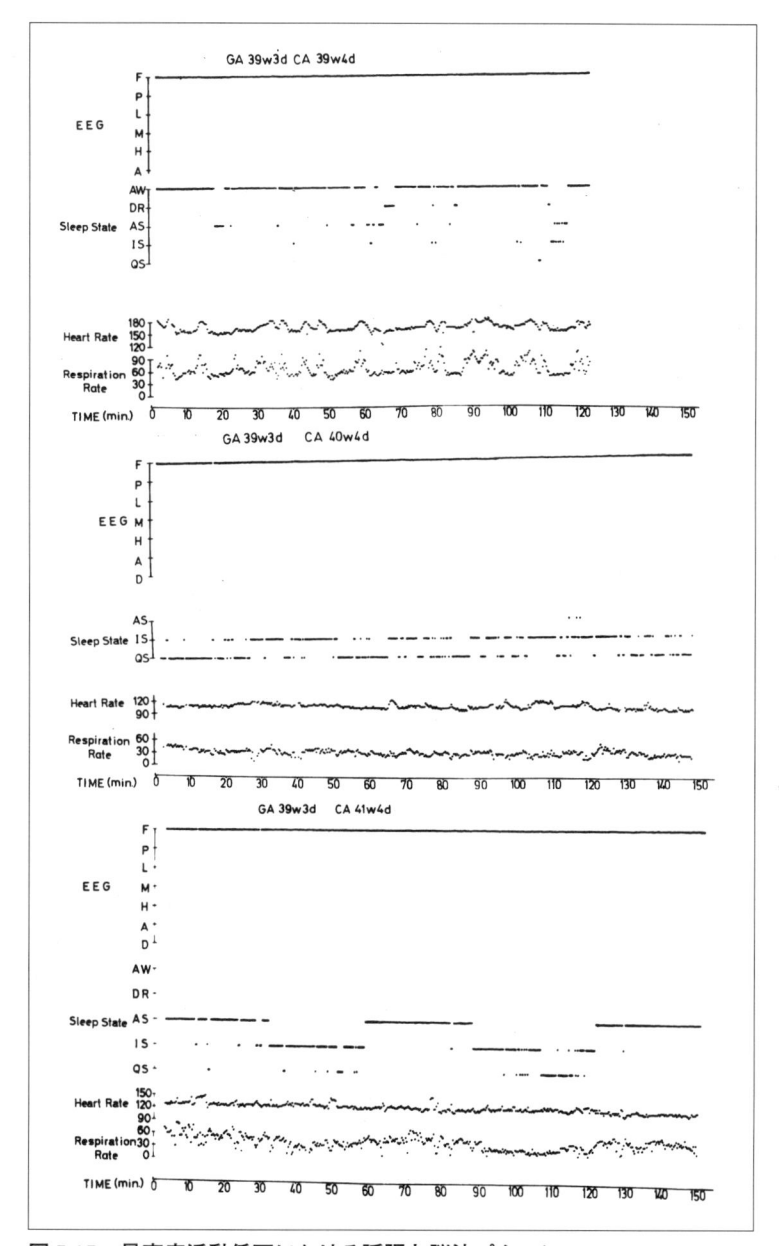

図5.15　最高度活動低下における睡眠と脳波パターン
上：日齢1，過覚醒　中：日齢8，意識障害　下：日齢15，睡眠周期あり

脳波は改善し睡眠周期も出てくるが，前者は正常化しないことが多い．2週目の脳波が平坦脳波を示しても，睡眠周期は出てくることが多い．低振幅脳波が2週目以後にみられる場合も睡眠周期は出現してくる．

平坦脳波（electrocerebral inactivity, isoelectric, inactive）の定義として，すべての状態で持続的に10 μV未満とするものが多いが，2 μV/mmの感度で記録してすべての電気的活動がみられないものとするものもある．2 μV以下と5〜10 μVを分けているものもいる（Stockard-Popeら1992）．成人におけると同様に，最大のゲイン，長い時定数，長い電極間距離を用い，アーチファクトに十

分注意して記録することが必要である。反応性の消失を確認するため聴覚刺激や痛覚刺激などさまざまな刺激を与える。Isoelectric という用語は電気的脳活動停止（electrocerebral silence）と同義で必然的に脳死を示唆すると考えるものもいるが，必ずしもそうとはいえないので inactive という用語を用いるべきであるとするものもいる（Holmes & Lombroso 1993）。新生児の平坦脳波では，しばしば後頭部で短い低電位のさざ波様活動が稀ならずみられることがある。ただしこれが真の皮質活動なのか容積伝導によるものなのかは不明である。また背景脳波が刺激反応性がなく持続的に平坦でも，時に突発波様の短い高振幅の限局性放電を示すこともあり（Lombroso 1985），視覚誘発電位が記録できることもある。臨床的に脳機能の部分的残存を示唆する徴候を示すことがある（Scher ら 1996）。発作後状態，低体温，急性低酸素症，薬物中毒がなければ，この脳波パターンは正期産児でも早産児でも予後不良を意味する。新生児発作後に数分以上も平坦脳波を示すことは稀である。一過性の低酸素症でも非常に低電位の脳波を来しうるが，これも数分以上続くことは稀である。平坦脳波を示す新生児のほとんどは死亡するか重度の神経学的後遺症を残すが（Rose & Lombroso 1970, Monod ら 1972, Watanabe ら 1980b, Tharp ら 1981, Holmes ら 1982, Rowe ら 1985, Pezzani ら 1986, Aso ら 1989），生後 24 時間以内に平坦脳波を示しながら稀には予後良好のこともある（Pezzani ら 1986）。

平坦脳波を示した新生児の病理所見は広汎な脳軟化症と虚血性ニューロン壊死を示し，大脳皮質，線状体，視床，延髄が中等度ないし高度に傷害されている（Aso ら 1989）。平坦脳波は，高度の低酸素性虚血性脳症のほか大量脳内出血細菌性髄膜炎，脳炎，水無脳症，先天代謝異常症などでもみられる（Sternberg ら 1983）。

前述のように，平坦脳波は予後不良を意味するが，脳死を意味するものではない。生後 24 時間の初回脳波が平坦脳波を示し，バルビツール酸塩投与，低体温，水無脳症などの高度奇形がない場合，臨床的に脳幹機能が消失していれば脳死といえるという（Ashwal 1997）。しかし 24 時間以内の記録では，再検して確認したり，場合によっては誘発電位検査を行って確認する必要がある。また早産児ではこれは当てはまらず，平坦脳波を示しても正常発達を示す例があるという（Lombroso 1982）。診断の確認には通常 48 時間の観察期間が必要とされるが，平坦脳波の場合 24 時間に短縮できるという（Ashwal 1997）。

上記の①〜⑤は低酸素性虚血性脳症（HIE）の急性期によくみられ，①から⑤の順で障害の程度が重くなる。その他，頭蓋内出血，低血糖症，髄膜炎の急性期などでもみられる。①，②は機能性の痙攣後に一過性にみられることもある。上述のように，周生期脳障害では脳波を経時的に記録すると日齢とともに脳波は改善していくが，最高度の異常を示したものではまったく正常になることはない（図 5.16）。軽度活動低下以下の活動低下にあたる所見は，小頭症などの脳形成異常でもみられる。

⑥低振幅（図 5.17, 5.18, 5.19）

動睡眠では 20〜30 μV 以下，静睡眠でも 30〜50 μV 以下のもの。低振幅の定義は著者によって異なる。Monod ら（1972）は，覚醒時 5〜15 μV，静睡眠 10〜25 μV，Holmes ら（1982）は，すべての状態で 5〜15 μV としている。睡眠状態によって異なり，動睡眠より静睡眠での振幅がやや高いとするものもいるが（Lombroso 1987），睡眠周期が障害されていることが多く，睡眠状態による脳波パターンの区別が困難なことも多い（図 5.18）。静睡眠で D パターンがみられることもある（図 5.19）。早産児では振幅が高いので，受胎後齢によって基準を変えるべきである。Tharp ら（1981）は，早産児で 20 μV 未満としているが，極早産児以下では正常で非常に高振幅なのでこれよりはるかに高くても低振幅といえる。θ 律動を伴う低振幅（Tharp ら 1981）は，5〜15 μV の θ 活動をともなう低振幅パターンで，通常刺激反応性はなく，予後不良を示唆するという。低振幅は，

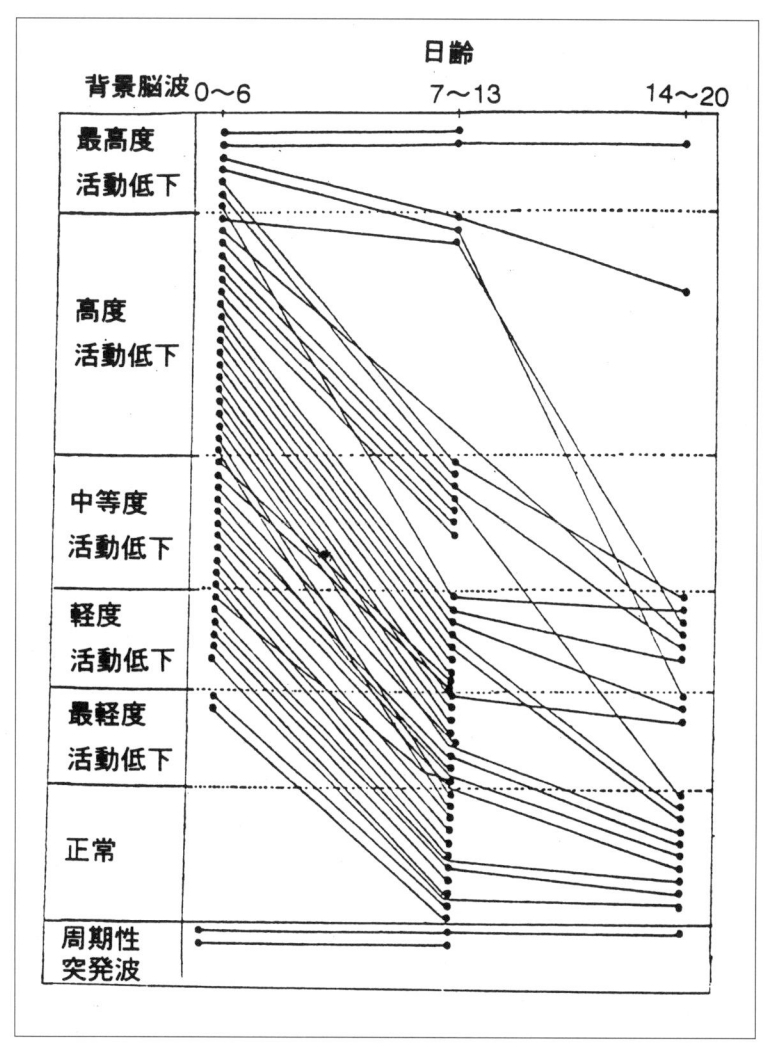

図 5.16　周生期脳障害における背景脳波の変容
　　　　周期性突発波は大田原症候群にみられ新生児期は変容を示さない。

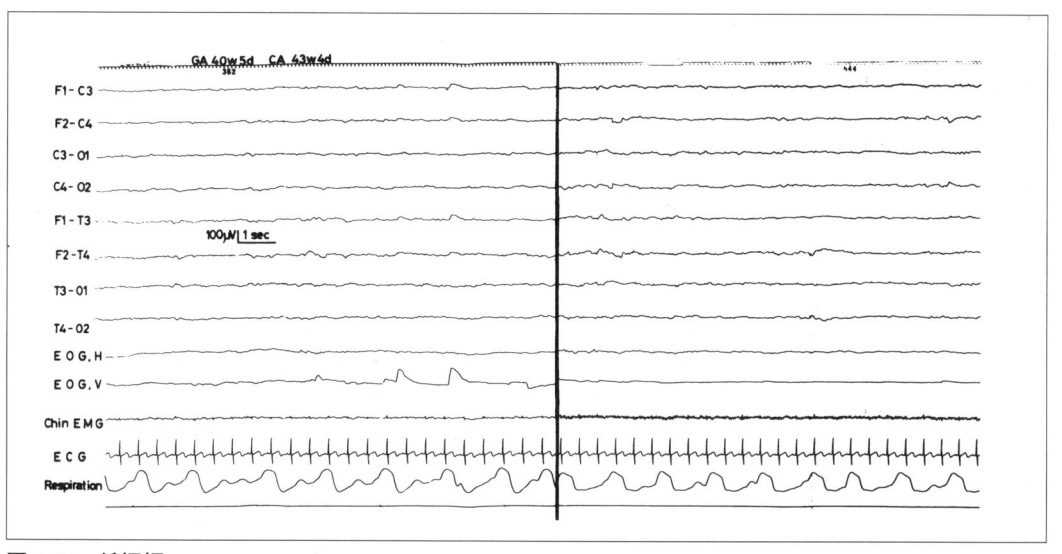

図 5.17　低振幅
　　　　左：動睡眠　右：静睡眠

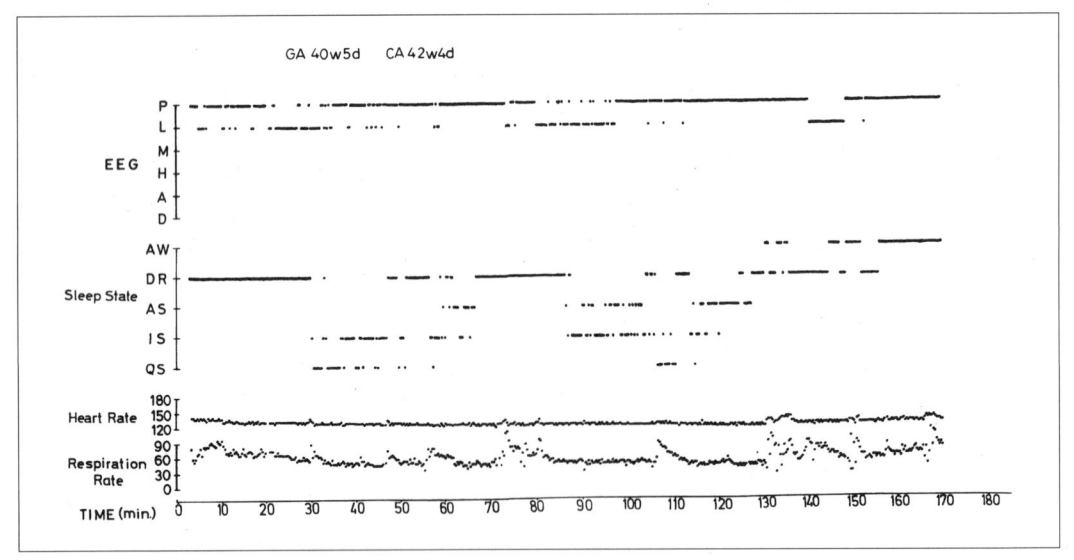

図 5.18 低振幅脳波における睡眠周期

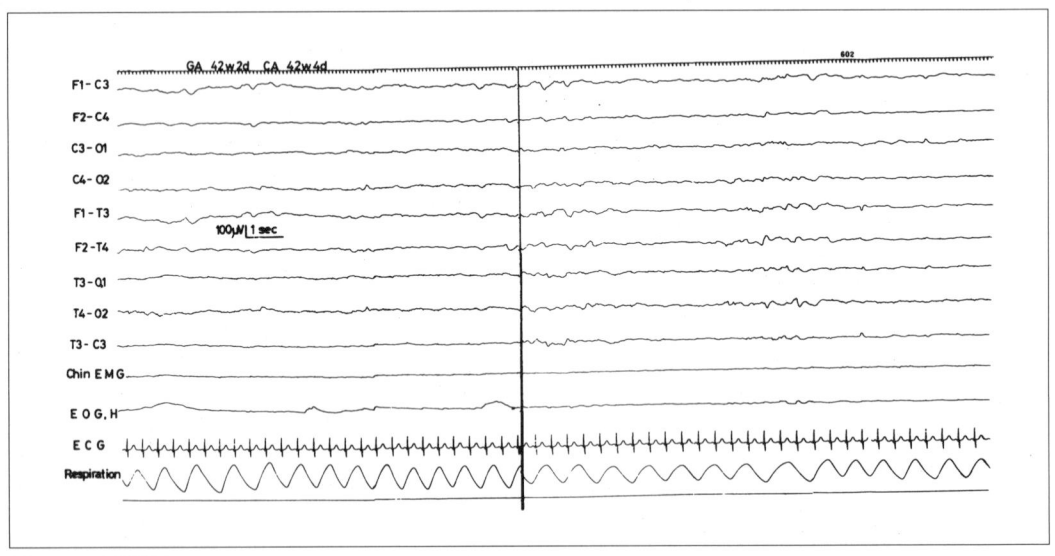

図 5.19 低振幅
　　　　左：動睡眠　右：静睡眠

両側性硬膜下血腫，帽状腱膜下血腫，周生期脳障害の急性期脳波が最高度活動低下を示した場合の回復期にみられることがある。また先天性水頭症，中毒，代謝異常などでもみられる（Holmes ら 1982, Watanabe ら 1980b, 1983a, 1984c, Lombroso 1987, Aso ら 1989）。広汎な頭皮浮腫，頭血腫でも低振幅になりうるので注意を要する（Lombroso 1987）。低振幅脳波の診断にあたっては静睡眠の時期を記録するようにしなくてはならない。一過性あるいは薬物性の原因を除外するため数日後に再検するとよい。持続性であれば予後不良を示唆する（Rose & Lombroso 1970, Monod ら 1972, Tharp ら 1977, Holmes ら 1982, Lombroso 1987, Rowe ら 1985, 竹内 & 渡辺 1987, 1988, Takeuchi & Watanabe K 1989）。

2）活動低下所見と他の生理学的指標との関係

　心拍変動性と上記の背景脳波活動低下の程度との間には相関がある（Miyazaki ら 1979）（図 5.20）。最軽度活動低下では正常と変わらない。軽度活動低下ではほとんどの例が明らかな変化を示さないが，動睡眠で静睡眠にみられる変動パターンを示す例や著明な変動を示す例がみられる。中等度活動低下ではほとんどの例が著明な変動（図 5.20D）を示す。高度活動低下では変動が小さい例（図 5.20E）とほとんど変動がない例（図 5.20F）があり，最高度活動低下ではほとんど変動がない例（図 5.20F）のみである。すなわち軽度の脳障害では心拍はほとんど影響を受けないが，中等度脳障害では，中枢神経の心拍制御が極めて不安定になり，高度脳障害ではこれが失われ固定心拍を呈するに至る。心拍変動パターンからみても，上記の背景脳波活動低下の分類が妥当であることがわかる。

　脳内各動脈の平均血流速度は，初回脳波時（日齢 2.4±1.4 日）には活動低下が高度になるにつれて増加し，特に最高度活動低下例では脳底動脈でも増加する（福田ら 2000）。追跡時（10.2±2.2 日）には，初回脳波が正常および回復例では増加したが，初回脳波が中等度以上と回復が困難な例では不変か低下していた。

　体動との間にも密接な関係があり，最軽度活動低下では静睡眠での四肢の非同期的な全身運動（GM）と体の一部に限局した持続の短い運動（LTM）が増加，中等度活動低下では動睡眠での GM

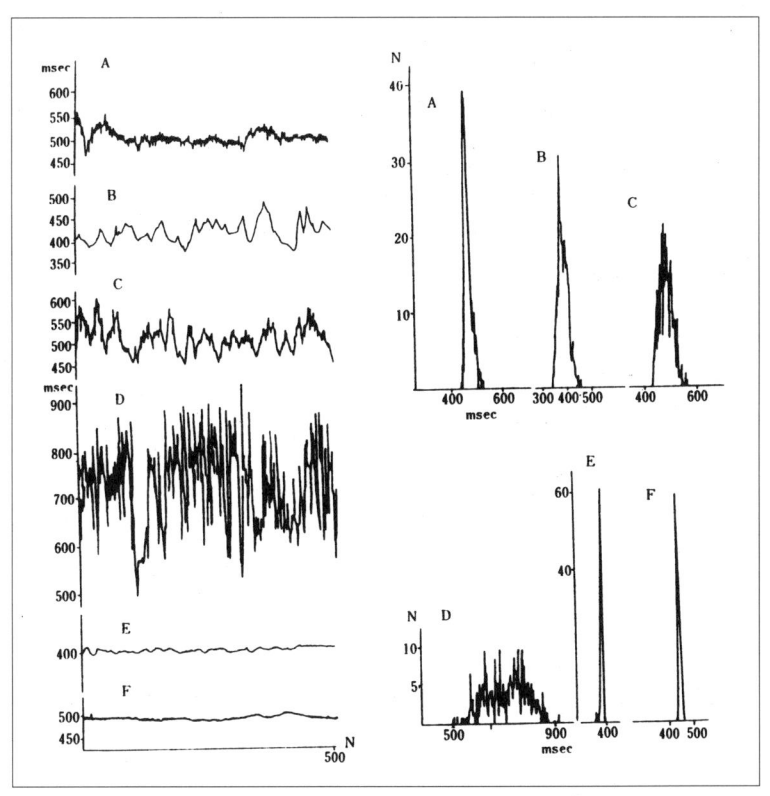

図 5.20　正期産児における心電図の R-R 間隔のヒストグラム
　　　　A：fast oscillation　B：slow oscillation　C：slow with fast oscillation　D：pronounced oscillation　E：small oscillation
　　　　F：minimal oscillation
　　　　正常では，静睡眠で主に A，時に B，C，E，動睡眠で主に B，時に C を示す。

とLTMが減少，高度活動低下や最高度活動低下では体動が消失ないし減少するか，四肢の同期的な持続のやや長い運動がみられる（Hakamadaら 1982b）．

脳波は受胎後齢にしたがって急速に発達するので，これによって成熟度の判定が可能であるが，周生期脳障害で脳波が異常になるとこれができない．この場合，末梢神経伝導速度は低酸素症の影響を受けないので，これを利用して成熟度の評価がある程度可能である（渡辺ら 1980h）．

3）活動低下所見と画像所見

周生期脳障害の急性期においては脳波異常の程度と一致してCT所見も異常を示すが，CTにおける異常は脳波に遅れて明確化する傾向にある（Watanabeら 1979b，渡辺ら 1979b，渡辺ら 1981c）．生後1週以内の急性期脳波が最高度活動低下，高度活動低下を示す場合，頭蓋内髄液腔が消失しており高度の脳腫脹があると考えられる．前者では脳室，槽，クモ膜下腔のすべてが消失していることが多いが，後者では側脳室前角のみが消失しているものがある．四丘体槽は，最高度活動低下では全例消失，高度活動低下では半数で消失していた．急性期脳波が中等度活動低下を示す場合，側脳室前角の消失あるいは狭小化がみられた．これに対し軽度活動低下や最軽度活動低下では側脳室前角が消失しているものはなかった．同じ脳波所見を示しても記録時期によってCT所見は異なる．特に急性期脳波が高度活動低下以上の所見を示した場合，生後2，3週目の回復期には脳波所見が改善して中等度活動低下，軽度活動低下を示しても，髄液腔が出現するとともに白質に低吸収域が出現してくる．生後1週以内の脳波が最高度活動低下ないし高度活動低下を示した正期産児のうち生存例の幼児期MRIをみると，最高度活動低下を示した例は多嚢胞性脳軟化症，成熟脳型動脈支配境界域梗塞を呈し，高度活動低下を示した例は前二者のほか両側基底核視床病変，皮質下白質軟化症を呈した（早川ら 1996，Okumuraら 2000）．同じ脳波所見を示しても損傷部位が異なるのは，低酸素性虚血性脳症といっても病態や侵襲の程度，持続時間，回復過程などが異なるが，脳波は非特異的であるためと考えられる．MRIで基底核病変がみられる場合，臨床所見や脳波所見の如何に関わらず神経学的予後は不良のことが多い（Gireら 2000）．

4）その他の背景脳波異常

①速波増加（図5.21〜5.24）

中〜高振幅多形徐波が減少し，低〜中振幅のα，θ，β波が増加しているもの．低カルシウム血症（Watanabeら 1982a），髄膜炎（Watanabeら 1983b）などでみられる．前者では活動低下はあっても軽度で睡眠周期は保たれているが（図5.21），後者ではさまざまな程度の活動低下がみられる（図5.22，5.23）．睡眠周期が消失し，低〜中振幅の比較的律動的なθ波，α波が不規則徐波に混じてほぼ持続的にみられることがあるが，これは化膿性髄膜炎（Watanabeら 1983b），頭蓋内出血（Watanabeら 1981）などでみられ，単一連続脳波に分類される（図5.24）．

②過剰律動的α/θ活動（図5.25，5.26）

正期産児にみられる異常波形で，律動的α/θ波が視察的にみて明らかに優勢な背景脳波活動をなすものである（Hrachovy & O'Donnell 1999）．覚醒時に最も多くみられ，ついで嗜眠状態でみられる．持続的にも群発状にもみられる．後者の場合，振幅は背景脳波より大きい．先天性心疾患，脳奇形（図5.25），低酸素症で最も多く，先天性代謝異常，染色体異常（図5.26），脳炎，髄膜炎などでみられる．①と重複する所見である．

③持続性律動的α/β/θ活動（図5.27〜5.29）

高振幅の律動的α/β/θ活動が，覚醒時にはほぼ連続的にみられ，静睡眠では非連続的になり，

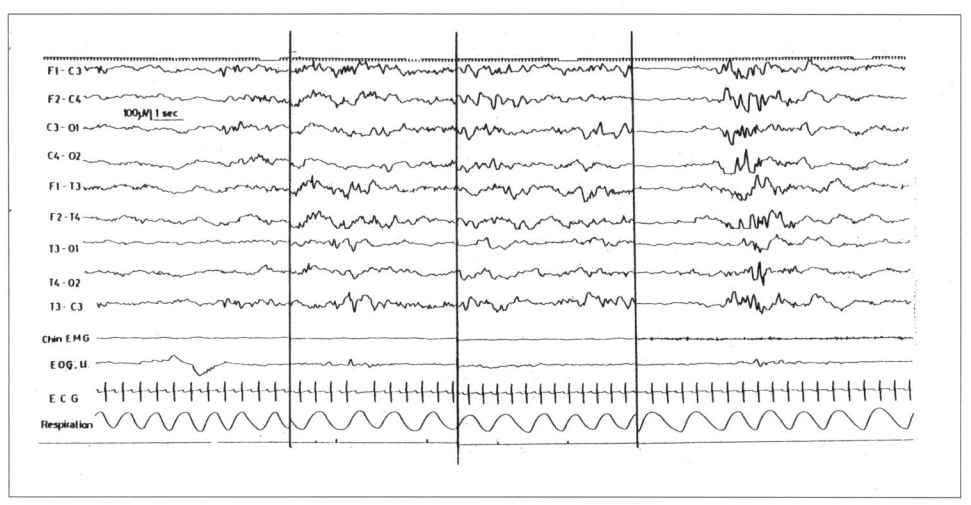

図 5.21　速波増加,受胎後 41 週 5 日,低カルシウム血症

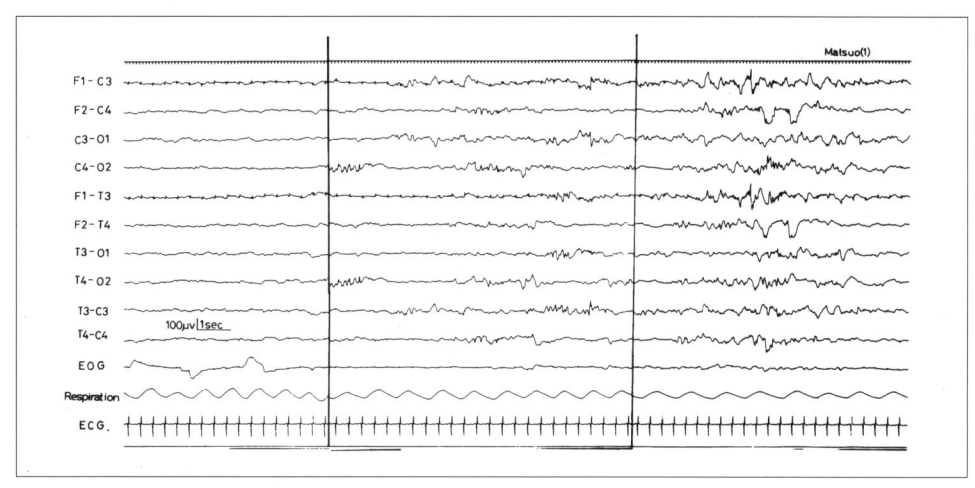

図 5.22　速波増加,化膿性髄膜炎
　　　　受胎後 39 週 5 日,中等度活動低下

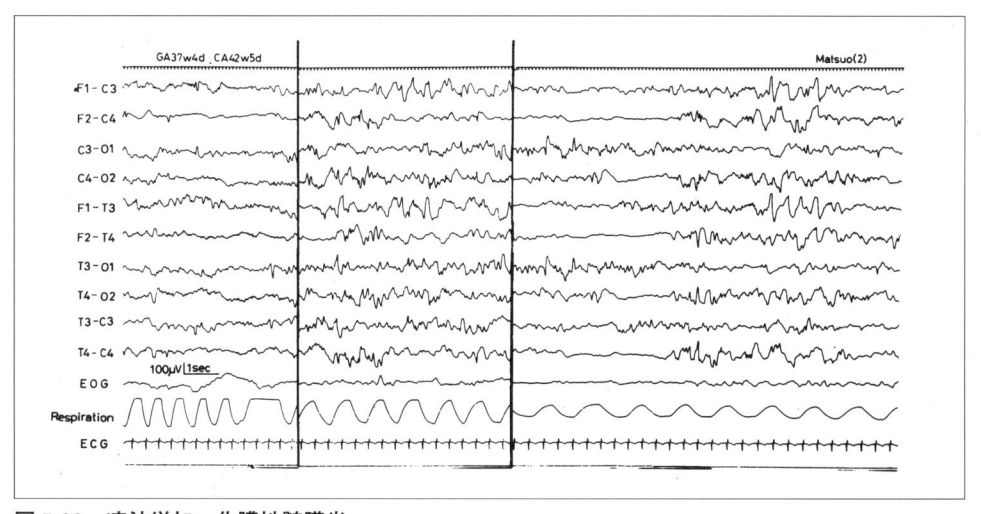

図 5.23　速波増加,化膿性髄膜炎
　　　　治療開始後 12 日,受胎後 42 週 5 日,左右差,非同期

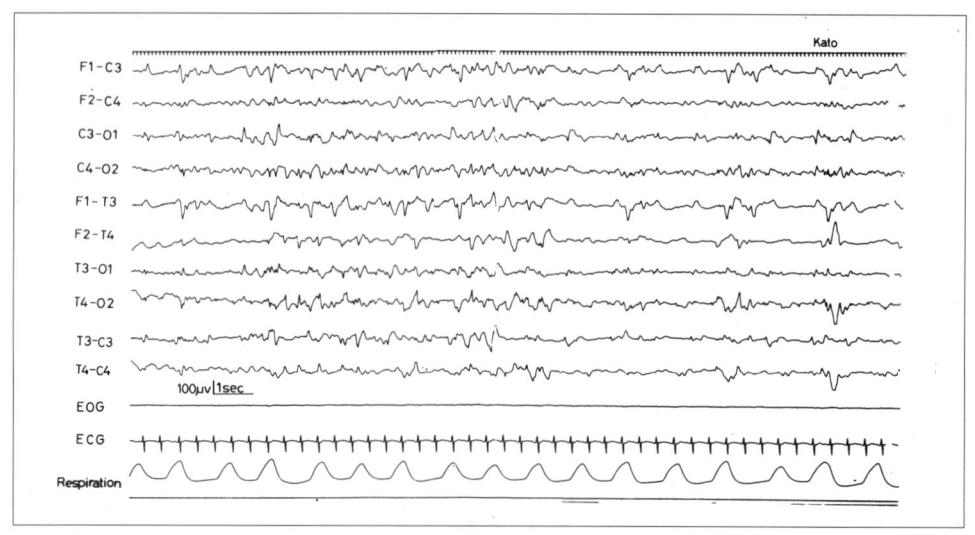

図 5.24　速波増加，単一連続脳波，受胎後 41 週 1 日，化膿性髄膜炎

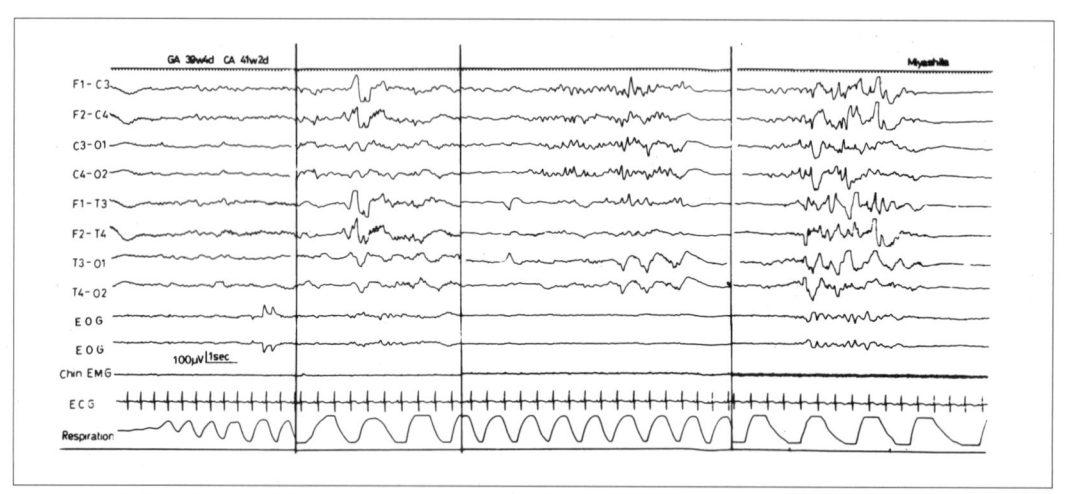

図 5.25　過剰律動的 α/θ 活動，受胎後 43 週 1 日，小頭症，静睡眠で H,A パターンがなく，D パターンを示す

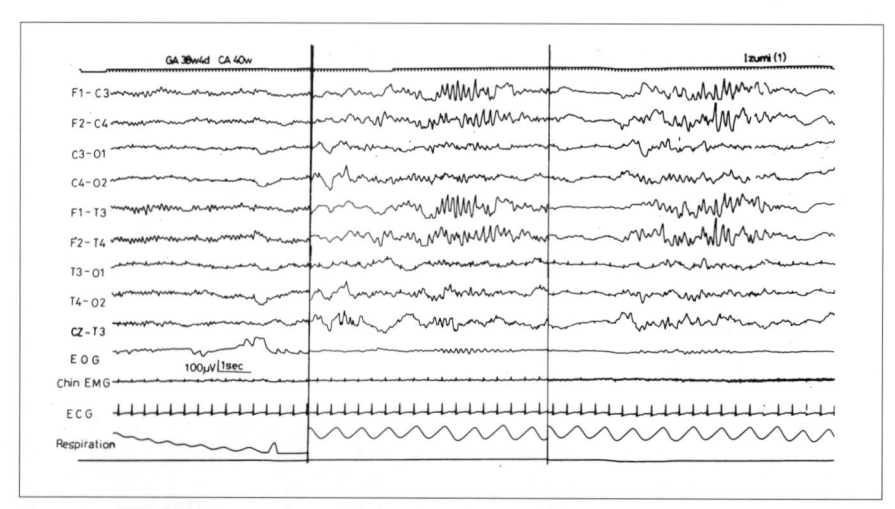

図 5.26　過剰律動的 α/θ 活動，受胎後 40 週，13q-症候群

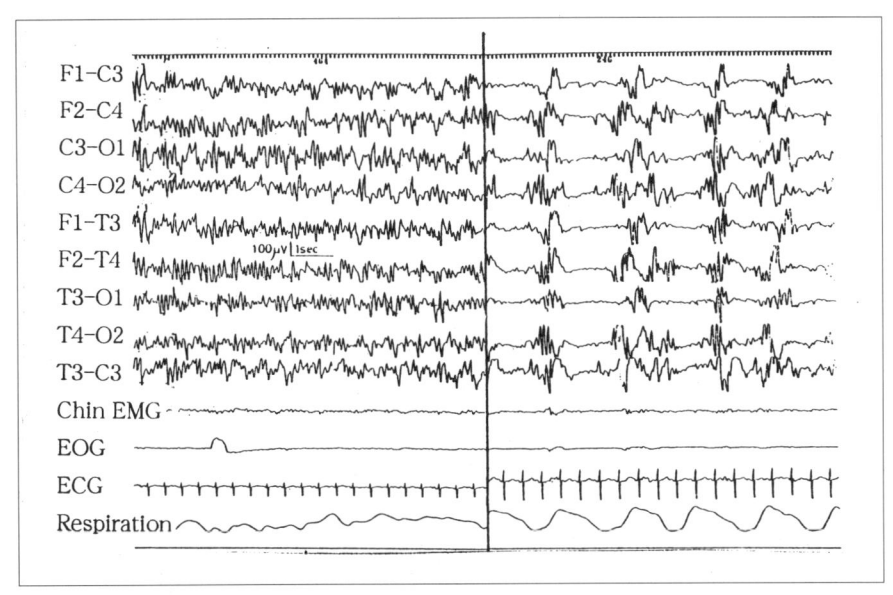

図 5.27 持続性律動的 α/β 活動，睡眠周期消失
左：覚醒時，右：睡眠時，受胎後 41 週 5 日，全前脳胞症，semilobar type

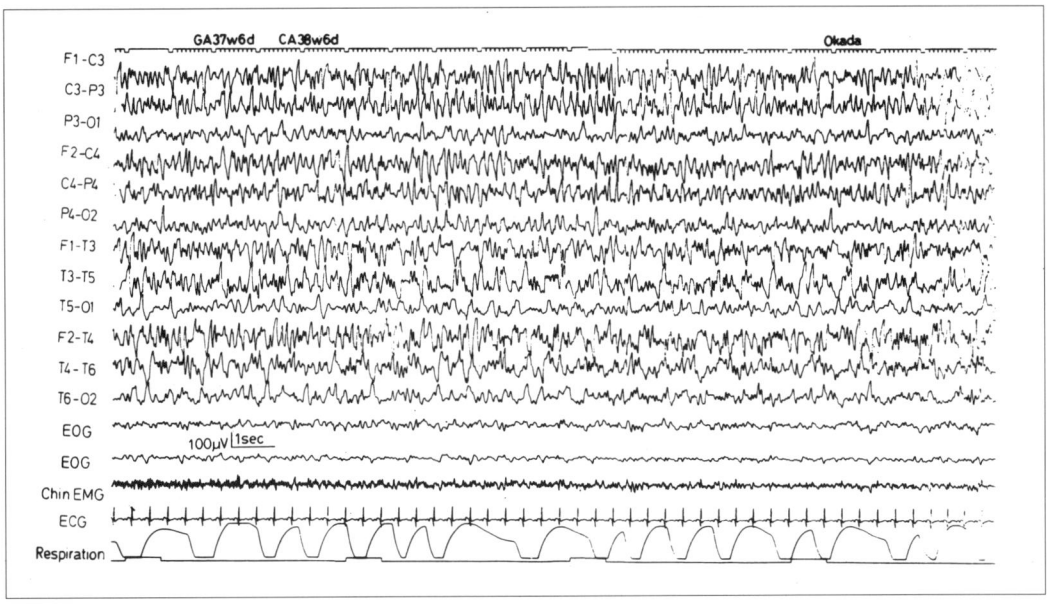

図 5.28 持続性律動的 α/β 活動，後頭部低振幅，睡眠周期消失，受胎後 38 週 6 日，全前脳胞症，semilobar type

しかも左右非同期性に出現する（図 5.27）。睡眠周期はなく，正常な脳波活動はまったくみられない。睡眠時にも連続的に出現する例もある（図 5.28）。全前脳胞症に特徴的である（Watanabe ら 1976）。semilobar type では前方から後方へいくにつれて振幅が減少する前頭後頭部振幅勾配を示す（図 5.28）。Alobar type では後頭部の活動が欠如する（図 5.29）。

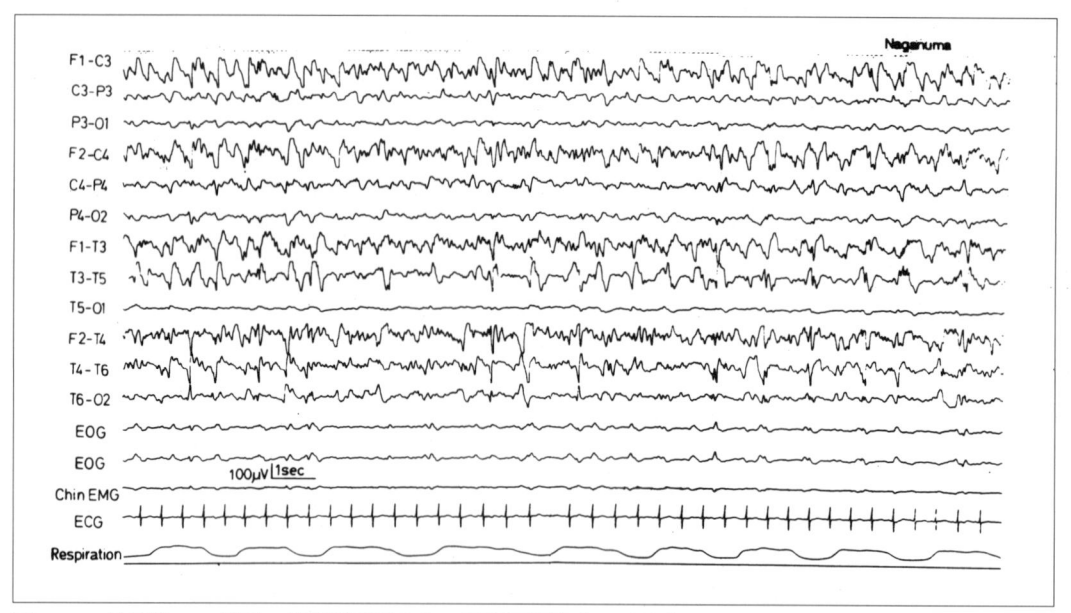

図5.29 持続性α/θ活動，後頭部活動欠如，睡眠周期消失，受胎後41週6日，alobar type

④徐波増加

全般性持続性の徐波を示すもので，2週以上持続するものは予後不良であるという（Coen & Tharp 1985）．広汎性δパターンは稀な所見である．覚醒，睡眠ともに広汎性δ波を示し，受胎後齢相当の活動がみられず，正期産児で2週以上持続する場合予後不良であるという（Monodら1972）．早産児でみられる場合も予後不良であるという（Tharpら1981）．しかしRoweら（1985）は，新生児痙攣では予後予測に有用ではなかったという．

⑤間欠的非同期的律動的δ波（図5.30）

中〜高振幅律動的δ波が群発状に左右非同期的にみられるもので，高度の水頭症（Watanabeら1984c）などでみられる．

⑥単一連続脳波（図5.31）

睡眠周期がまったくなくほぼ同一のパターンが長時間連続してみられるもので，高度活動低下のように非連続パターンでないもの．α/β/θ波が増加して高振幅多形δ波が減少していることが多い．前述のように，頭蓋内出血（図5.31，5.32），化膿性髄膜炎などでみられ予後不良を意味する．また全前脳胞症でもみられる．

⑦周期性突発波（periodic paroxysms，PP）（図5.33）

睡眠周期はまったく消失し，鋭波，棘波を含む高振幅の群発と平坦部分が短い周期で繰り返し出現するもの（Watanabe1978）．平坦群発脳波（suppression-burst，SB）をもつ乳児早期てんかん性脳症（大田原症候群）に特徴的とされているが（Ohtahara 1978），suppressionが主体ではないこと，suppressionが短く，群発部分に高振幅棘波，鋭波，多棘波徐波などの突発性異常がみられ，群発部分の持続，群発間隔も正常の交代性脳波より短いのが特徴で，それぞれ2〜4秒，1〜3秒である（Watanabe 1978，渡辺1986a）（図5.13）．また抑制につづいて群発活動がみられるというより，突発波が周期的にみられ，これにつづいてスパズムがしばしばみられること，群発部分に棘波などの突発性異常を含むことから突発性異常と考え上記のように呼んだ．なおスパズム時には群発部分は脱同期して平坦化する．これに対し高度活動低下にみられるBSは重度のHIEにみられ，群発間

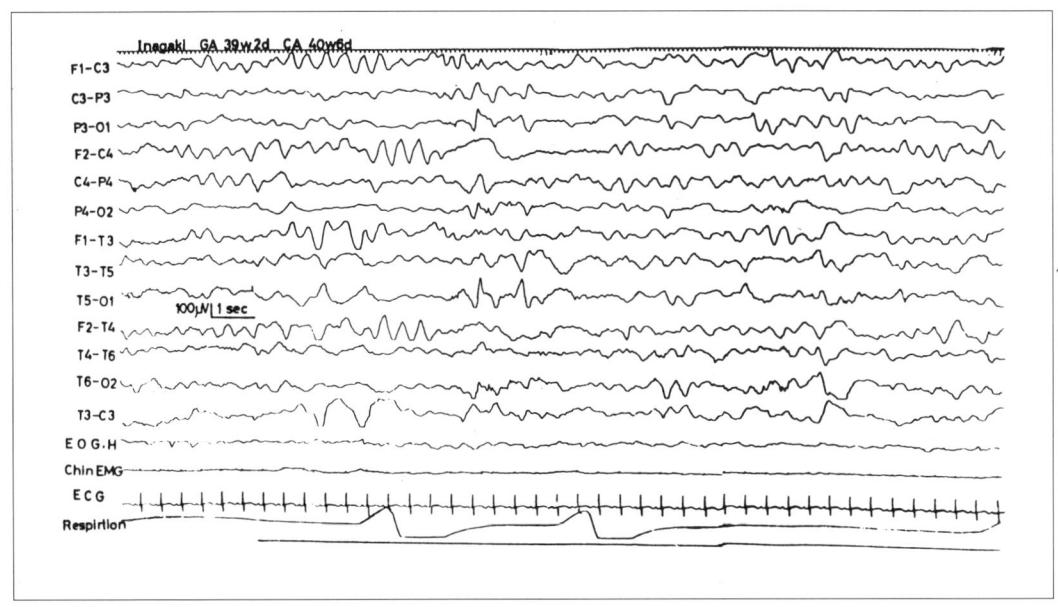

図 5.30　間欠的非同期的律動的 δ 波，睡眠周期消失，受胎後 40 週 1 日，脳梁欠損，無嗅脳症，高度水頭症

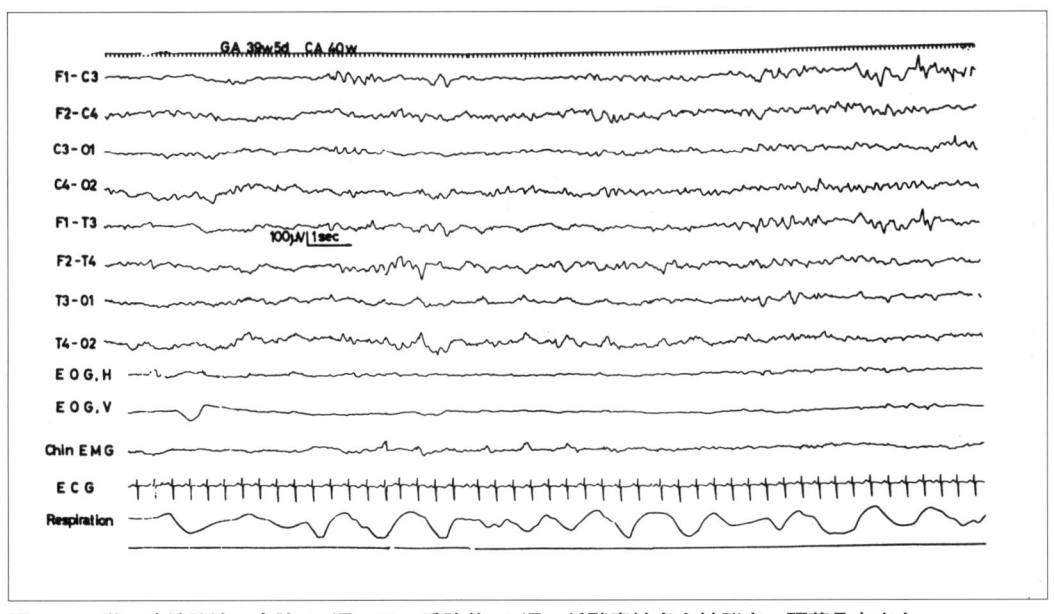

図 5.31　単一連続脳波，在胎 39 週 5 日，受胎後 40 週，低酸素性虚血性脳症，頭蓋骨内出血

隔は著明に延長し，群発部分はむしろ突発性異常を含まず，発作はみられても群発部分に一致して出現することはなく，スパズムはみられず，部分発作がほとんどである．したがって PP が突発性異常であるのに対し，BS は脳活動低下所見であると考えられる．

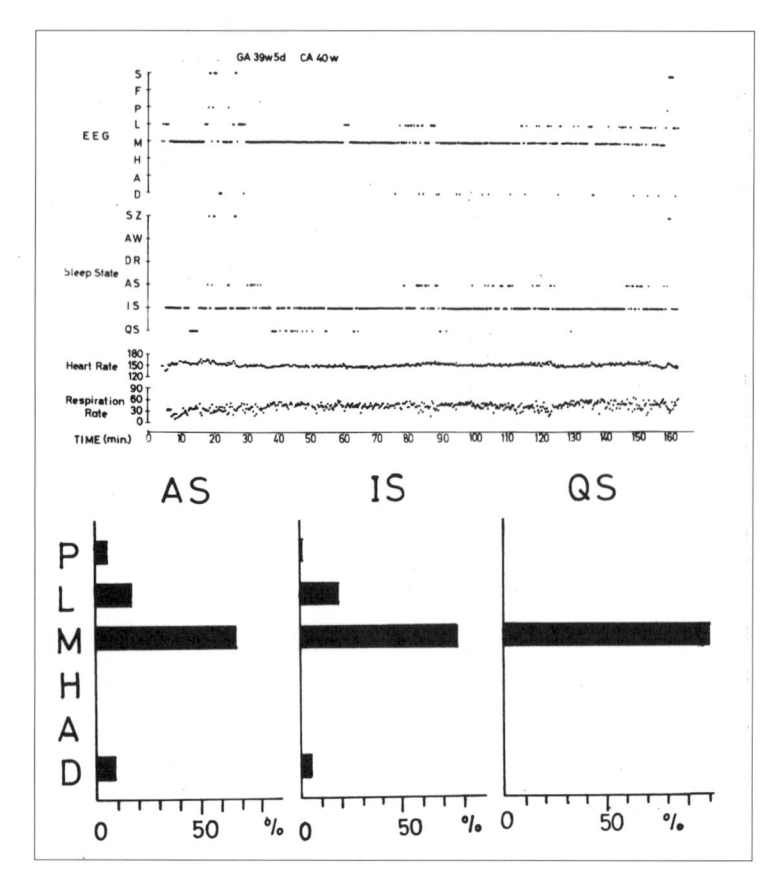

図 5.32　単一連続脳波，図 5.31 の例における睡眠周期と脳波の関係

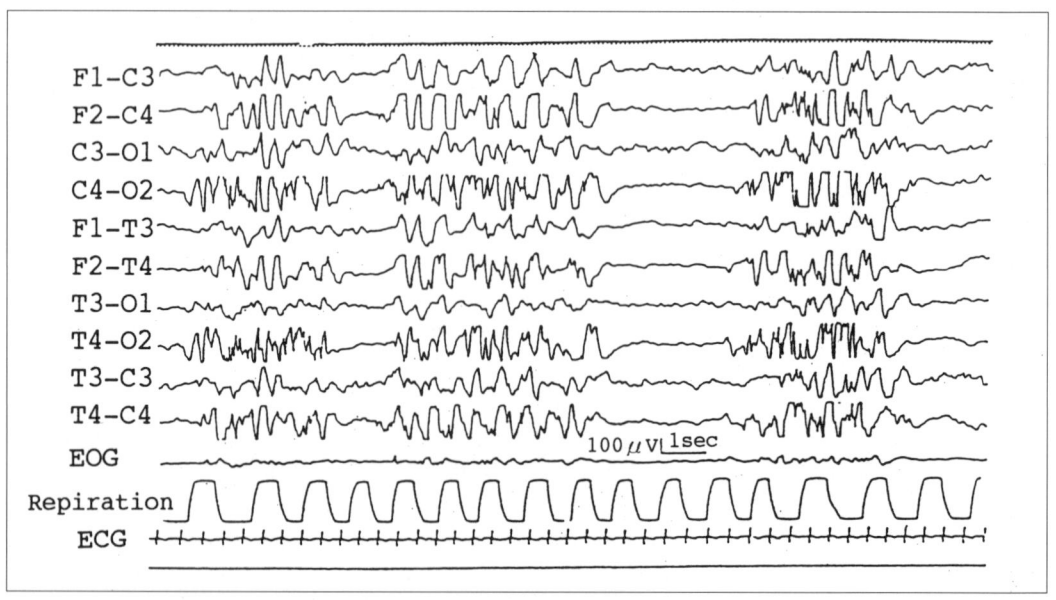

図 5.33　周期性突発波，受胎後 41 週 4 日，脳形成異常，左孔脳症

⑧左右差（図 5.34，5.35）

　左右半球で 50％以上の振幅差が持続的にみられ，とくに周波数での左右差も伴うもので，通常は振幅の低い側の器質的異常が考えられるが，異常側が高振幅化することもある。一過性の振幅の左右差は正常でもみられることがあり，左右差の部位が変動する傾向がある。左右差の定義について，振幅差は一般に 50％以上とされているが，25〜50％の差でも有意と考えるものもある（Holmes & Lombroso 1993）。すべての睡眠覚醒状態で恒常的にみられる場合には異常であるが，一過性の場合

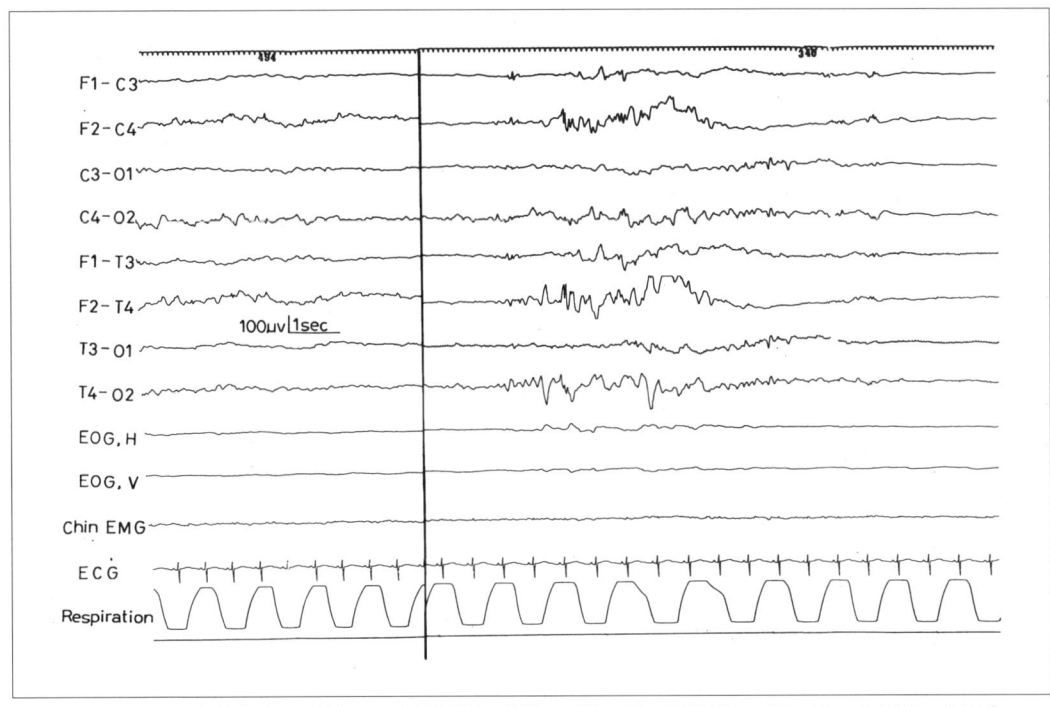

図 5.34　左右差，左中等度活動低下，右低振幅，在胎 39 週 4 日，受胎後 39 週 6 日，右半球，主に右後頭部頭蓋内出血

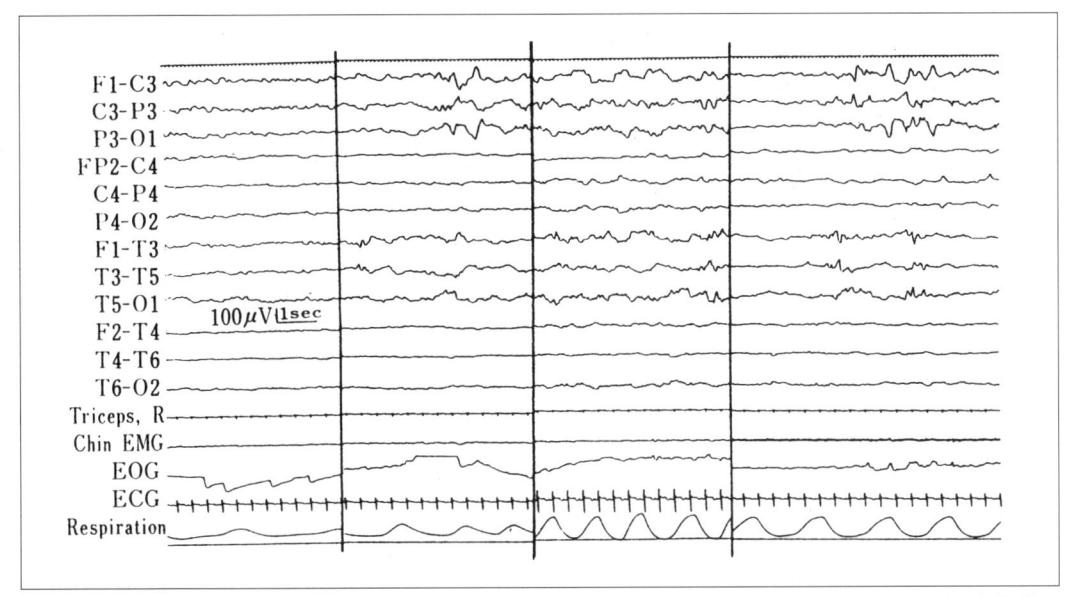

図 5.35　左右差，左正常，右低振幅，在胎 39 週 4 日，受胎後 41 週 5 日，図 5.34 と同一例，血腫除去術後

には有意でないことが多い。周生期脳障害，頭蓋内出血（図5.34，35），硬膜下血腫，虚血性病変，脳梗塞，孔脳症，脳形成異常，脳腫瘍などの器質的疾患があることが多い。一側が低振幅の場合，頭血腫，頭皮浮腫あるいは不適切な電極接着などの技術的側面も考慮する必要がある。

早産児では50％以上の振幅の左右差が状態の如何に関わらずみられれば高度の異常で予後不良であるという（Tharpら1981）。50％未満の振幅差があるが，他に異常を認めない場合には正常と考えられる。正期産児で左右差を示した場合は局在性病変が存在しているが（Mentら1984，Filipekら1987），早産児の死亡例では全般性の病理所見を示すこともある（Tharpら1981）。しかし生存例では後に片麻痺がみられたという（Tharpら1989）。

⑨**左右非同期**（図5.36〜5.39）

左右非同期は，交代性脳波で明らかになることが多い。電極数を多くして左右まとめないとわかりにくいことがある（図5.36，5.37）。両側前頭瘤波が非同期を示すことがあるが，一過性で少数であれば異常ではなく，恒常的であれば異常である（図5.38）。先天性水頭症では，しばしば非同期性がみられるが（Watanabeら1984c），周生期脳障害でも他の所見に伴ってみられる。著明な非同期性増加は他の脳波異常を伴っていることが多いが，単独でみられる非同期性増加は成熟異常の指標の一つとなりうる（Lombroso 1975, Tharp 1990）。水頭症では，高度なほど異常の程度が強く，中等度活動低下に相当する所見を示すが，合併症がない限りそれより強い活動低下は示さない（図5.39）。群発部分の活動はしばしば異常で未熟な delta brush を示すこともある（図5.40）。Asoら（1989）は，Lombroso（1979）の基準を用いて非同期性増加を示す新生児の病理所見を検討し，脳梁病変，白質病変，脳室周囲・脳室内出血など認めたという。Tharpら（1981）によると，中等度以上の非同期性増加は予後不良を示すという。

⑩**局在性低振幅**（図5.41），**局在性脳波活動**（図5.42）

局在性低振幅は，焦点性ないし一側性病変と関連がありうるが，必ずしも一定ではない。電極の位置，局在性頭皮浮腫に配慮する必要がある。水頭症様脳形成不全，全前脳胞症，孔脳症などでみられる。病理学的には，脳波で焦点性低振幅があっても一側性の広汎な病理所見が同側にみられたり，他側に高度な白質病変がみられることもある（Asoら1989）。一方，病理で焦点性所見があっても脳波上焦点性や左右差がないこともある。焦点性徐波は新生児では稀な脳波所見であるが，脳血管障害で痙攣を伴う例でみられることがある（Holmes & Lombroso 1993）。

⑪**成熟異常**（dysmature pattern）（図5.43，図5.44）

胎生期後半の脳波発達は受胎後齢に規定され急速に進行する。受胎後齢が少なくとも2週間経過すれば脳波の変化が明らかになるので，これを利用して成熟度を判定することができる。少なくとも一部の睡眠時期で未熟な脳波パターンを示すもので，静睡眠期にみられやすい。出生前脳障害（図5.43），早産児の周生期脳障害の回復期（図5.44）にみられることが多い。一過性のものは予後良好であるが，持続性のものは予後不良である。すべての点で未熟な正常脳波パターンを示す場合は在胎週齢の算定の誤りによると考えられる。新生児ではさまざまな因子によって成熟度に異常が生ずる。Dreyfus-Brisac & Monod（1975）は，同一脳波記録内で睡眠時期によって異なる成熟度を示すのを heterochronism，未熟な脳波パターンが存続しているのを anachronism と呼んだ。Hrachovyら（1990）は，前者を internal dyschronism，すべての状態で未熟な脳波を示すのを external dyschronism と呼んだ。しかし，すべての睡眠時期の脳波が受胎後齢に比して未熟な正常脳波を示す場合，最終月経から算出した在胎週数の誤りである可能性があり，このような場合，記録を反復することによって結論を得ることができる。一般に受胎後齢に比して2週以上の未熟な脳波を示すものを成熟異常（dysmaturity）と呼んでいる。成熟異常として正期産児でよくみられるのは，動

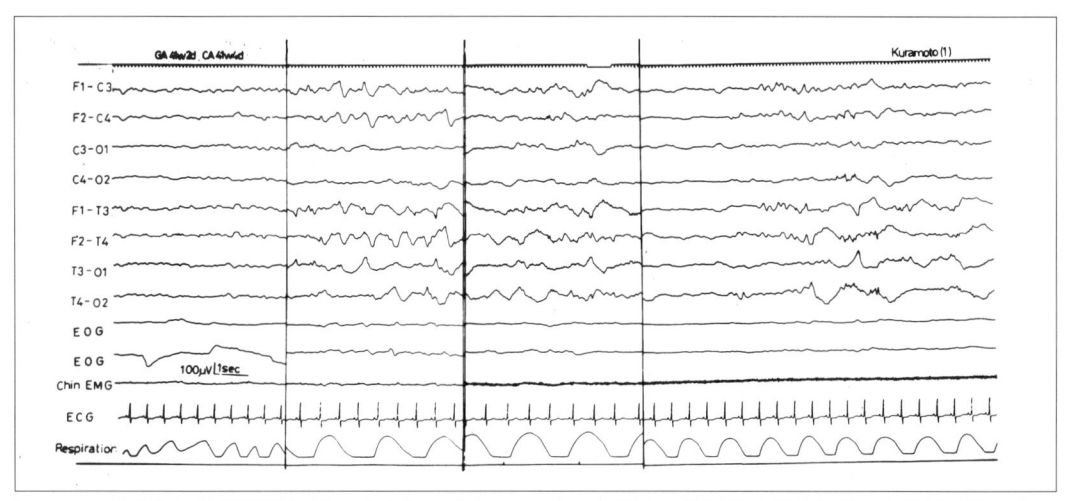

図 5.36　非同期，後頭部低振幅，受胎後 41 週 4 日，高度水頭症，後頭部実質菲薄化，交代性脳波の非同期はわかりにくい

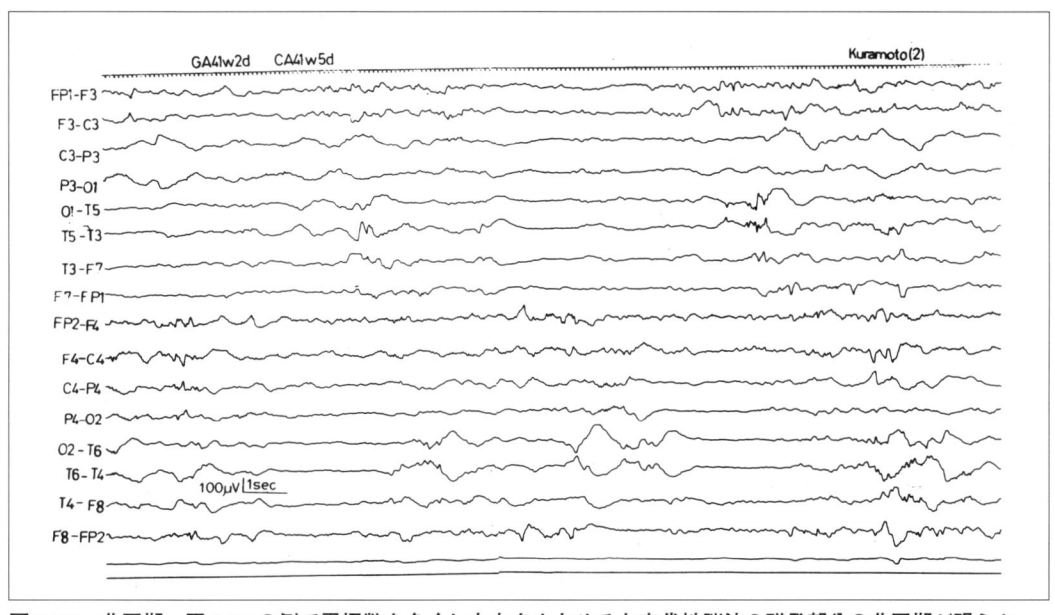

図 5.37　非同期，図 5.36 の例で電極数を多くし左右をまとめると交代性脳波の群発部分の非同期が明らか

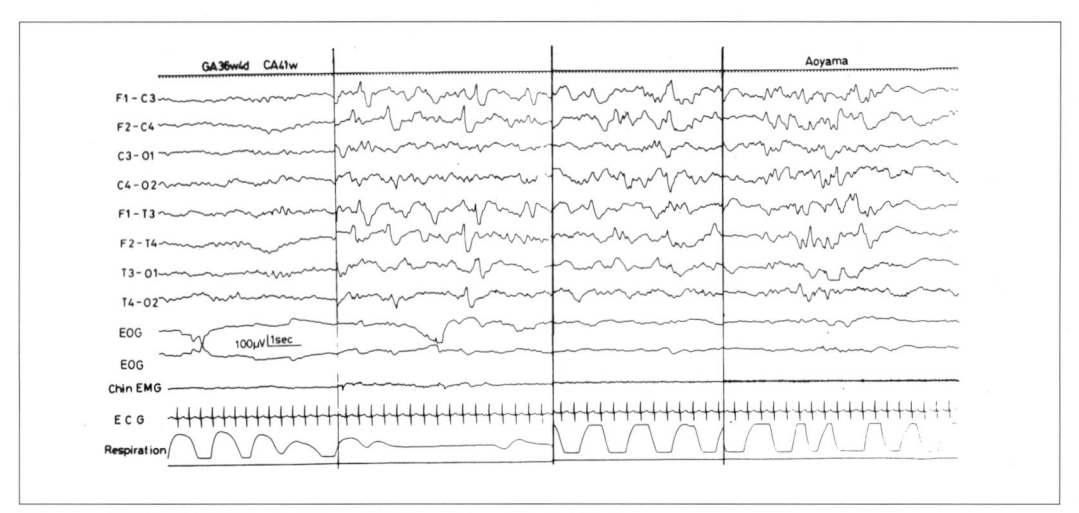

図 5.38　両側前頭瘤波の非同期，受胎後 41 週，中等度水頭症

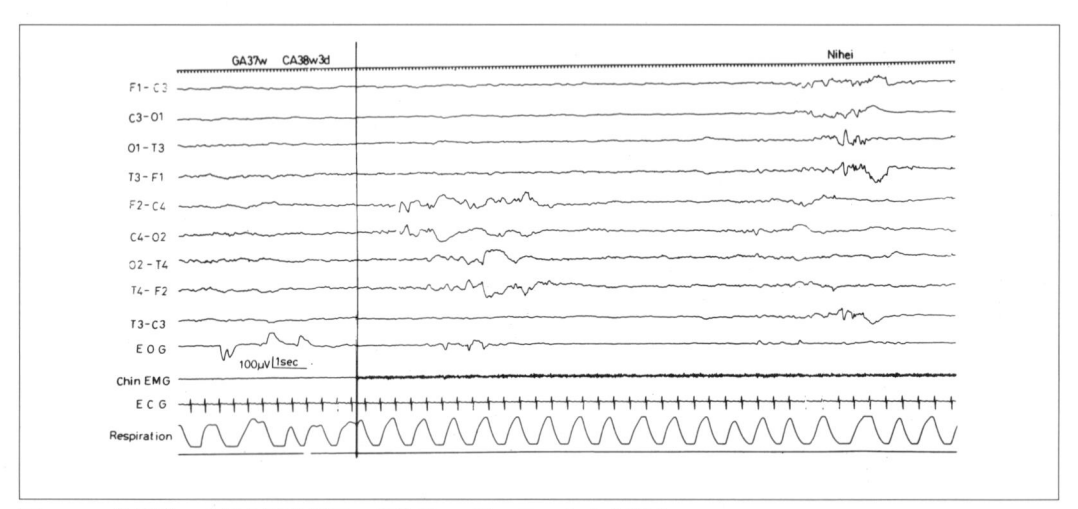

図 5.39　非同期，中等度活動低下，受胎後 38 週 3 日，高度水頭症

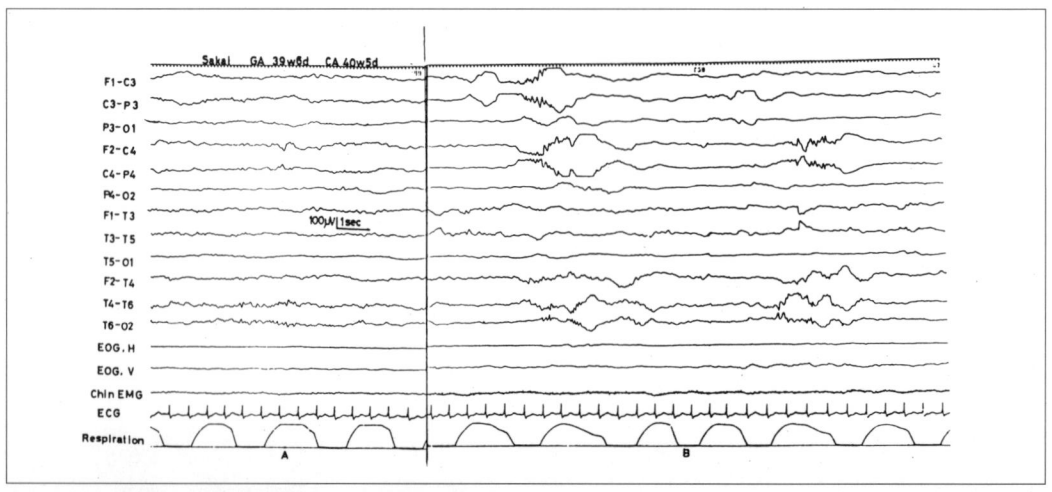

図 5.40　非同期，中等度活動低下，後頭部低振幅，未熟な delta brush を認める，受胎後 40 週 5 日，全前脳胞症を伴う高度の水頭症

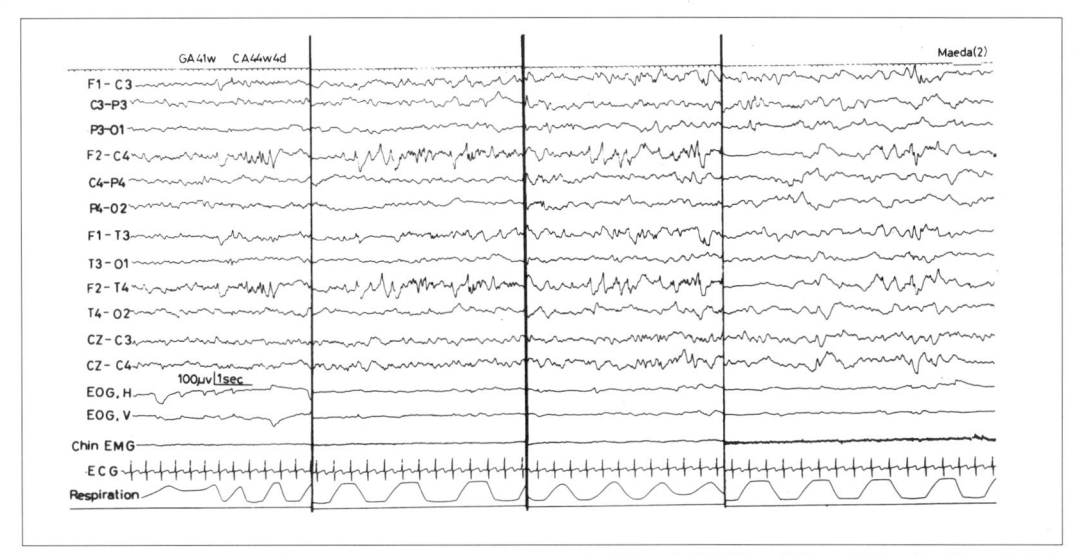

図 5.41 局在性低振幅，受胎後 44 週 4 日，動睡眠，不定睡眠で右前頭部に鋭波，速波，静睡眠で右前頭部のみに交代性脳波を認め，低振幅部分が平坦，右前頭部脳膿瘍

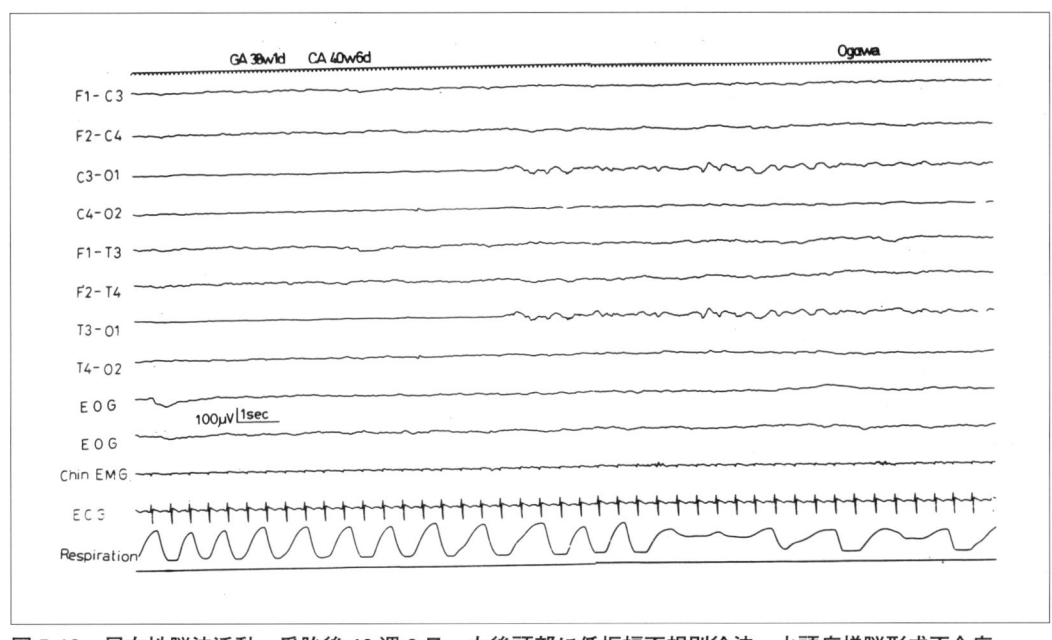

図 5.42 局在性脳波活動，受胎後 40 週 6 日，左後頭部に低振幅不規則徐波，水頭症様脳形成不全症

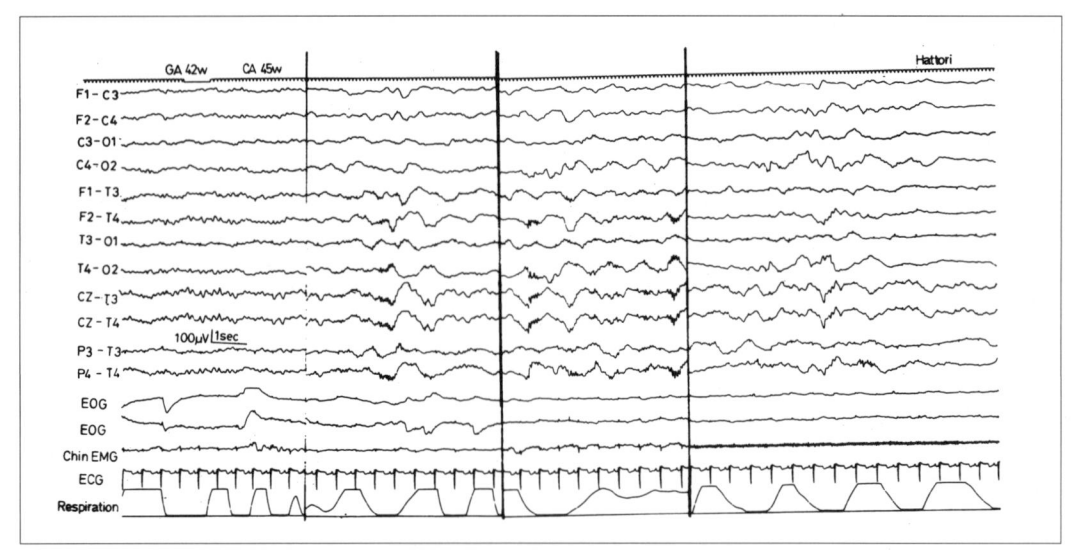

図 5.43 成熟異常，受胎後 45 週，delta brush と交代性脳波の残存，脳梁欠損，水頭症

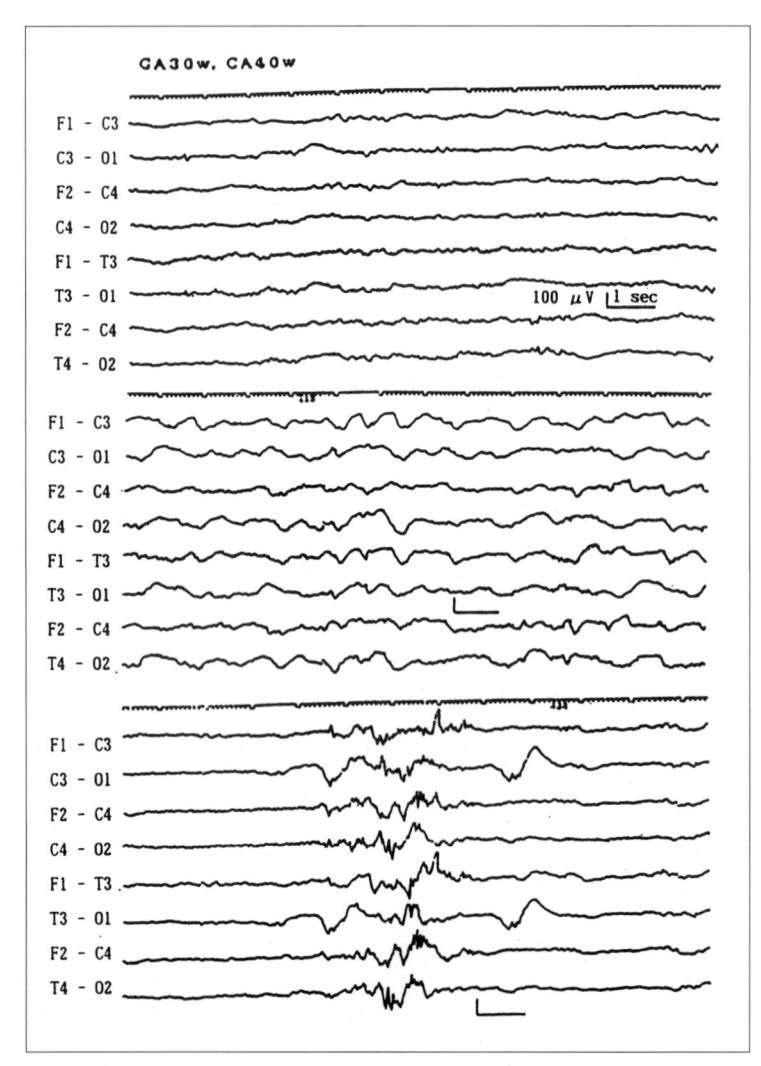

図 5.44 成熟異常，在胎 30 週，受胎後 40 週，高振幅徐波パターン欠如，交代性脳波の高振幅部分に delta brush，低振幅部分の平坦化，軽度活動低下に相当，慢性肺疾患

睡眠の脳波が受胎後齢相当の低振幅不規則脳波を示しているのに，静睡眠で紡錘波状速波・徐波（delta brush）を含む未熟な交代性脳波を示すことである．成熟度の指標としてよく用いられるのは，上記のデルタ速波の出現頻度（Watanabe & Iwase 1972, Lombroso 1979），非連続および交代性脳波の半球間同期性（Lombroso 1979），側頭部θ群発の出現頻度（Hughes ら 1987），非連続脳波の群発間間隔（Hahn ら 1989），静睡眠中の高振幅徐波パターンの割合（Watanabe ら 1974）などである．両側性STOPが残存していることもある（図5.45）．脳波パターンの定量的検討により，脳障害を有する早産児では予定日に達しても未熟なパターンが多く，2週を超える成熟異常は予後不良を示唆するという（Ferrari ら 1992）．

一過性成熟異常に比して持続性で高度の成熟異常を示すものは予後不良のことが多い（Lombroso 1987, 1985, Karch ら 1981）．新生児仮死，新生児痙攣では成熟遅延を示しても予後に影響を及ぼさないとの報告もあるが（Holmes ら 1982, Rowe ら 1985），正確な判定には経時的脳波記録が重要である．早産児での経時的脳波記録で，満期近くになっても成熟異常を示す場合は予後不良のことが多い（Tharp ら 1989, Hahn & Tharp 1990）．成熟異常は以前に起こった脳侵襲の結果によるものと考えられ，早産児では軽度の活動低下が持続すると成熟停止が生じ成熟異常が出現してくる（Hayakawa ら 1997b）．急性期所見として成熟異常の所見を示す場合には他の活動低下所見を伴っていることが多い．ただ活動低下所見が群発間間隔の延長の場合，これが活動低下か未熟な脳波なのか区別が困難なことがある．このような場合には，経時的記録を行うことが必要である．慢性期異常である場合にはしばらく存続するか，後期早産児期ないし満期近くになってもみられる（Watanabe ら 1999a）．

石原ら（2000）は，出生後早期の脳波が受胎後齢相当の所見を示した超低出生体重児の脳波を経時的に検討し，受胎後40週の脳波が4週以上の成熟異常を示した例は，そうでない群に比し有意に挿管日数が長く頭囲が小さいと報告した．Down症候群では，交代性脳波の消失と睡眠紡錘波の出現が遅れる（Peters ら 1981）．

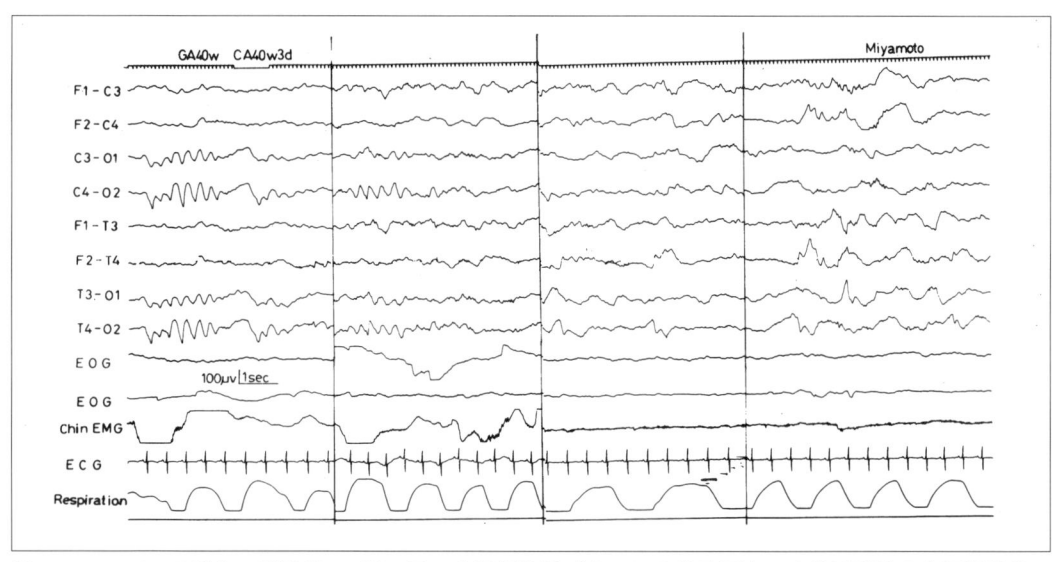

図5.45　STOPの残存，受胎後40週3日，高振幅徐波パターンの発達不良，交代性脳波の高振幅部分の非同期，高度水頭症

成熟異常は，ふつう成熟遅延を示すことが多いが，成熟促進を示すこともある．早産児では，交代性脳波の消失と睡眠紡錘波の出現が正期産児に比し早いことがある（Metcalf 1969, Ellingson & Peters 1980）．

Scher（1995，1997a, b）は，脳波と睡眠の各要素ならびにそれらのスペクトル分析から脳成熟度を判定する方法を考案し，早産児の予定日における成熟遅延ならびに成熟促進を含む成熟異常の測定が12および24ヵ月の神経発達と相関すると述べている．

⑫ **Poorly organized pattern**（図5.46～図5.48）

脳波の組織化が不良で，高振幅徐波パターンや交代性脳波の形成が不明確なもので，染色体異常（図5.46），脳形成異常（図5.47），不当軽量児（図5.48）などでみられる．

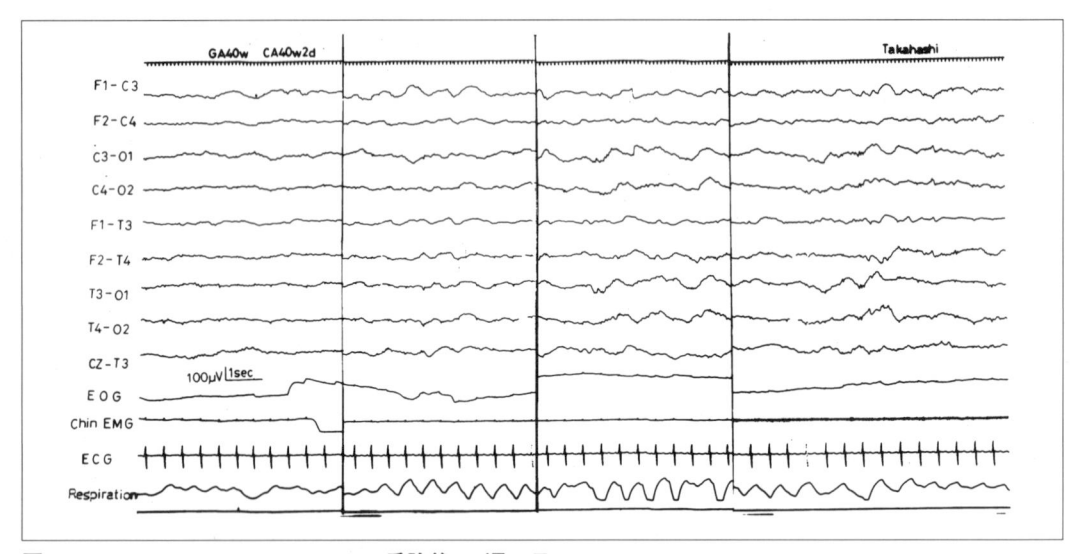

図5.46 Poorly organized pattern，受胎後40週2日，13-trisomy

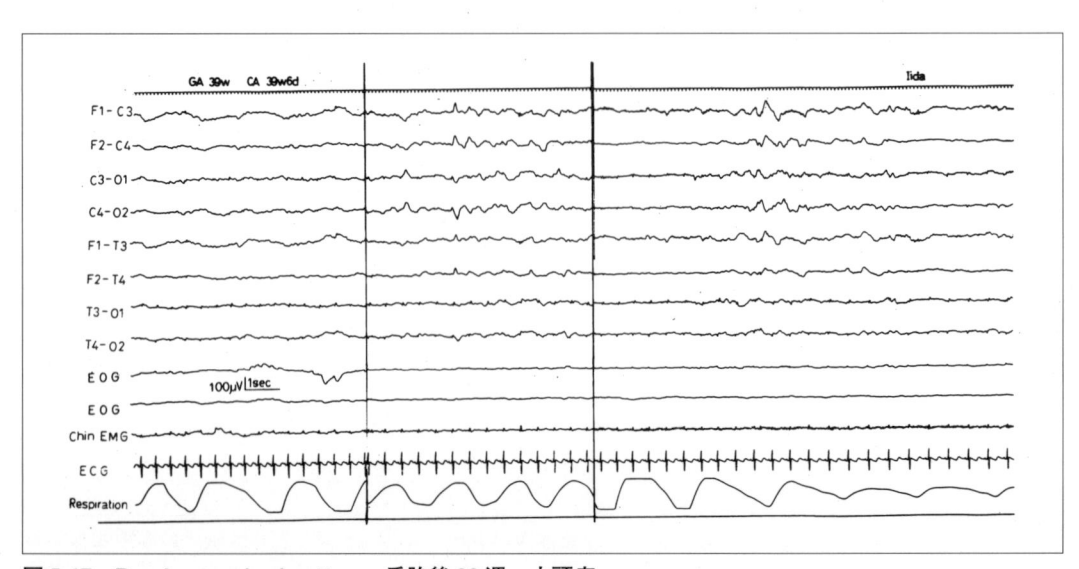

図5.47 Poorly organized pattern，受胎後39週，小頭症

⑬ **Disorganized pattern**（図 5.49）

　活動低下所見はないが，背景脳波が正常の組織化を示さず，正常にはみられない変形した波形を示すもので，むしろ早産児で典型的にみられる（p.100 参照）。正期産児では正常でも徐波が多形性を示すので判定が難しいこともある。このパターンにはしばしばデルタ速波などの成熟異常を示唆する所見を伴っており成熟異常と評価されることもあるが（Hahn & Tharp 1990），生理的波形の限界を超えて変形が著しい場合は disorganized pattern と判定すべきである。

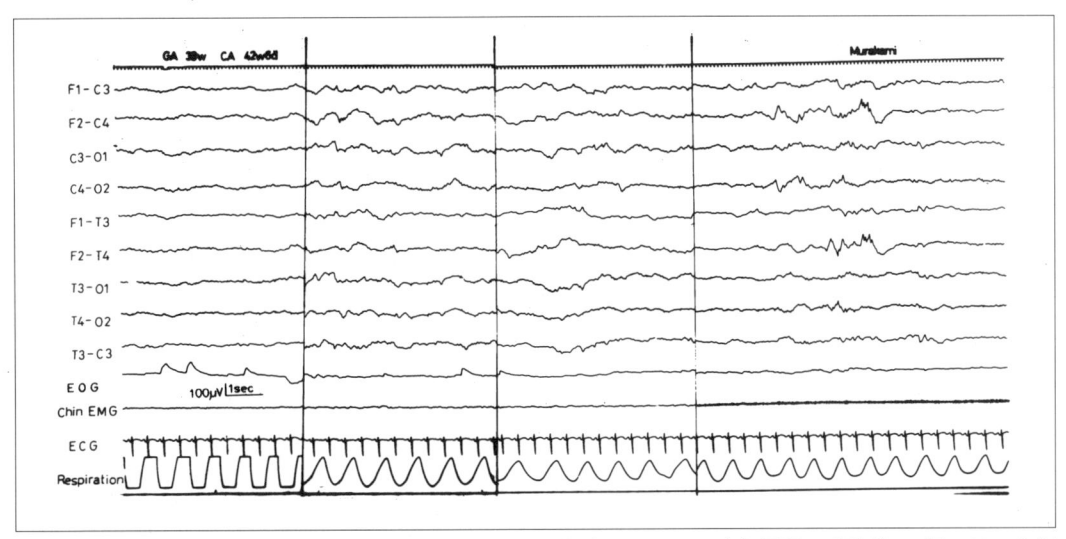

図 5.48　Poorly organized pattern，在胎 39 週，出生体重 1900 g，不当軽量児，受胎後 42 週 6 日，高振幅徐波パターン・交代性脳波の形成不良

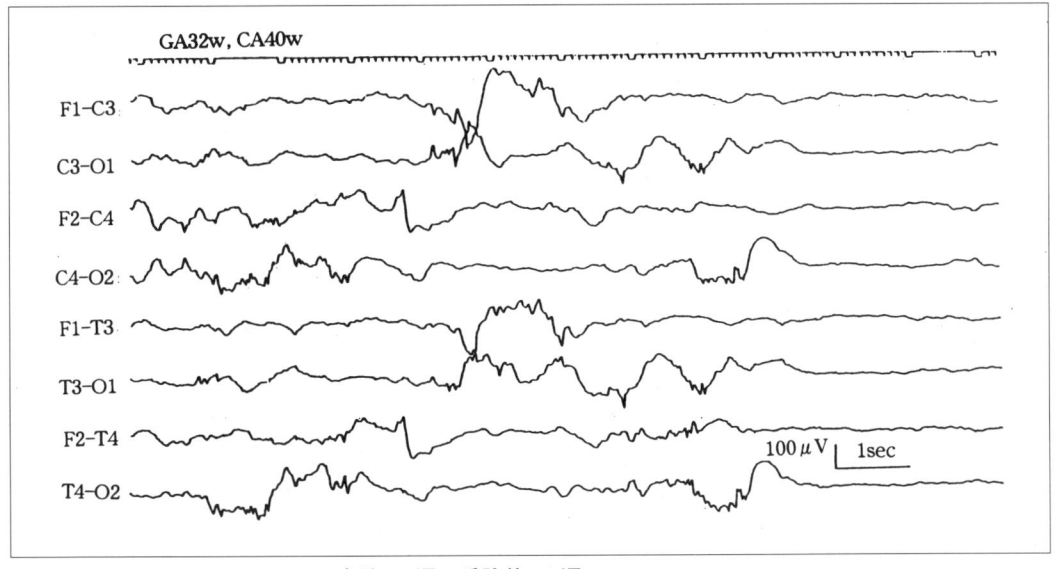

図 5.49　Disorganized pattern，在胎 30 週，受胎後 40 週

2. 背景脳波の診断および予後判定における有用性

　周生期脳障害の程度を評価し予後を判定する方法にはさまざまなものがあるが，その中では脳波は鋭敏な検査法である（渡辺 1996）。しかし，一般に脳波によって特異的診断をすることはできない。しかしある程度診断を示唆する脳波所見もある（第10章参照）。低酸素性虚血性脳症では，画像診断より早く脳波に変化が現れるので新生児期早期にベッドサイドで脳障害の程度を判定できる。一般に超音波より予後判定に優れているが（Clausnerら 1991），超音波で視床病変がみられる場合は，脳波が正常または軽度異常でも予後不良という（Lamblinら 1996）。

　周生期脳障害では，背景脳波は予後と密接な関係がある（Watanabeら 1980b，渡辺ら 1980，Holmesら 1982，Lombrosoら 1985，Pezzaniら 1986，竹内＆渡辺 1987，渡辺ら 1987，Grigg-Dambergerら 1989，van Lieshoutら 1995）。とくに活動低下はよくみられる所見であり，急性期では，正常，最軽度活動低下，軽度活動低下は予後良好，高度活動低下と最高度活動低下は不良を意味し，中等度活動低下はそれらの中間である。生後1週以内の脳波が正常，最軽度活動低下の場合，全例で正常発達，軽度活動低下でもほとんどが正常発達，まれに精神遅滞，中等度活動低下では36％で正常発達，40％で精神遅滞，24％で脳性麻痺，高度活動低下では24％で精神遅滞，68％で脳性麻痺，9％で早期死亡，最高度活動低下では67％で脳性麻痺，33％で早期死亡がみられた（Watanabeら 1980b）。脳波による成熟度の評価は予後判定に有用で未熟な脳波パターンを示すほど予後不良で，脳波の成熟度判定が不可能な例では重度の脳障害を示すという報告もあるが（Karchら 1981），急性期異常と回復期異常を分けた方よい。

　本来の群発平坦脳波（burst suppression），すなわち高度活動低下が予後不良を意味することはほとんどの報告者で一致している（Rose & Lombroso 1970，Monodら 1972，Watanabe 1978，Watanabeら 1980b，Holmesら 1982，Roweら 1985，Pezzaniら 1986，Asoら 1989，Grigg-Dambergerら 1989，Selton & André 1997）。しかしBSは必ずしも予後不良を意味しないとする報告もある（Sugamaら 1993）。BSを示した児の14～48％が正常発達を示したとの報告もある（Finerら 1983，Lombroso 1987）。これらは上述のように本来のBSではなく，中等度活動低下以下の異常脳波にみられる異常な非連続脳波であったり，脳侵襲後に一過性にみられただけだったり，バルビツール酸塩の大量投与がされていたりしている可能性がある。恒常的非連続脳波では50％で予後良好であるが，睡眠の初期に連続脳波が認められれば61％で予後良好であるという（Moussalli-Salefranqueら 1983）。これらはわれわれの分類の中等度活動低下に近いと考えられる。しかし高度活動低下の持続が長いほど脳障害の程度は強く，一過性であれば脳障害は軽度といえる。Biagioniら（1999）らは，HIEの正期産児にみられた恒常的な非連続的脳波（低振幅部分 45 μV 未満）を定量的に解析した。群発活動部分の最短持続時間が2秒以下では転帰不良，低振幅部分の最長持続時間が10秒未満では転帰良好，40秒以上では死亡，中間では神経学的後遺症を示した。群発活動部分のδ波はpO_2と相関があったが，速波の振幅はいずれとも関連がなかったという。またPBとCZPを投与されていた例では低振幅部分が延長していた。彼らは，恒常的非連続脳波を解析したとしたが，記録時間の記載もなく，睡眠時期を区別できた例も対象としており，非連続性がどの程度恒常的だったか不明である。

　周生期脳障害では，それぞれの脳波所見のもつ意義は脳波の記録時期によって異なる（Watanabeら 1980b，竹内＆渡辺 1987，1988，Takeuchi & Watanabe 1989）（図5.50）。脳波は侵襲を受けた時から時間を経過するとともに回復するので，回復の速度によって予後は異なる。また同じ程度の活

動低下所見を呈しても後になるほど脳障害の程度は大きい。特に初回脳波が中等度活動低下を示した場合，予後はその後の脳波所見によって異なるので経時的記録は重要である。なお生後1週間以内の正常所見には意味があるが，3週目の正常所見には注意を要する。1週間以内に正常であり引き続き正常であるものは予後良好であるのは当然であるが，高度異常を呈して正常化したものの予後は不良なので，3週目の脳波記録しかない場合には正常でも「予後は一定しない」と考えた方がよい。

日齢による背景脳波と予後

背景脳波活動低下の程度

日齢	正常	最軽度	軽度	中等度	高度	最高度
0	—	—	—	?	■	■
1	—	—	○	?	■	■
2	—	—	○	?	■	■
3	—	○	○	?	■	■
4	—	○	○	?	■	■
5	—	○	?	●	■	■
6	○	○	?	●	■	■
7	○	○	?	■	■	■
8	○	?	?	■	■	■
9	○	?	?	■	■	■
10	○	?	●	■	■	■
11	○	?	●	■	■	■
12	○	?	■	■	■	■
13	○	?	■	■	■	■
14	○	?	■	■	■	■
15	?	?	■	■	■	■
16	?	?	■	■	■	■
17	?	?	■	■	■	■
18	?	?	■	■	■	■
19	?	●	■	■	■	■
20	?	●	■	■	■	■
21	?	●	■	■	■	■

予後
—	全例正常に発達
○	大部分が正常に発達
?	予後は一定しない
●	大部分の例で発達障害
■	全例発達障害あるいは新生児期に死亡

図 5.50 周生期脳障害における日齢による背景脳波と予後

新生児仮死では，生後4時間の脳波が異常でも12時間で正常化した場合は予後正常であり，生後4時間の脳波より生後12時間の脳波の方が予後予測には有用である（Azzopardiら1999）。しかし早期治療の必要な例の選択には早期の評価が望ましい。1日目の脳波が最高度活動低下を示した場合，2あるいは3日目に改善しても予後不良である（Scavoneら1985）。また経時的脳波記録はECMOを受けている新生児で脳障害の有無の診断と予後判定に有用である（Korinthenbergら1993）。

　各々の脳波所見のもつ意義は病因によっても異なる。出生前脳障害や脳形成異常では，軽度活動低下を示しても発達障害を示し，高度の成熟異常，poorly organized pattern，disorganized patternを示すものも予後不良である。

　新生児発作の予後判定には，突発性異常より背景脳波の方が有用である（Monodら1972, Haffnerら1977, 渡辺ら1977a, Rose & Lombroso 1979, Dreyfus-Brisacら1981, Roweら1985, Lombroso1985, Laroiaら1998, Legidoら1992）。脳波は超音波より予後判定に有用である（Staudt 1990）。背景脳波は，仮死においても（Watanabeら1980b, Holmesら1982），早産児に限っても（Tharpら1977, 1981）予後判定に有用である。筋弛緩剤投与児の脳機能評価は臨床的には困難であるが，脳波は発作の捕捉のみならず予後判定に有用である（Tharp & Laboyrie 1983, Staudtら1981, Goldbergら1982, Eyreら1983a）。

　脳波は新生児期以後のてんかん発症の予測にも有用である（Watanabeら1980a, 1982d, Clancy & Legido 1991）。周生期低酸素性虚血性脳症の正期産児においては，生後1週以内の脳波が最高度低下を示した場合は全例，高度活動低下では60％，中等度活動低下では24％にてんかんが発症したのに対し，軽度および最軽度活動低下では1例も発症しなかった（Watanabeら1980a）。また症候性全般てんかんが発症した例では局在関連てんかんが発症した例より高度の異常を呈した（Watanabeら1982d）。Clancy & Legido（1991）によると，新生児痙攣をきたし中等度および高度異常脳波を示した新生児の68％が後にてんかん発症したのに対し，正常背景脳波を示した児の25％に発症したのみであったという。

第6章

早産児における背景脳波の異常

　新生児に限らず脳が侵襲を受けると受けた脳障害の程度によって，脳波はさまざまな変化をきたすが，回復とともに変化を示し，障害が軽度であれば正常化し，高度であればさまざまな回復期異常を示す。一方，早産児においては，胎生期後半の急速な脳発達を反映して脳波は生後急速に発達的変化を示す。また，早産児は出生前あるいは生後も長期間にわたって急性あるいは慢性の脳侵襲を受ける可能性がある。したがって早産児脳障害の診断にあたっては，出生直後からの経時的記録が重要である（渡辺&早川 1995d，早川&渡辺 1998）。早産児の異常脳波の分類にはさまざまなものがあるが（Tharpら 1981，渡辺 1981h，Clancyら 1984，Laceyら 1986，Radvanyi-Bouvetら 1987，Ellisonら 1989，Watanabeら 1983a，渡辺ら 1987，早川ら 1988，早川ら 1990a,b，Watanabeら 1999a），これらのうち Clancyら（1984）およびわれわれ（Watanabeら 1999a）の分類を示した（**表6.1**，**表6.2**）。前者は正期産児のものと共通である。

表6.1　Clancyら（1984）による背景脳波異常の分類と予後判定

Ⅰ．軽度異常
　1. 非連続脳波における非連続性の軽度増加
　2. 受胎後週齢に比し半球間非同期性の軽度の増加（Lombroso 1979）
　3. 行動による睡眠状態と脳波による睡眠状態の不一致
　4. 受胎後の週齢相当の活動の軽度減少（単一律動的後頭部徐波，律動的後頭または側頭θ波，紡錘状速波など）
　5. 軽度の焦点異常（過剰な側頭あるいは中心部における鋭波，焦点性振幅低下）

Ⅱ．中等度異常
　1. 受胎後週齢に比し非連続性の中等度の増加（典型的な群発間間隔が30週末満で45秒を超えるか，30週以上で30秒を超える）
　2. 受胎後週齢に比し半球間非同期性の中等度の増加（Lombroso 1979）
　3. 受胎後週齢相当の活動が乏しい
　4. 著明な焦点性異常（持続性焦点性δ活動あるいは紡錘状速波のような正常背景脳波パターンの焦点性欠如など）
　5. 持続性低振幅（すべての状態で25μV以下の全般性振幅低下）

Ⅲ．高度異常
　1. 著明な非連続性の増加（律動的側頭θあるいは紡錘波状速波のような正常な背景脳波パターンがある程度保たれているにもかかわらず，典型的な群発間間隔が60秒を超える）
　2. 群発平坦脳波
　3. 著明な半球間非同期性（Lombroso 1979）
　4. 著明な低振幅（すべての状態で5μV以下）
　5. 平坦脳波

予後との関係

最も異常な脳波所見	生存の確率	予後良好の確率
正常，軽度異常	0.8001	0.8333
中等度異常	0.4391	0.1667
高度異常	0.1333	0.0079

表6.2　早産児における背景脳波異常の分類（Watanabeら1999a）

Ⅰ．急性期異常
Grade Ⅰ（最軽度活動低下）　：群発間間隔の延長，速波成分の減少
Grade Ⅱ（軽度活動低下）　　：軽度低振幅
Grade Ⅲ（中等度活動低下）　：連続脳波の減少
Grade Ⅳ（高度活動低下）　　：連続脳波の消失，δ波のみ，中等度低振幅
Grade Ⅴ（最高度活動低下）　：高度低振幅，平坦脳波
Ⅱ．回復期（慢性期）異常
1. Disorganized pattern
2. 成熟異常（Dysmature pattern）
3. 陽性中心部鋭波
4. Mechanical brush

1．急性期にみられる異常

　急性期異常としては活動低下が主要所見で，非連続性の増加，周波数の変化，振幅の低下がみられる。その他，左右差，左右非同期などは急性期にも慢性期にもみられる所見である。

1）連続性の変化

　早産児では非連続脳波が正常脳波としてみられるが，脳侵襲があり脳波活動が低下すると，非連続脳波の群発間間隔が延長する。受胎後齢が低いほど非連続性が強いので，非連続性増加の判定には受胎後齢を考慮しなければならない。非連続性増加は，群発間間隔の延長，連続脳波と非連続脳波の全記録に占める割合などによって判定する。非連続性増加の判定基準は報告者によって異なるが，群発間間隔は無呼吸発作など器質的脳障害に至らない一過性の無酸素症でも延長することがあるので，最大群発間間隔のみならず平均群発間間隔も考慮して判定するのがよい（図6.1）。この場合，群発間間隔は正規分布を示さず，その最頻値は受胎後齢に関わらず一定で10秒以下が最も多いことで，異常の場合には長いものが増加するとともに，特にこの10秒以下のものが減少する（渡辺ら1987）。受胎後30週以前の早産児では睡眠周期は明確でなく，多くは非連続脳波であるため，脳波の異常は群発間間隔の延長，群発部分の短縮としてみられる。とくに受胎後28週以前では，連続脳波がきわめて少ないので，覚醒刺激を加えて評価することが重要である。受胎後32週以後の早産児では，睡眠周期が明確になり，静睡眠には非連続脳波，動睡眠には連続脳波が対応する。睡眠状態と脳波の関係を考慮しながら判定する必要がある。脳波活動低下の程度に応じて静睡眠における非連続性が増し，動睡眠における連続脳波が減少，ついには睡眠の分化が失われ連続脳波が消失する。連続性の異常は，群発間間隔延長，連続脳波減少，連続脳波消失に分類される（図6.2）。群発間間隔延長は，群発間間隔の延長をみるが，明らかな連続脳波の減少を示さないもの（図6.3，6.4），連続脳波減少は動睡眠あるいは体動のある不定睡眠における連続脳波が明らかに減少しているもの（図6.5，6.6，6.7），連続脳波消失は群発平坦脳波に相当し，正常な脳波活動はみられず，群発部分の持続も短縮し，睡眠の分化もまったく失われたものである。受胎後30週未満では正常でも明確な睡眠周期は存在しないが，動睡眠と静睡眠の分化はある。この睡眠状態の分化がまったく失われる

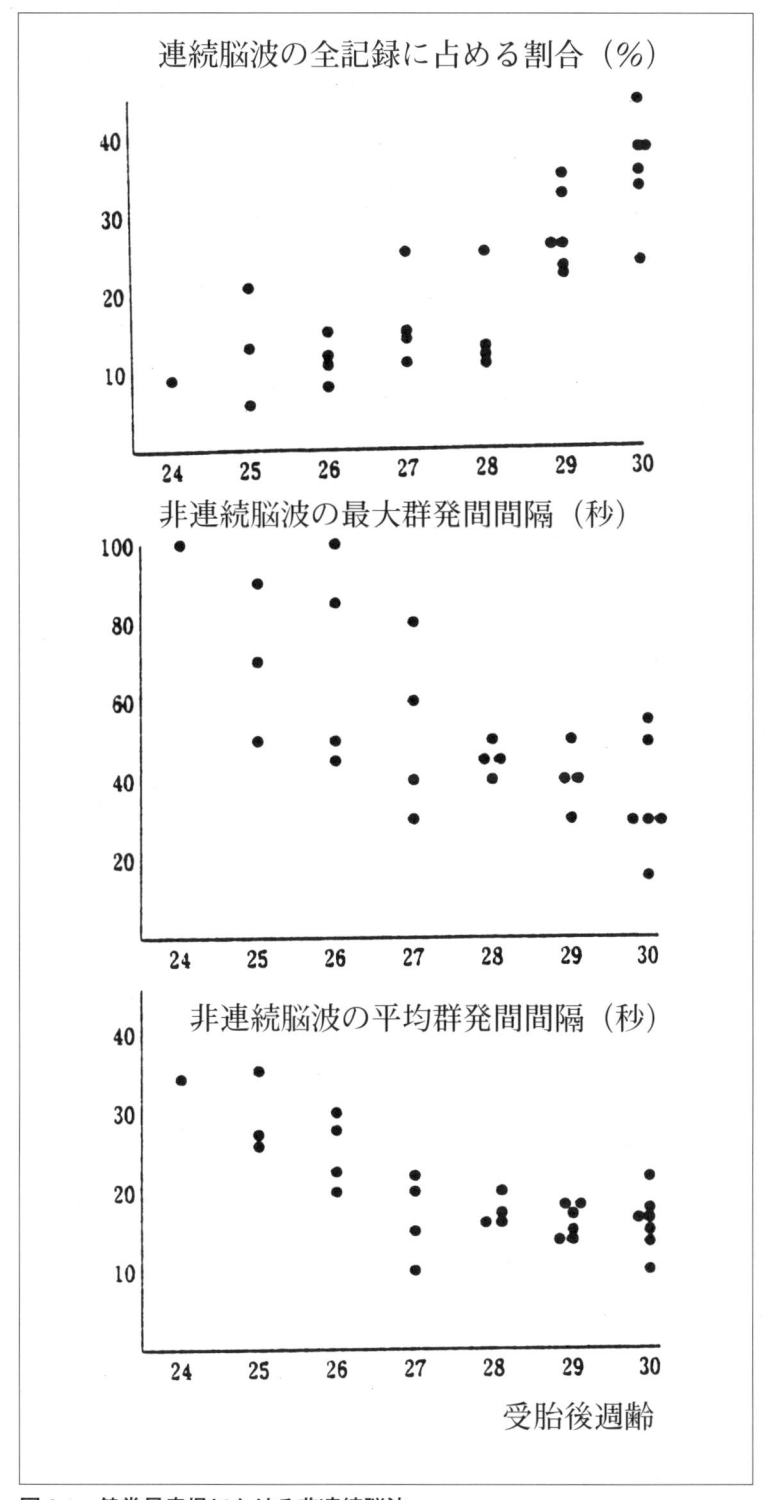

図 6.1　健常早産児における非連続脳波
連続脳波：全誘導で 100 μV 以上の活動が 20 秒以上持続する脳波
群発：非連続脳波において全誘導において 100 μV 以上の活動が 2 秒以上 20 秒未満持続する部分
群発間隔：群発の終止から次の群発の起始までの時間（秒）

88 第6章 早産児における背景脳波の異常

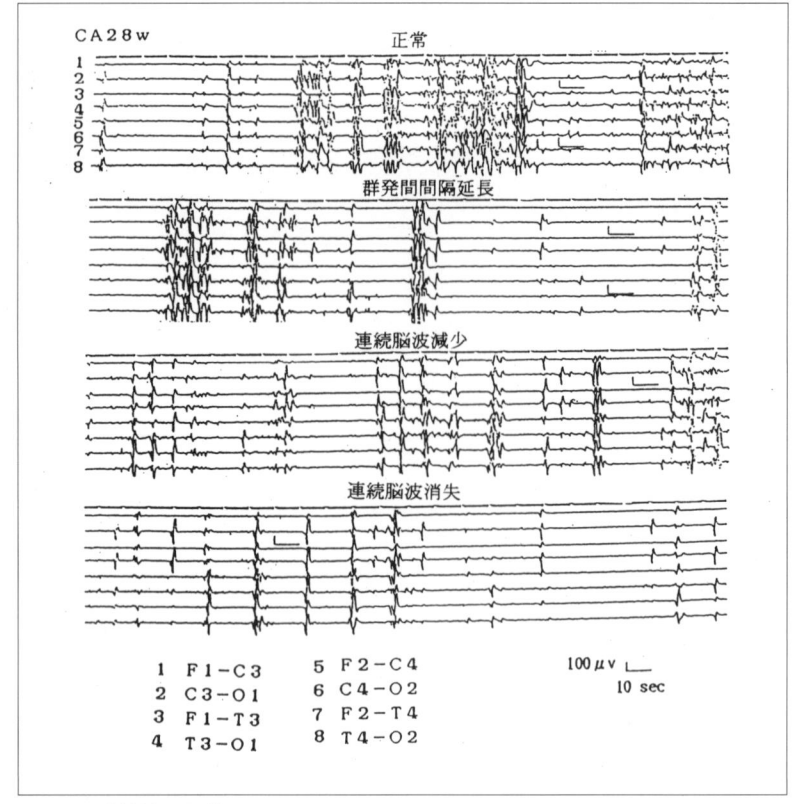

図6.2 連続性の異常

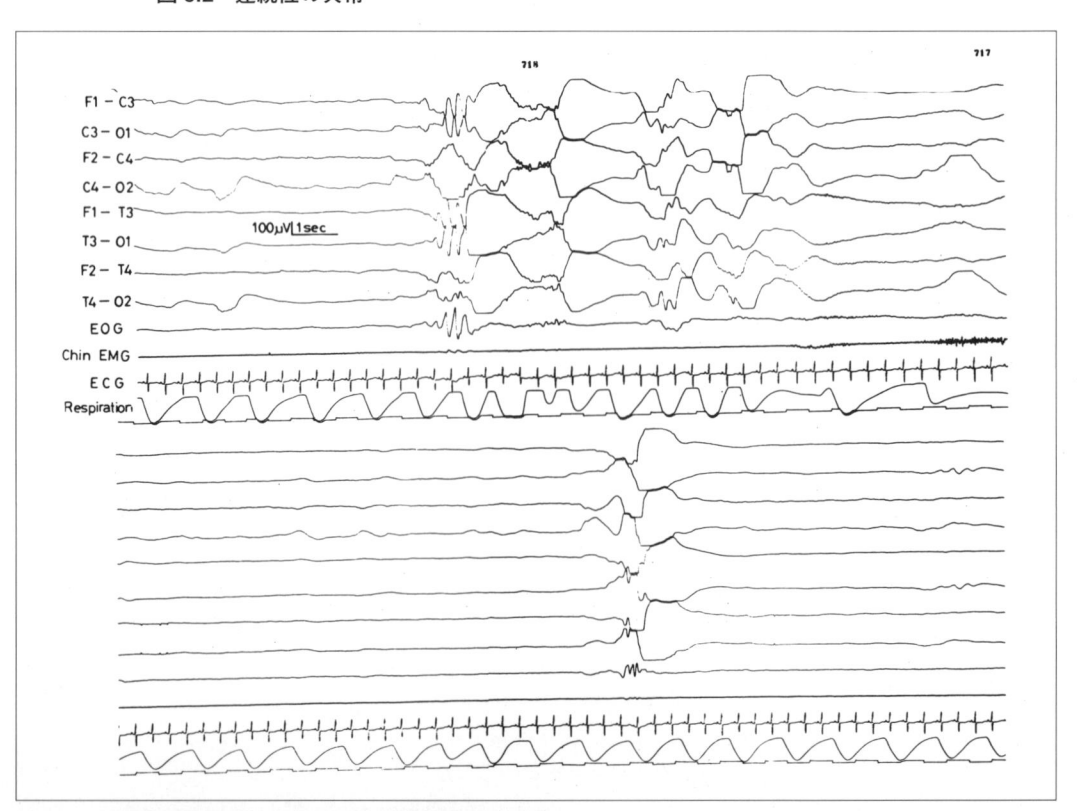

図6.3 群発間間隔延長，在胎29週，受胎後29週3日

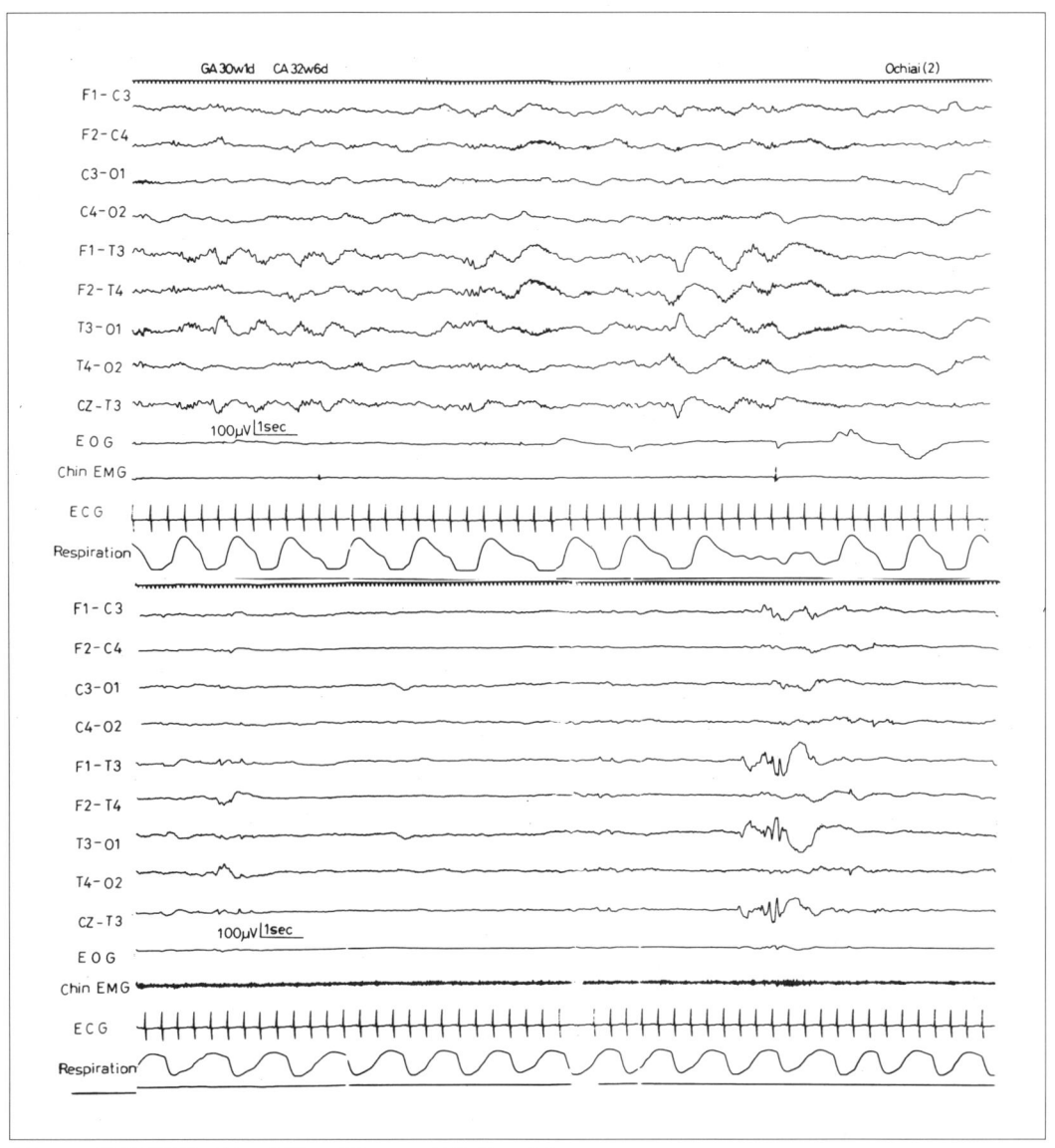

図 6.4 群発間間隔延長，在胎 30 週 1 日，受胎後 32 週 6 日

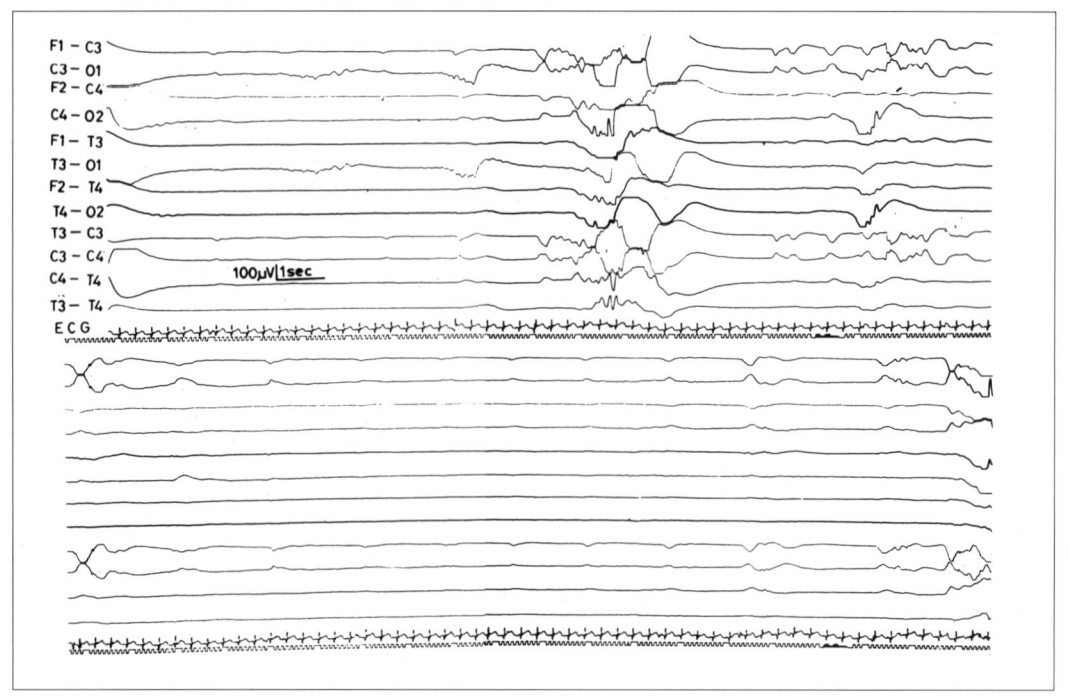

図 6.5 連続脳波減少，在胎 27 週，受胎後 27 週 3 日

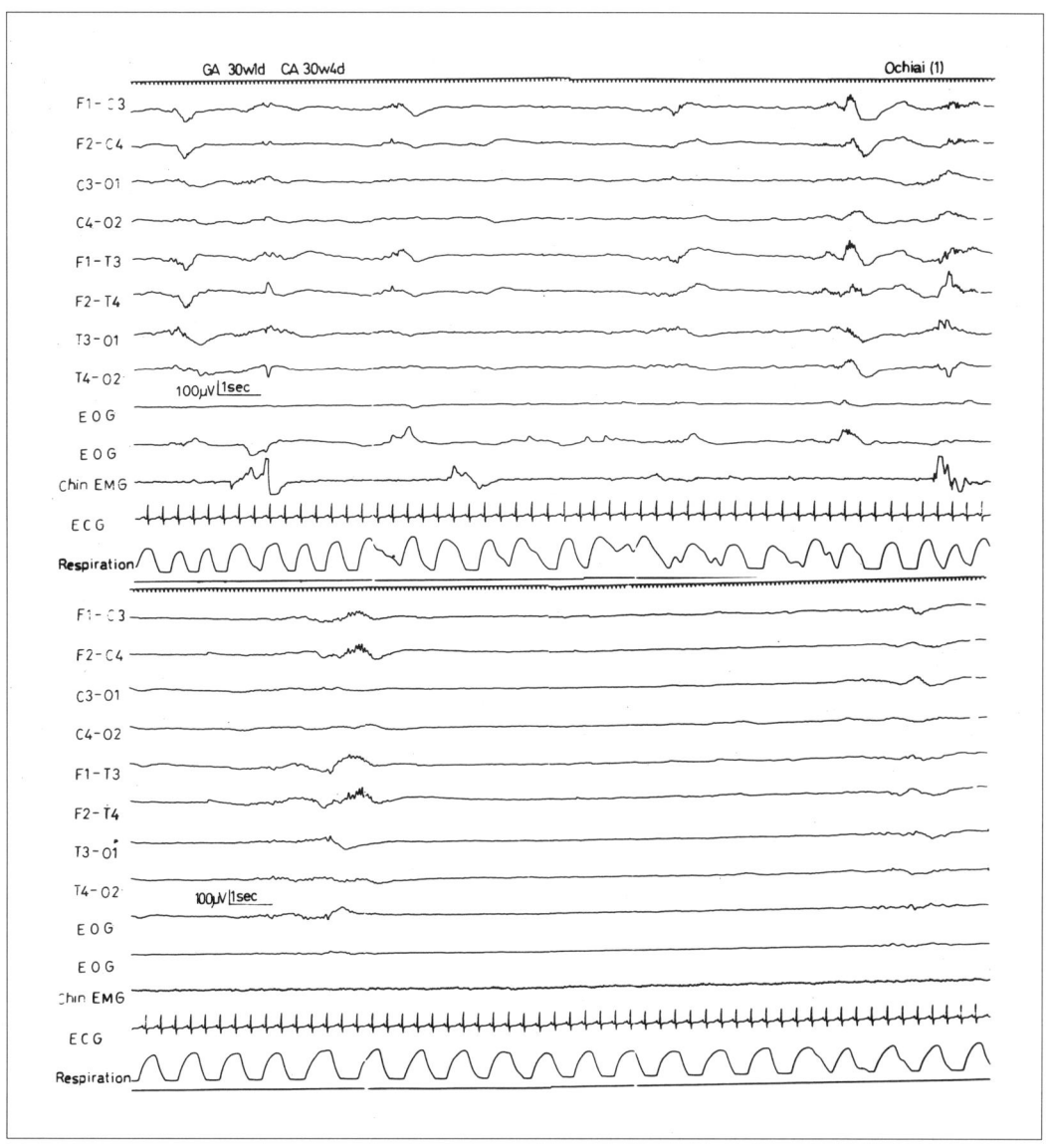

図 6.6 連続脳波減少，軽度低振幅，在胎 30 週 1 日，受胎後 30 週 4 日

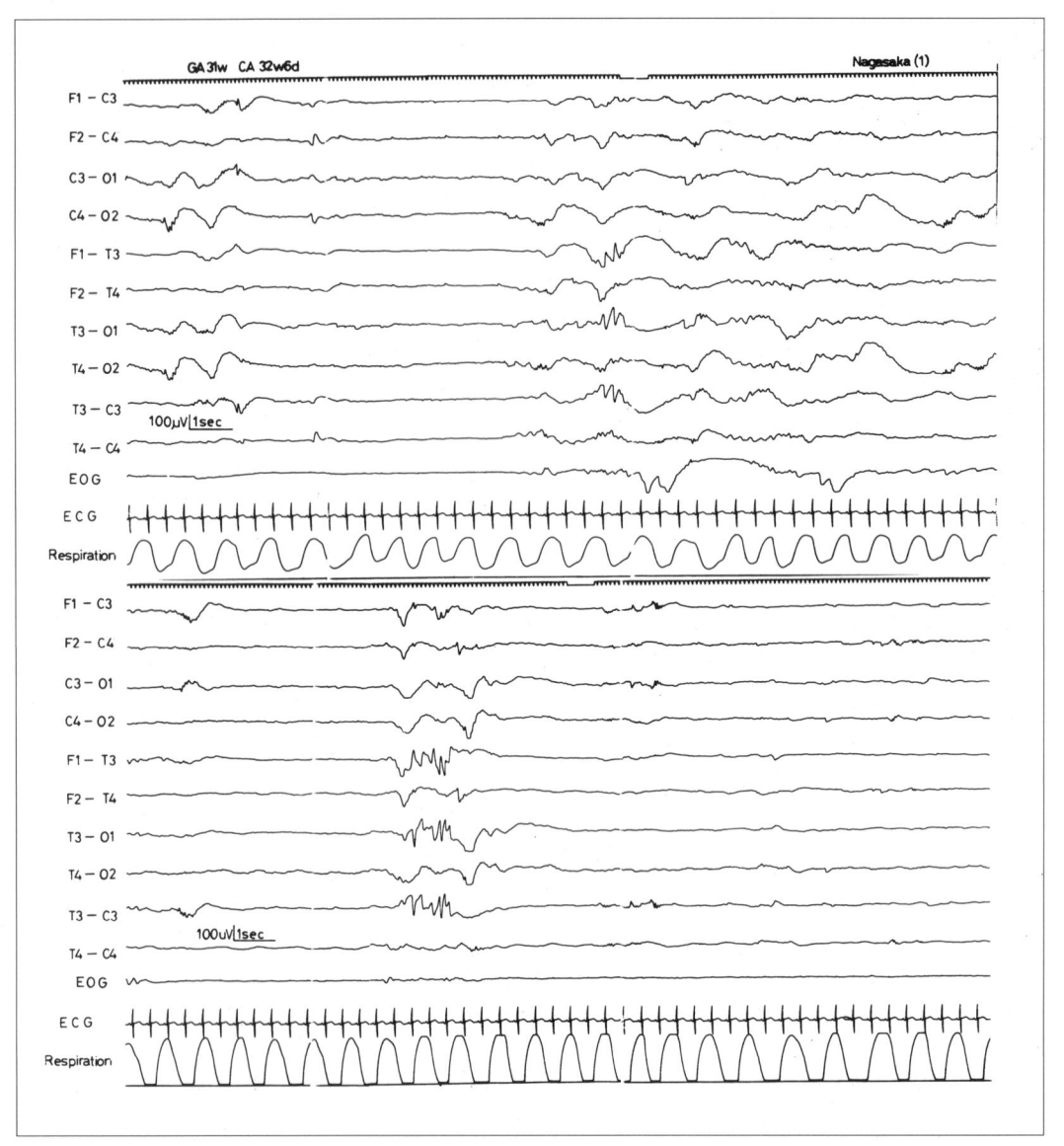

図 6.7 連続脳波減少，在胎 31 週，受胎後 32 週 6 日

（図 6.8，6.9）。また連続性が変化するばかりでなく，群発部分の脳波活動も異常を示すが，波形はさまざまである（図 6.8，6.9）。非連続脳波と群発平坦脳波は類似した脳波パターンであるが，前者は早産児の正常脳波パターンを示し，後者は異常脳波を示す用語である。しかし非連続脳波が正期産児にみられれば異常所見となる。正期産児でも，脳波活動低下が強くなるほど，交代性脳波または非連続脳波の群発間間隔は延長し，群発部分の持続は短縮する（Watanabe 1978）。在胎 32 週以下の早産児における重複所見も含めた検討では，連続性正常（正常予後 75％），群発間間隔延長（同 50％），連続脳波減少（同 25％），連続脳波消失（同 0％）の順に予後が不良になる（渡辺 & 早川 1995b）。これに対し，受胎後 32 週未満の早産児で，連続脳波/非連続脳波の割合は脳室周囲・脳室内出血の有無で差がなかったとの報告もある（van Sweden ら 1991）。

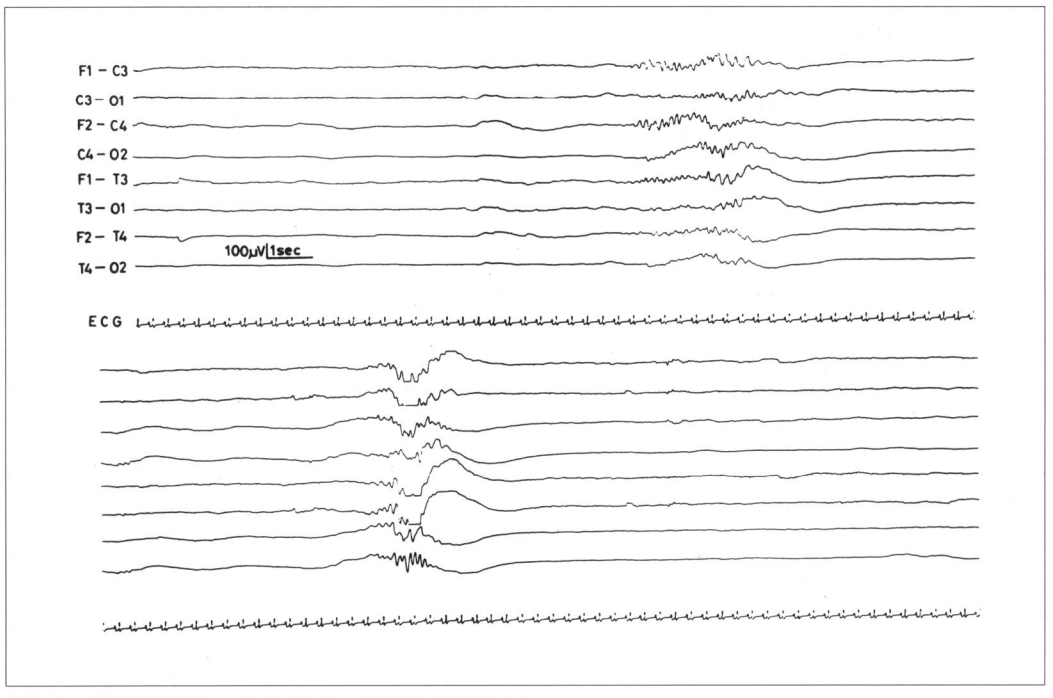

図 6.8　連続脳波消失，在胎 27 週，受胎後 27 週 1 日

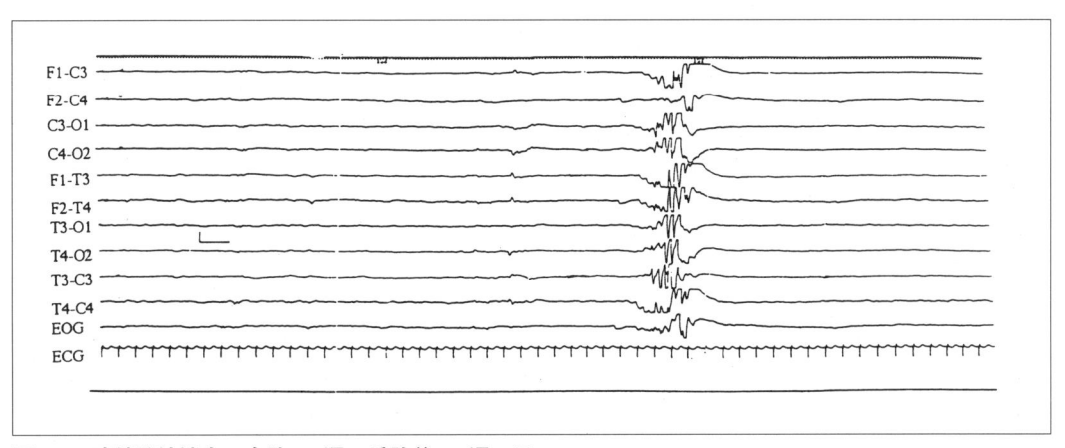

図 6.9　連続脳波消失，在胎 28 週，受胎後 29 週 2 日

非連続性の増加は脳波の判読によく用いられる指標であり，視覚的評価のみならず定量的評価が行われている（Connellら 1987a, b, 1988, Watanabeら 1984a, 竹内ら 1987, Tharp 1987, Bendaら 1989）。Clancyら（1984）は，典型的な群発間間隔が受胎後30週未満で45秒以上，30週以上で30秒以上を中等度異常，60秒以上を高度異常としている。Bendaら（1989）は，受胎後25～35週の早産児の非連続脳波の平坦部分の持続を20秒未満，20～29秒，30秒以上に分類し転帰との関係を検討し，持続の長いほど転帰は不良で，20秒以下では予後がよいことが多いとした。Connellら（1987b）は，在胎27～36週の早産児において4チャンネルの連続脳波モニター装置を用いて連続性を検討し，非連続性が過剰な場合は予後不良と報告したが，判定基準は示していない。Biagioniら（1996a）は，群発間間隔を8チャンネル全誘導で30μV未満を群発間間隔とすると，受胎後33週以後で最大群発間間隔が18秒以下を正常とした。また群発を少なくとも半分の誘導でみられる30μV以上の活動として，31週以後で最小群発持続時間が2秒以上を正常とした。われわれの分類は日常臨床の場で判定することを目的とした分類であるので視察的に判断し，群発間間隔の延長は連続脳波の明らかな減少を伴わないもの，連続脳波の減少は群発間間隔の延長のみならず連続脳波が減少しているもの，連続脳波消失は，連続脳波ばかりか半連続的脳波（竹内ら 1987）も消失し，群発の持続時間が5秒未満に短縮し群発間間隔が著明に延長しているものである。

非連続性の増加は，脳活動低下をきたすさまざまな病態でみられるが，pethidine投与，フェノバルビタール，モルヒネの投与（Bellら 1993, da Silvaら 1999），頭蓋内出血（van de Borら 1994），低酸素症，アシドーシス（Eatonら 1994）などでみられる。しかし，早産児では軽度の動脈酸素分圧の低下やアシドーシスでは脳波活動は影響されないという（Radvanyiら 1973）。

2）周波数の変化

主としてδ波に伴ってみられる律動的α波やβ波（brush），あるいは高振幅律動的θ群発などの速い成分が減衰する（図6.10）。これらが消失しδ波のみを示すこともある。在胎32週以下の早産児における重複所見を含めた検討では，$\alpha/\beta/\theta$波正常（正常予後75％），α/β波減衰（同30％），$\alpha/\beta/\theta$波減衰（同15％），δ波のみ（同0％）の順に予後が不良になる（渡辺＆早川 1995b）。これらの成分は，受胎後齢によって異なった出現頻度と様式を示すので，これらを考慮して判定する必要がある。受胎後30週以下の早産児ではbrushの出現頻度は生理的にも少なく，この時期には速波成分の減少は，律動的αおよびθ群発で評価することになる（呉本ら 1997b）。前頭部律動的α群発は最もよく出現する25～26週で活動低下所見の悪化に応じて減少する。後頭部律動的θ群発も高頻度に出現する25～26週で活動低下が強くなるとともに減少する。側頭部律動的θ群発は特に出現頻度の多い27～28週で活動低下が強くなるとともに出現頻度が減少する。Hughesら（1987）も28週以下の早産児で，背景脳波の異常例でPTθの出現頻度が低いと報告している。またBiagioniら（1994）によれば，27～30週の早産児で，側頭部θ律動は予後正常児に比して不良児で有意に出現頻度が低いという。高振幅律動的θ群発は受胎後33週以後では存続ないし増加する方が異常である（Biagioniら 1994）。

3）振幅の変化

主として高振幅δ波の振幅が低下するもので，軽度低振幅は，受胎後30週未満では200μV以下，30週以上では150μV以下のもの（図6.11，6.12，6.13），中等度低振幅は20～50μVの活動に乏しい脳波で，若干の50～100μVのδ波を伴うもので連続性も障害されていることが多い（図6.14，8.15）。高度低振幅は20μV以下の脳波である。在胎32週以下の早産児における重複所見も含めた

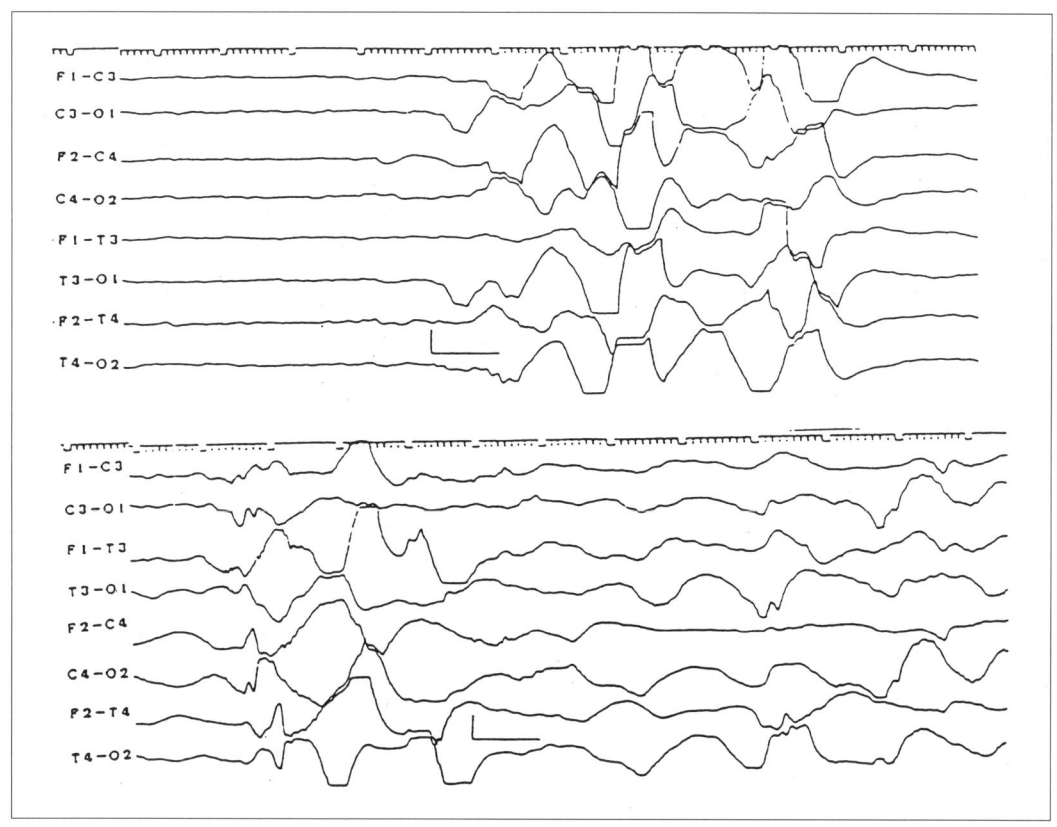

図 6.10 速波成分の減少，在胎 25 週 6 日，受胎後 26 週 1 日

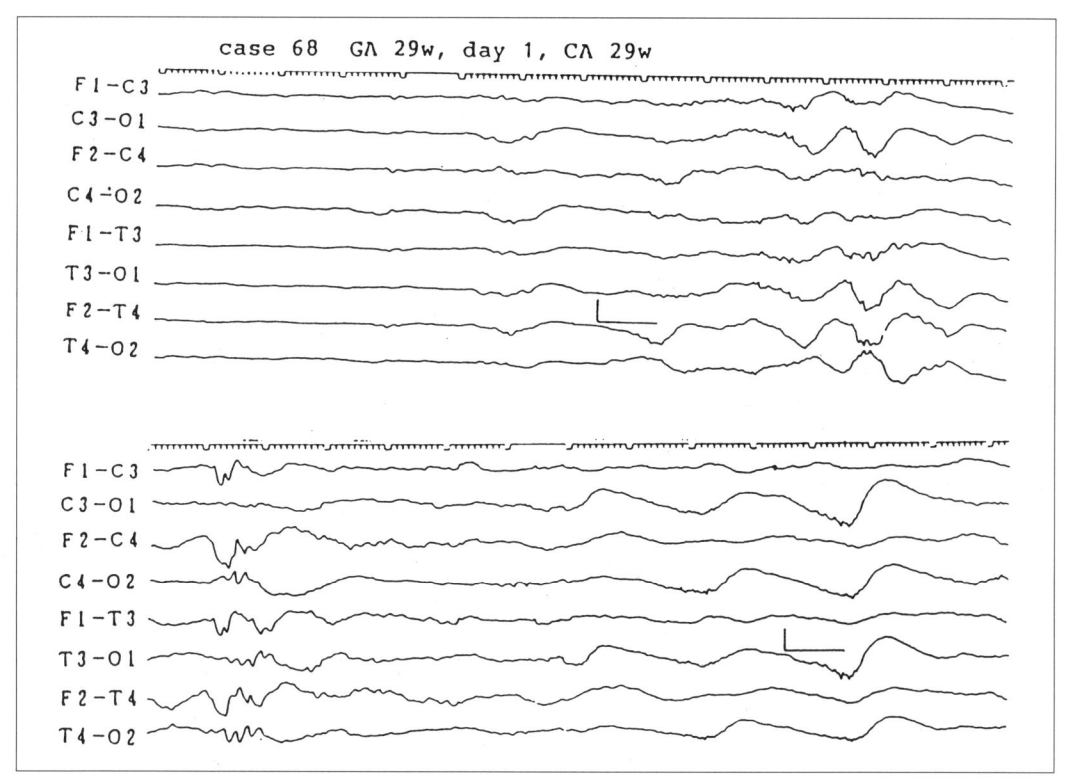

図 6.11 軽度低振幅，在胎 29 週，受胎後 29 週 1 日

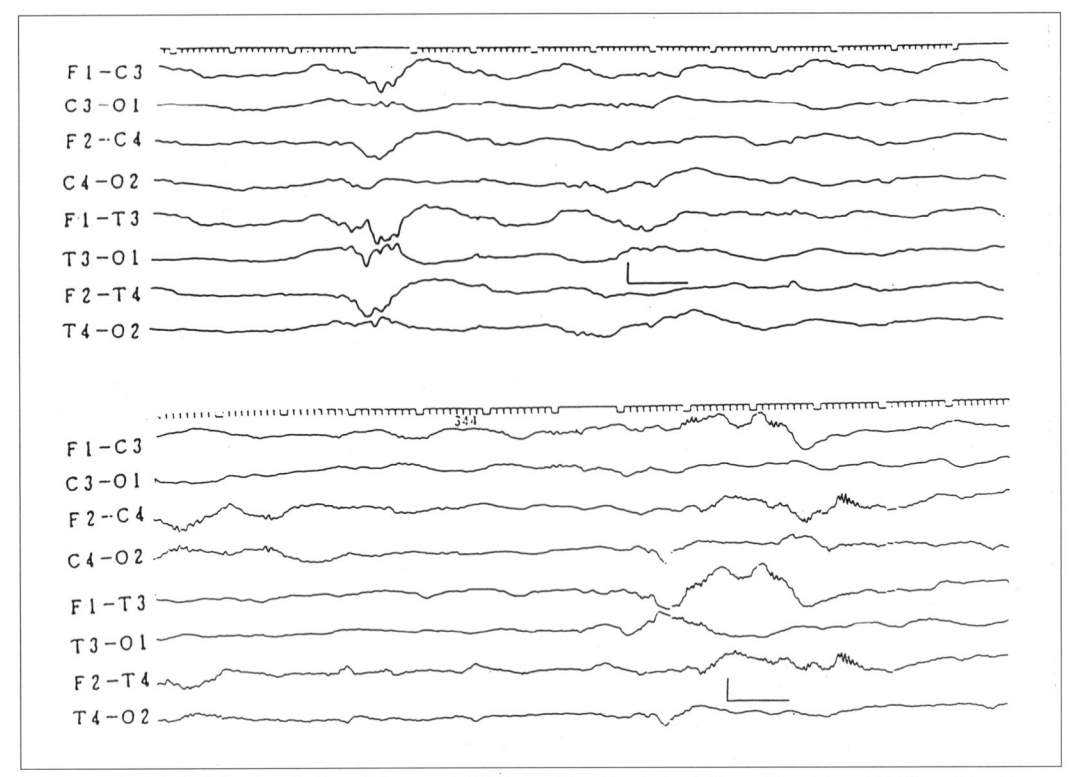

図 6.12 軽度低振幅，上：在胎 30 週 3 日，受胎後 30 週 3 日，下：在胎 31 週 1 日，受胎後 31 週 2 日

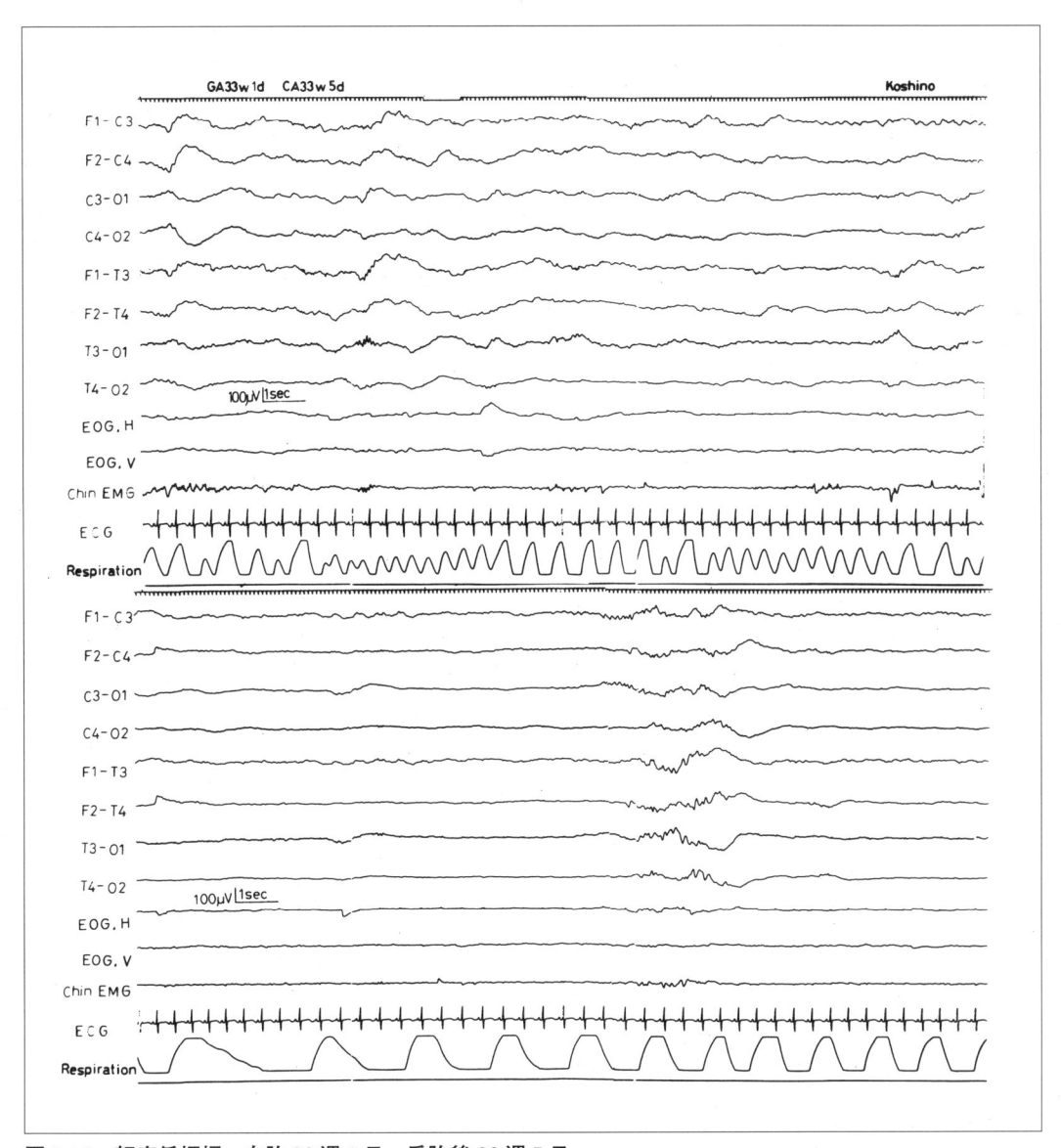

図 6.13　軽度低振幅，在胎 33 週 1 日，受胎後 33 週 5 日

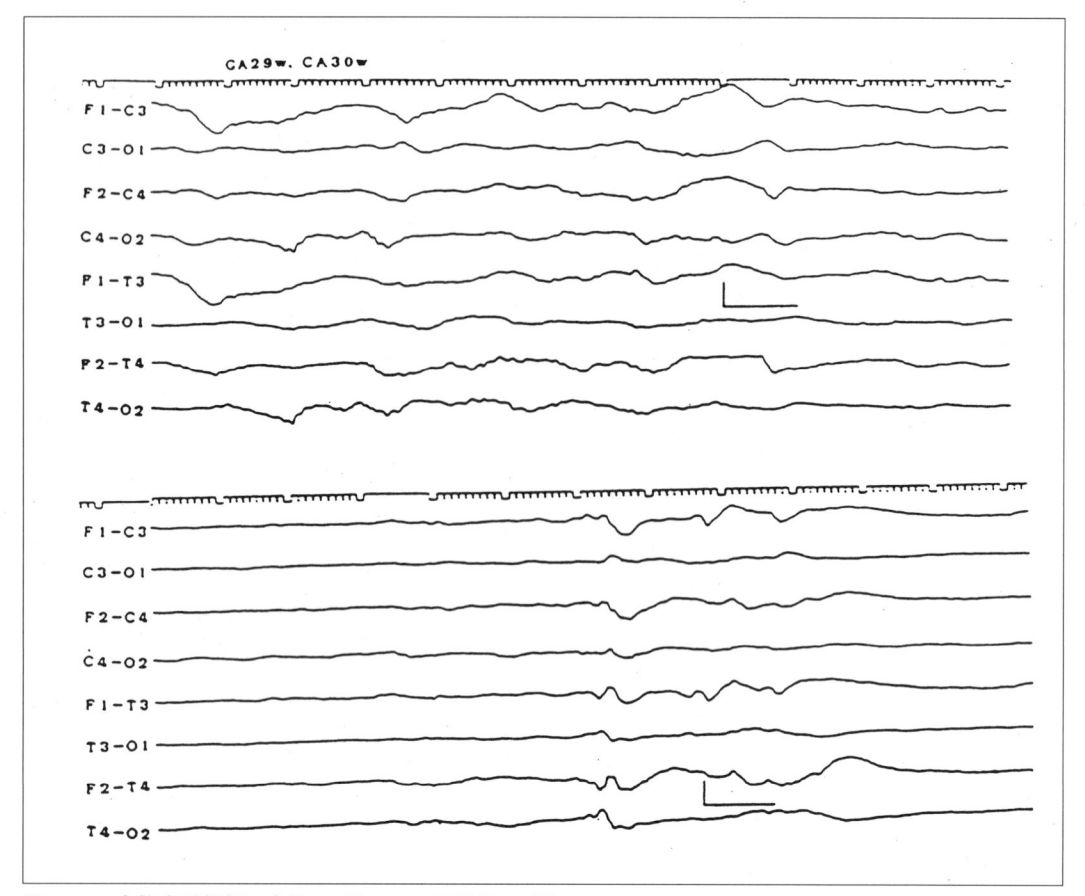

図 6.14　中等度低振幅，在胎 29 週 5 日，受胎後 30 週

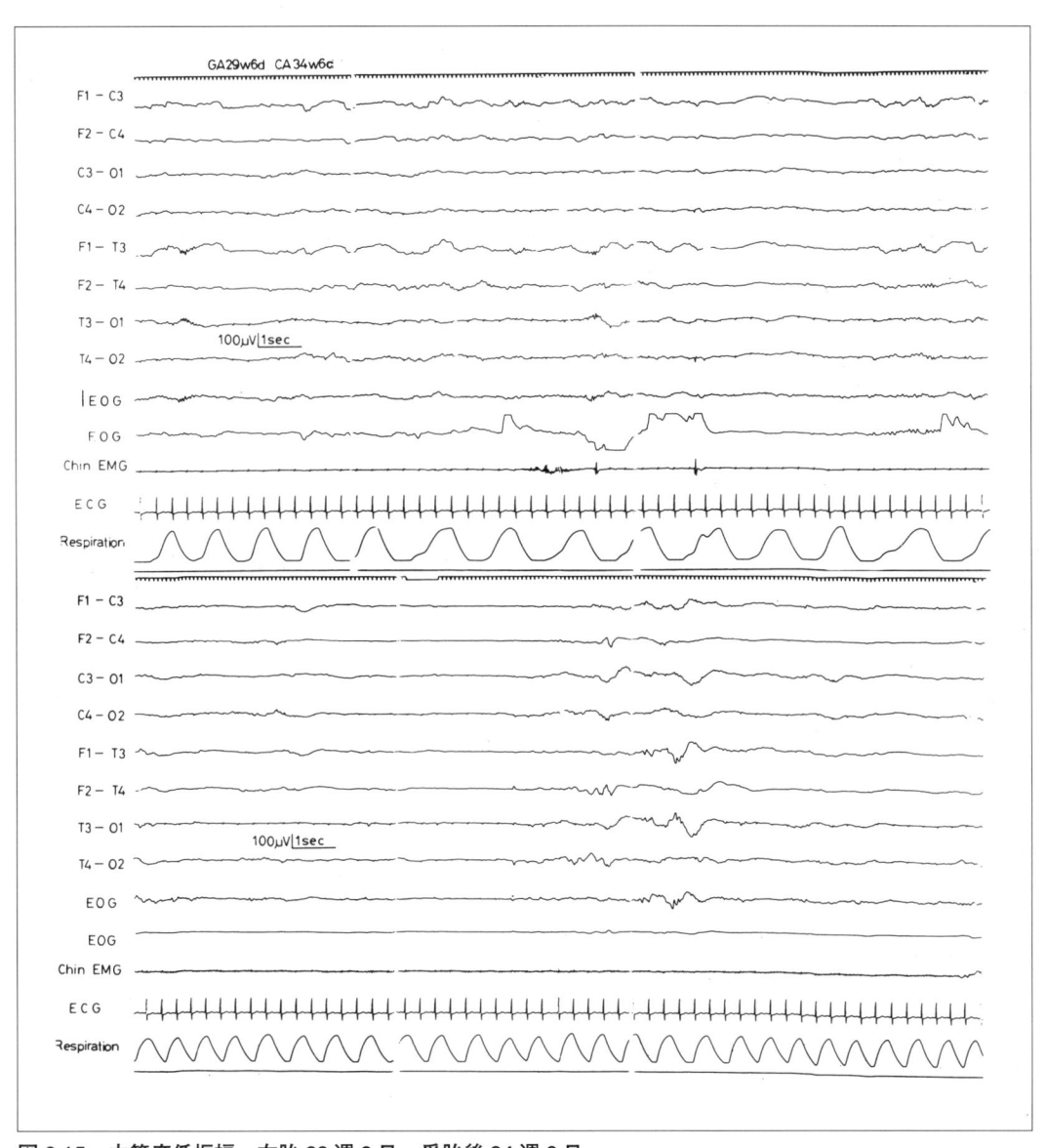

図6.15 中等度低振幅，在胎29週6日，受胎後34週6日

検討では，振幅正常（正常予後65％），軽度低振幅（同30％），高度低振幅/平坦（同0％）の順に予後が不良になる（渡辺＆早川1995b）。振幅は電極間距離や産瘤，頭血腫，頭皮浮腫，硬膜下水腫や血腫などによっても影響される点に注意すべきである。一般に5〜25μVを低振幅とするものが多いが（Eyreら1988），超早産児では，δ波は極めて高振幅なので，受胎後30週以下では100μV以下でも中等度低振幅である。一方，受胎後33週以後に未熟な超高振幅δ波がみられるのも異常である。

4）急性期背景脳波異常の分類

上記の所見が単独で出現することはむしろ少なく，それぞれの所見の意義を明確にすることは必

ずしも容易ではない（渡辺＆早川 1995b）。低血圧，動脈管開存などによる虚血では非連続性増加をきたし，代謝性アシドーシスでは周波数の変化，振幅の低下をきたす傾向がある。したがってこれらを別々に評価することは有用であるが，これらは合併してみられることも多く，合併していたほうが障害の程度は強い。上記の三つの指標をまとめて急性期の背景脳波異常を表 6.2 のように分類する。連続性の変化は，群発間間隔の増加，連続脳波の減少，連続脳波の消失に分類する。群発間間隔の増加は，受胎後齢に比して群発間間隔が増加しているが，連続脳波の明らかな減少はないもので，群発部分の活動は正常かほぼ正常である。連続脳波の減少は群発間間隔が増加するとともに，明らかに連続脳波が減少しているものである。連続脳波の消失は，連続脳波が消失しているのみならず，群発間間隔が著明に増加し睡眠周期，刺激反応性は消失しているもので，群発部分の活動も異常を示す。周波数の変化は，律動的 β，α，θ 波の減衰，減少と δ 波のみに分ける。振幅の異常は，軽度低振幅，中等度低振幅，高度低振幅／平坦にわける。それぞれをまとめて，正期産児の分類のように，最軽度活動低下から最高度活動低下まで分類する（表 6.2）。

2. 回復期にみられる異常

1）回復期背景脳波異常の分類

　回復期所見は，連続性の減少や振幅の低下などの急性期の活動低下所見が改善した後にみられる背景脳波の異常である。

　① Disorganized pattern（図 6.16）

　急性期活動低下所見はないが，背景脳波が正常の組織化を示さず，正常ではみられない変形した波形を示すもので，高度の活動低下の回復期にみられることが多い（渡辺＆早川 1995c）。高振幅 δ 波などの正常波形が変形し，しばしば後述する mechanical brush や種々の陽性あるいは陰性鋭波を伴う。正常正期産児では δ 波が多形性を示すので本波形の診断がしにくいが，正常早産児では単純な波形を示すので，比較的判定が容易である。

　②成熟異常（Dysmature pattern）（図 6.17）

　背景脳波が受胎後齢に比し未熟なパターンを示すものである。背景脳波のすべての構成成分が未熟なパターンを示すというより，一部，特に静睡眠の脳波が未熟なパターンを示すことが多い。前者の場合はむしろ在胎週数の計算間違いのことが多い。超高振幅徐波の残存，高振幅 θ 群発残存，成熟型高振幅徐波パターンの発達不良，delta brush ないし紡錘波状速波残存などがみられる。動睡眠の脳波は受胎後齢相当なのに静睡眠の脳波が未熟なパターンを示すことが多いので，静睡眠の脳波を記録することが必須である。成熟異常は，一般に回復期あるいは軽度活動低下が遷延する場合にみられることが多く（Hayakawa ら 1997b），後期早産児期に出現してくることが多いので，正期産児の項で詳述した（p.74 参照）。

　③陽性中心部鋭波（positive rolandic sharp waves，PRS）（図 6.18）

　Cukier ら（1972）によって初めて記載され，脳室内出血に特徴的と考えられてきたが，脳室周囲白質軟化（periventricular leucomalacia，PVL）においてみられることが判明した（Marret ら 1986，1989，1992）。PRS は中心部にみられる幅の広い陽性鋭波で，中心部よりむしろ Cz，Fz，Pz の正中部に出現することが多いが，側頭部に多いとするものもいる（Hughes ら 1991）。PRS は Cz ＞ Fz ＞ Pz ＞ C の順にみられ，低酸素性虚血性脳症発症後数日以上たって出現することが多い。大きな陽性

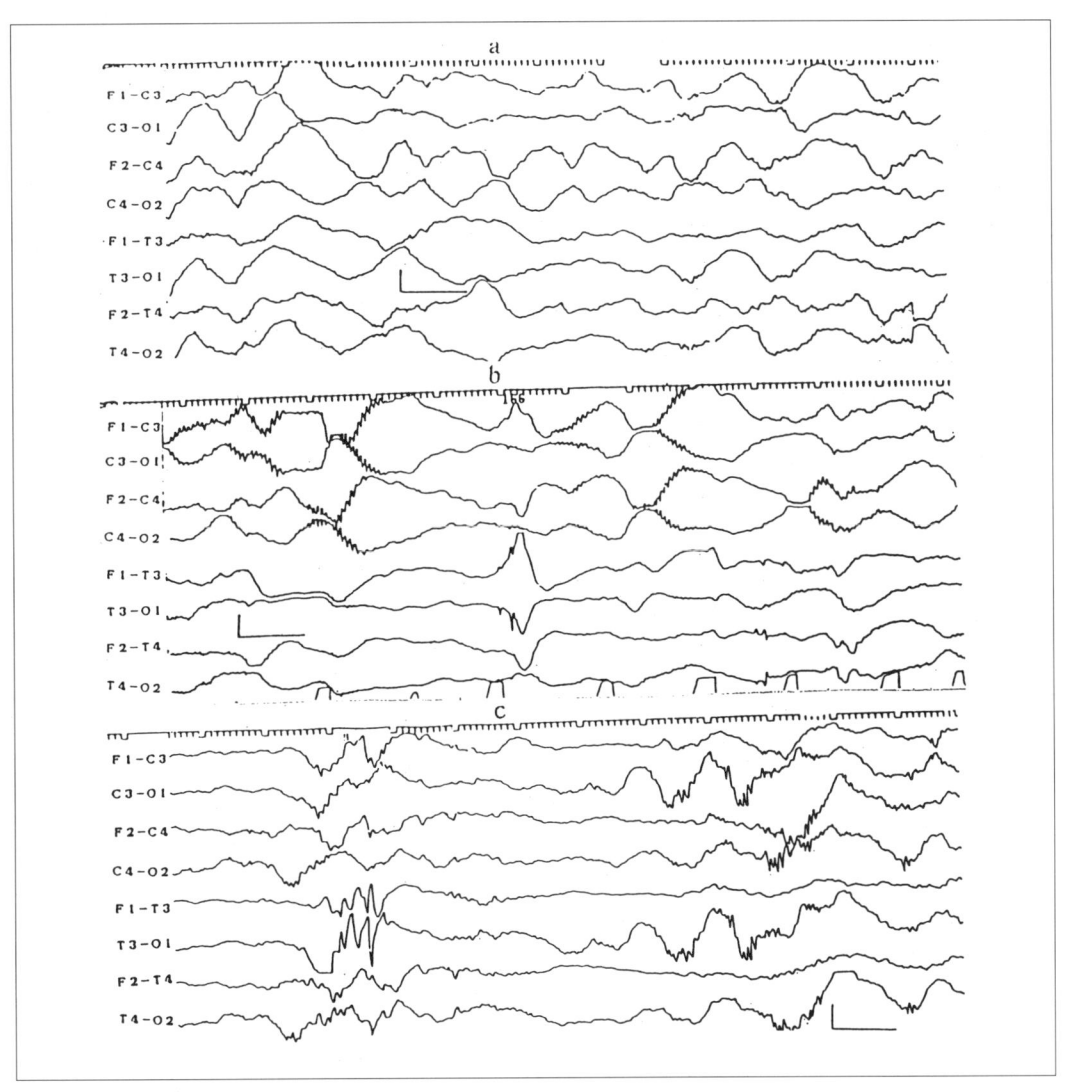

図 6.16　disorganized pattern
　　　a. 在胎 30 週，受胎後 30 週
　　　b. a と同一児，在胎 30 週，受胎後 31 週
　　　c. 在胎 32 週，受胎後 36 週

鋭波の前に小さな陰性棘波を示す二相性波を含めているものがあるが，本波形とは区別すべきである。PRS は重度の PVL に対応する所見で，深部白質損傷後数日以上たって出現することが多く，われわれの検討では，PRS は広域型 PVL の 88％，限局型 PVL の 33％にみられ，脳波の急性期活動低下から平均 6.3 日後，嚢胞性 PVL 出現に 11 日先だって出現した（早川ら 1995a）。Baud ら（1998）によると，PRS は超音波所見より早く出現するが，出現頻度は在胎 28 週以上で 88％に対し 28 週未満では 32％と極早産児では感度が低いという。深部白質病変に対し，特異度は高いが鋭敏度は低いとの報告もあるが（Aso ら 1989），重度の痙性両麻痺の診断には感度も高く，とくに 2/分以上の出現頻度は特異度も高いという（Marret ら 1992）。PVL の重症度と PRS の出現頻度との間には有意な

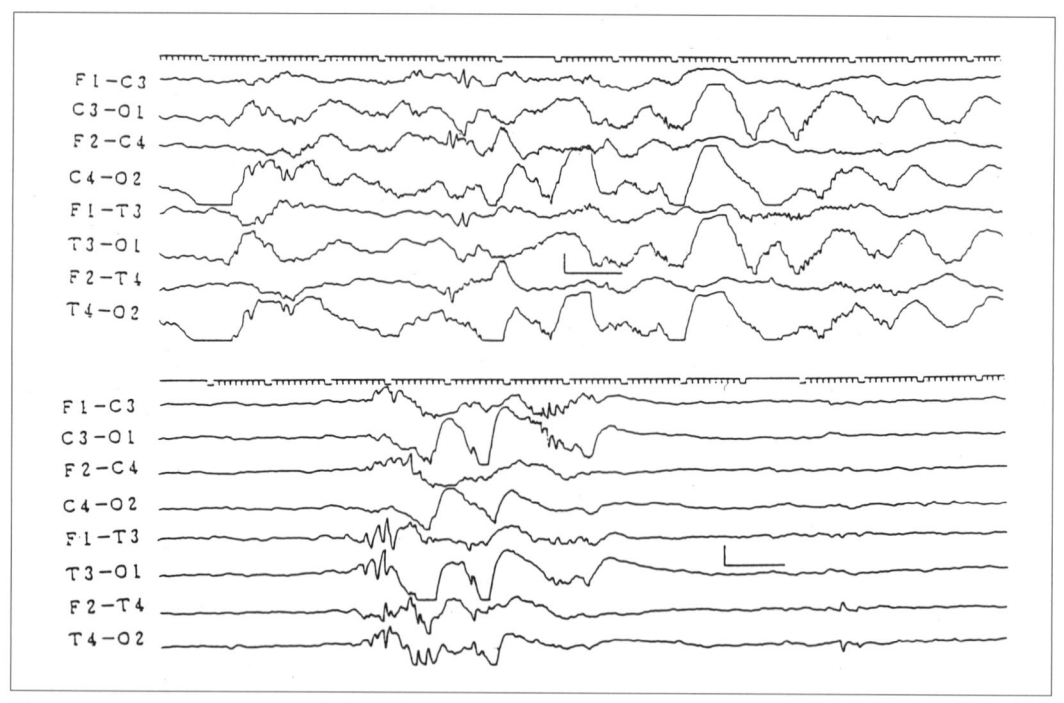

図 6.17 dysmature pattern, 在胎 30 週 1 日, 受胎後 34 週 3 日, 上：動眠時, 超高振幅徐波残存, 下：静睡眠, 側頭部律動的 θ 群発残存

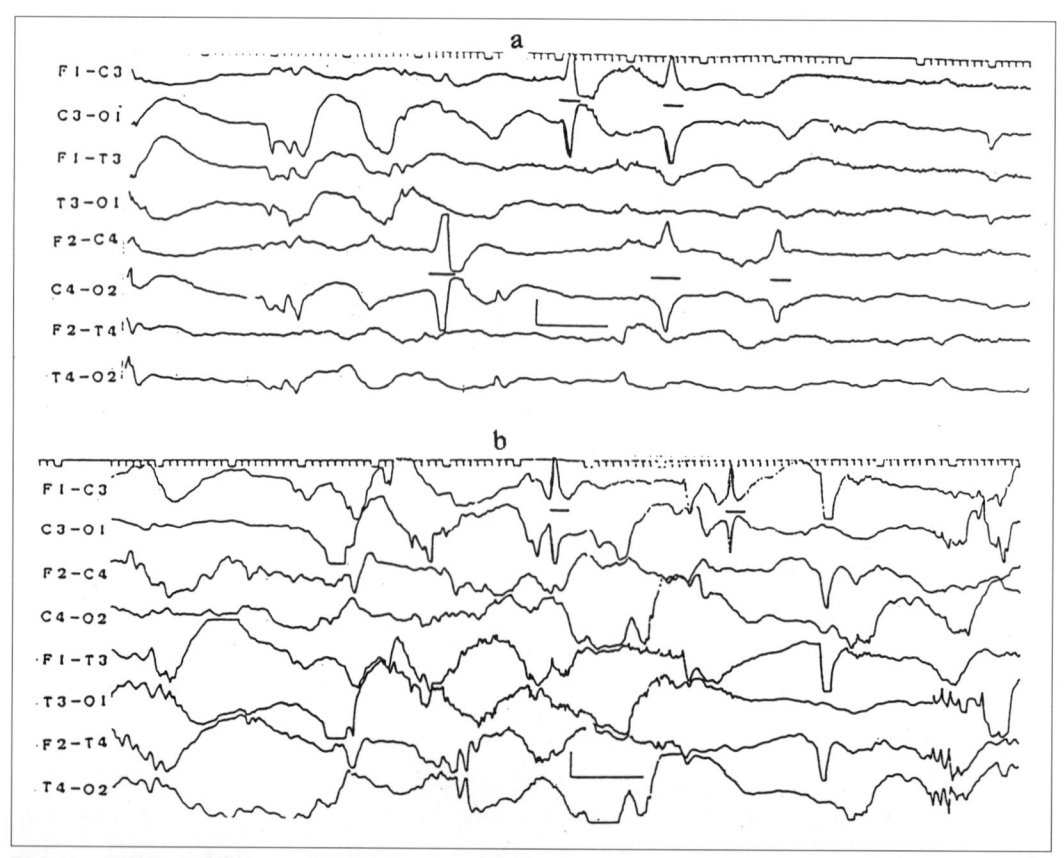

図 6.18 陽性中心部鋭波, a. 在胎 26 週 1 日, 受胎後 27 週 1 日, b. 在胎 28 週, 受胎後 30 週

相関があり，重度のPVLでPRSが頻発する例が多い（奥村ら1996b）。広汎な囊胞性PVLでは，PRSが84％でみられ，1.54/分の頻度でみられたが，在胎29週以前では初期には出現しないことがあるという（Vecchierini-Blineau 1996a）。これに対し，側頭部陽性鋭波は正期産児でもみられが，多く出現するものは異常であるという（Chung & Clancy 1991, Hughes & Guerra 1994）。

　PRSは，出血のない受胎後32週以下の早産児で一過性にみられることがあるが（da Costa & Lombroso 1980），脳室内出血をもつ早産児の50％にみられ，そのほか実質内出血，くも膜下出血，脳室周囲白質軟化，出血を伴わない水頭症にもみられるという。頭蓋内出血でPRSがみられる場合とくに周生期仮死を伴っていることが多いという（Lombroso 1987）。またPRSは脳室内出血の早産児の30％にしかみられないとの報告もある（Clancy & Tharp1984）。Blume & Dreyfus-Brisac（1982）はPRSを，中心部に単発し背景脳波から明瞭に分離して出現するA型と，群発して背景脳波からの分離が不明瞭なB型の2型に分類し，A型のみが脳室内出血と関連があると報告した。McNenemin ら（1984）は，脳室内出血をもつ早産児の36％に脳室周囲白質に超音波で高輝度病変を認めたと報告した。それ以後PRSと脳室周囲白質軟化との間に関連があるとの報告が相次いだ（Bejarら1986, Marretら1986, 1989, Novotnyら1987, Hughesら1991）。Scher（1988）は，中心線上陽性鋭波と脳室周囲白質軟化および脳室内出血の両者に関係があるとした。

　PRSの神経生理学的意義については明らかではないが，発作との関連はない。深部白質病変と直接関連があることについては意見の一致をみているが，その起源については不明である。

　PRSと予後の関係については，PRSを予後不良因子とするもの（Cukierら1972, Tharpら1981, Novotnyら1987, Marretら1997）と予後とは関連がないとするもの（Clancyら1984, Lombroso 1985）がある。Marretら（1997）によれば，出現頻度が2/分より多いほど重度で，1歳以前の死亡例が多く，生存例での運動障害例が多い。また，Blume & Dreyfus-Brisac（1982）に従ってA，B型の2型に分類すると，1歳以前の死亡例では全例AB両型を示すが，生存例では両型を示すのは75％で，21％がB型のみを示し，そのうち63％が運動障害を残したという。PRSの振幅についてA型を25μV以上，B型を25μV以下としているが，振幅が低く背景脳波からの分離が不明瞭なものは，とくに背景脳波が高振幅で，生理的な一過性鋭波や速波が多くみられる早期早産児の脳波では判定が難しく，偽陰性も多くなる。われわれは100μV以上のPRSについて検討したが，偽陰性例はなかった（Okumuraら1999）。

　PRSは，多くの場合他の重度の脳波異常を伴っていることが多く，そのような場合は当然予後不良であるが，これのみが単独の異常の場合は意義に乏しいという（Lombroso 1985）。脳室周囲白質軟化では，PRSは常にdisorganized patternとともにみられるが，出現頻度は後者に比して低い。重度両麻痺発症例では90％，中等度例では約半数に出現するが，軽度の両麻痺発症例では出現しない。しかも急性期活動低下所見，disorganized patternはPRSの出現に先立って，しかもPRSより高率に出現するので，脳室周囲白質軟化の早期診断にはPRSだけに着目するより背景脳波の全体的評価が重要である（Okumuraら1999）。

　④**陰性鋭波**（図6.19）

　陽性中心部鋭波ほど特異的ではないが，前頭部鋭波，後頭部鋭波は脳室周囲白質軟化症に有意に多く出現する（奥村ら1996a）。特に後頭部鋭波は陽性中心部鋭波より多く出現する。しかしPRSと異なりこれらの鋭波の出現頻度の間には有意な相関はない（奥村ら1996）。

　⑤ **Mechanical brushes**（図6.20）

　機械の歯車のようなギザギザでとがった振幅の大きい紡錘波状速波で，disorganized patternの構成要素となっていることが多い（渡辺＆早川1990）。

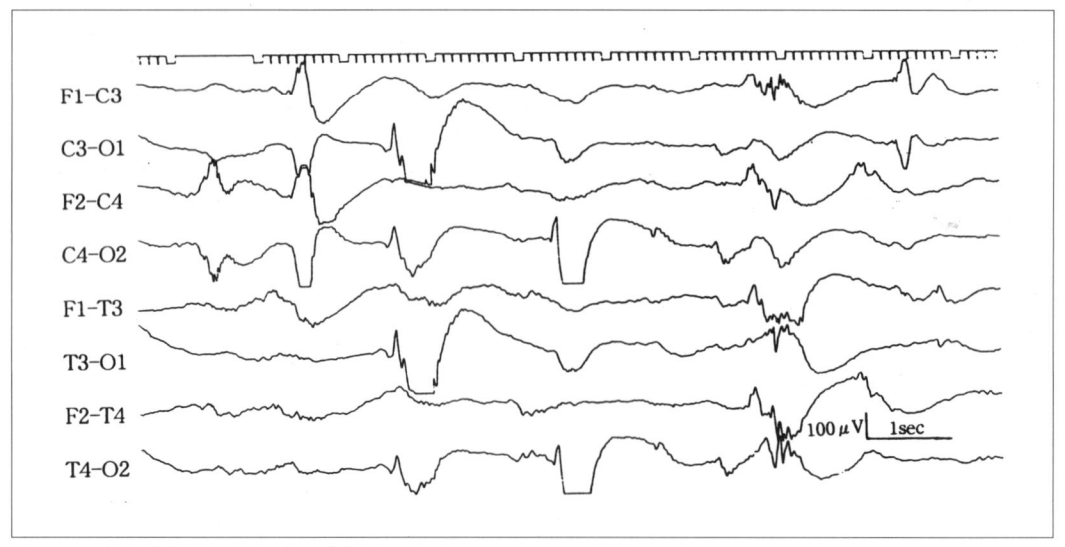

104 第6章 早産児における背景脳波の異常

図 6.19 後頭部鋭波，陽性中心部鋭波，在胎 29 週 2 日，受胎後 30 週 3 日

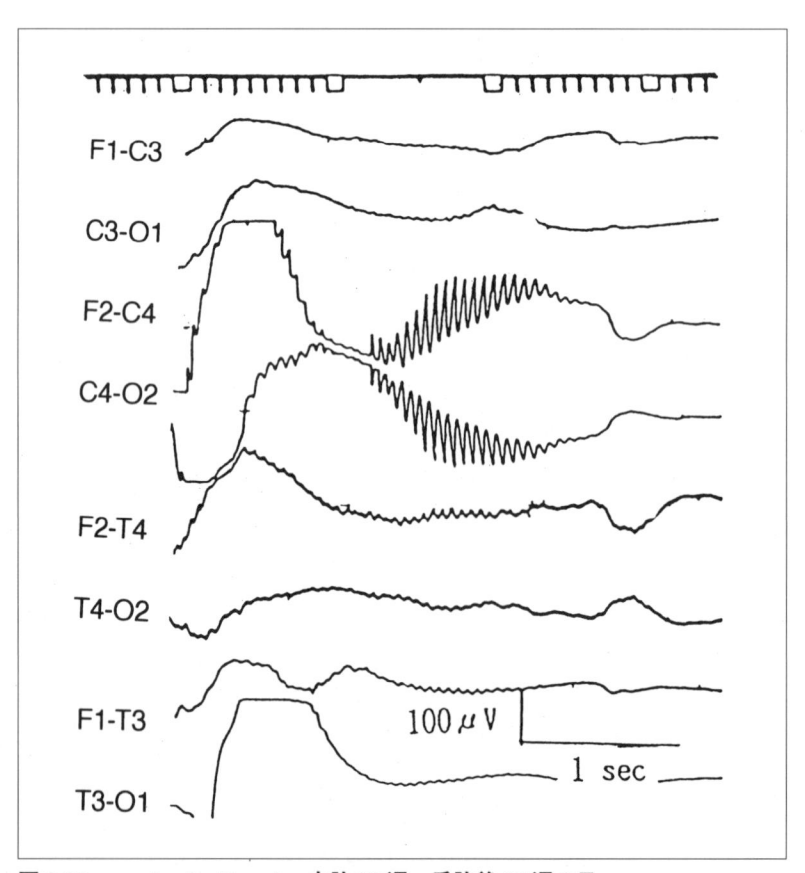

図 6.20 mechanical brush，在胎 26 週，受胎後 27 週 2 日

2）急性期異常との関係

急性期の活動低下が高度なほど disorganized pattern の出現率が高く，異常も高度である（早川ら 1991b, Hayakawa ら 1997a）。軽度の活動低下が遷延する場合には成熟異常になることが多い（Hayakawa ら 1997b）。

3．脳侵襲の発生時期の推定

脳波は脳機能を鋭敏に反映しており，画像診断に比し空間的分解能は劣るが時間的分解能は優れている。出生直後から脳波を経時的に記録することにより，脳損傷の受傷時期を推定することが可能である（Tharp 1989, Watanabe ら 1989）。脳に低酸素性虚血性脳症のような急性の侵襲が加わるとこれを反映して脳波活動低下がおこり，急性期異常として記録される。侵襲が除去されると次第に脳波活動は回復し，脳侵襲が軽いとまったく正常化して脳損傷は残らない。脳侵襲がある程度以上になると脳損傷が残り，器質的脳損傷の程度を反映して質的な脳波パターンの変化がみられ，回復期ないし慢性期異常としてとらえられる。早産児は出生前を含めて出生後もさまざまな時期に脳侵襲を受ける。そこで出生直後から脳波を経時的に記録し，急性期および慢性期異常の出現時期を評価することによって，脳損傷の受傷時期を評価することが可能である（早川 1991, 渡辺 & 早川 1995d, Morikawa ら 1997, Watanabe ら 1999a, b）。

1）受傷時期の分類

①出生後脳障害（図 6.21, 6.22）

出生直後の脳波は正常であるが，生後の経過中に活動低下所見が出現してくるものである。この場合，脳侵襲と脳波異常の時間的関係が最も明確にとらえやすい。周生期および生後の障害では，急性期異常所見が消失するとともに，回復期異常所見が出現してくる。

②出生時脳障害（図 6.23）

出生直後の脳波に急性期異常が認められるものである。この場合出生前損傷を合併していてもそれを診断することはできない。実際には侵襲が起こってからしばらくは急性期異常がみられるので出生時障害というより出生の直前からの障害が含まれるし，何らかの異常があって分娩あるいは帝王切開などにいたる場合もあるので，正確には出生直前障害といった方がよい場合が多い。

出生後の脳波が平坦脳波を示した例で，出生前脳障害を示唆する病理所見を示した例がある（Barabas ら 1993）。

③出生前脳障害（図 6.24, 6.25）

出生直後の脳波がすでに回復期異常を示しているものである。急性期異常が消失し，回復期異常を示すようになるまでには数日〜1 週を要するので，それ以前の脳損傷といえる。

④出生前＋出生後脳障害（図 6.26）

出生前あるいは出生時に臨床的に異常がなく，出生後に合併症があって神経学的後遺症がみられた場合，その原因は出生後合併症に帰せられてしまうだろう。このような場合，出生直後から脳波が記録されていれば出生前にすでに脳障害が生じていたことが判明する。

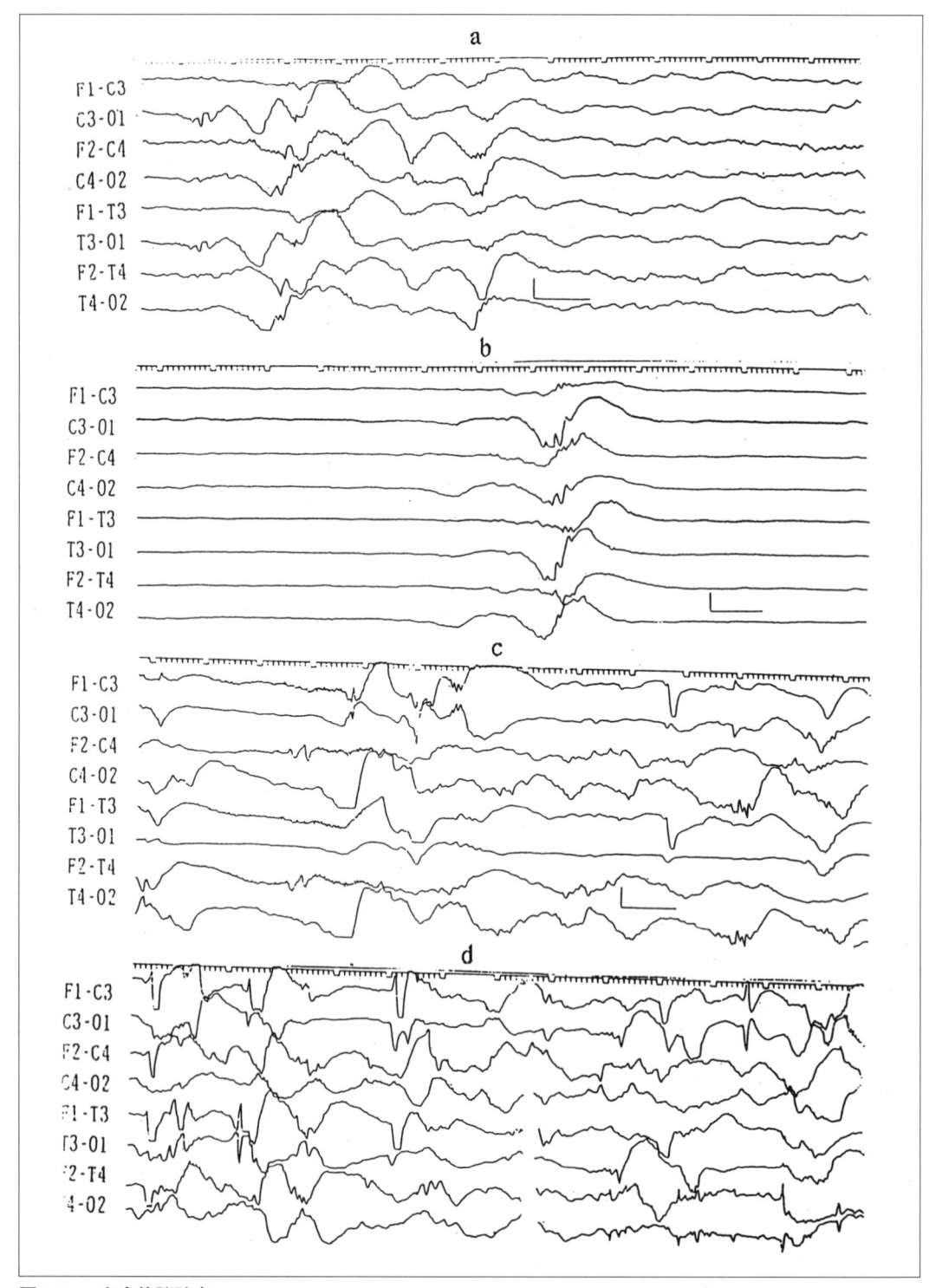

図6.21 出生後脳障害
　臍帯脱出あり急速遂娩，重症の呼吸窮迫症候群と気胸を合併，左Ⅳ度脳室内出血，左孔脳症，転帰：右片麻痺
　　a. 日齢0，受胎後28週2日，出産直後ということを考慮してほぼ正常，超音波：正常
　　b. 日齢1，連続脳波消失，超音波：左Ⅳ度脳室内出血
　　c. 日齢9，受胎後29週4日，disorganized pattern
　　d. 日齢14，受胎後30週2日，disorganized pattern，左中心，側頭部陽性鋭波，左前頭部鋭波

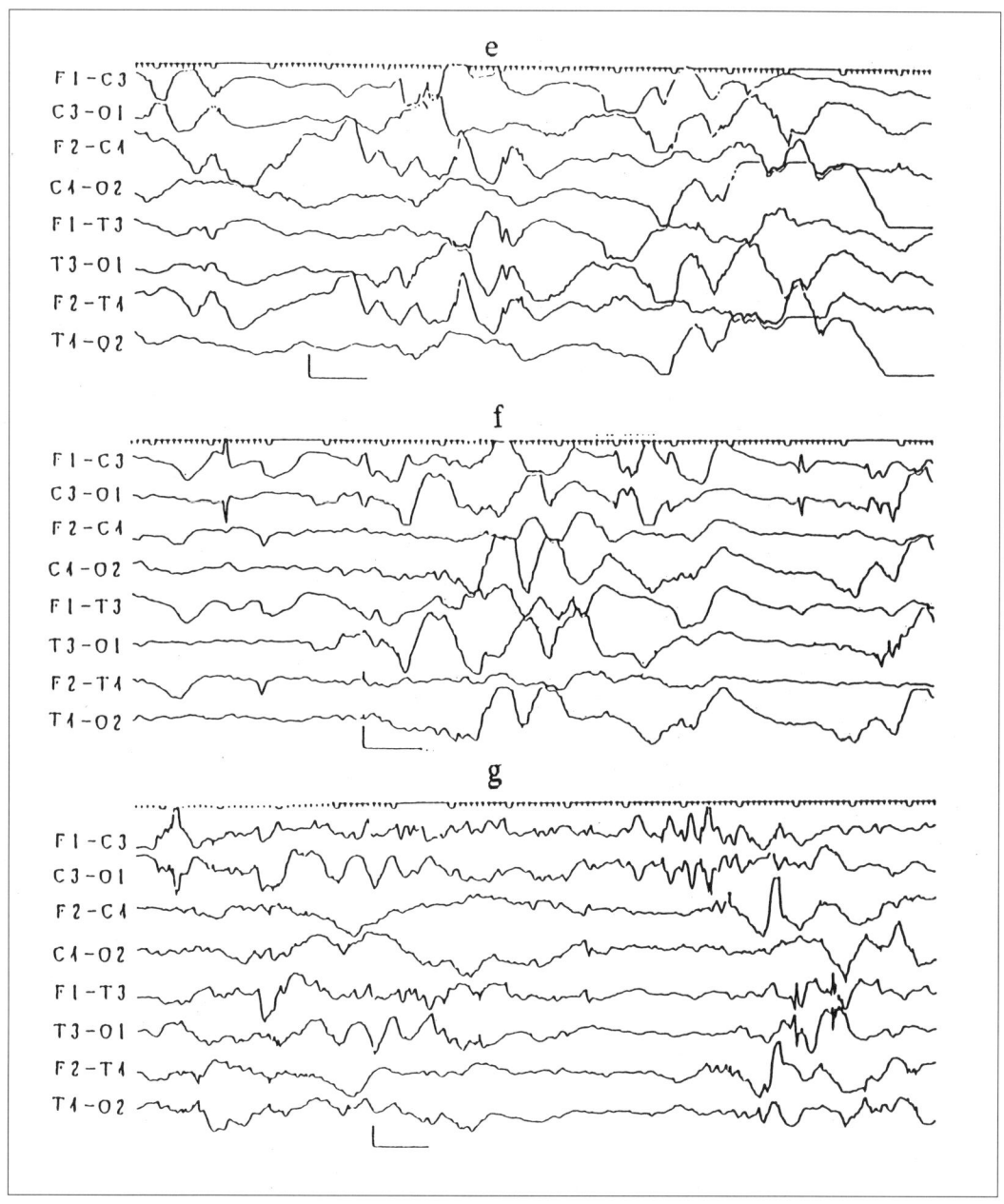

図 6.22　図 6.21 続き
　　e. 日齢 26，受胎後 32 週，disorganized pattern，超音波：左孔脳症
　　f. 日齢 40，受胎後 34 週，disorganized pattern，左中心部陽性鋭波
　　g. 日齢 82，受胎後 40 週，左に強い disorganized pattern

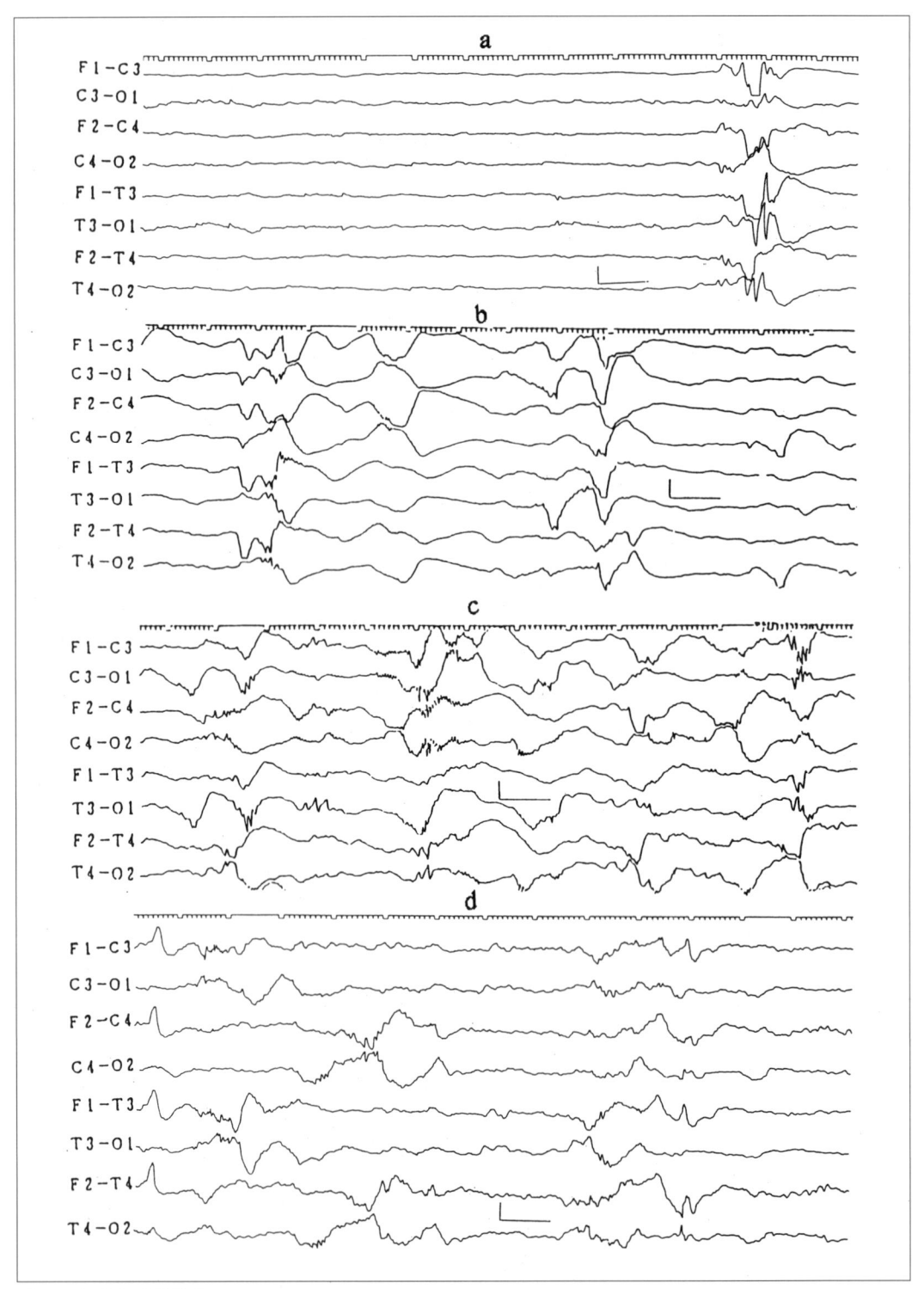

図6.23 出生時脳障害
　　　妊娠経過に異常なし．突然胎児徐脈があり急速遂娩，脳室周囲白質軟化，転帰：痙性四肢麻痺
　　　　a. 日齢0，在胎29週3日 連続脳波消失
　　　　b. 日齢3，受胎後29週6日，律動的α/β活動減衰
　　　　c. 日齢11，受胎後31週，disorganized pattern, mechanical brush
　　　　d. 日齢76，受胎後40週2日，disorganized pattern

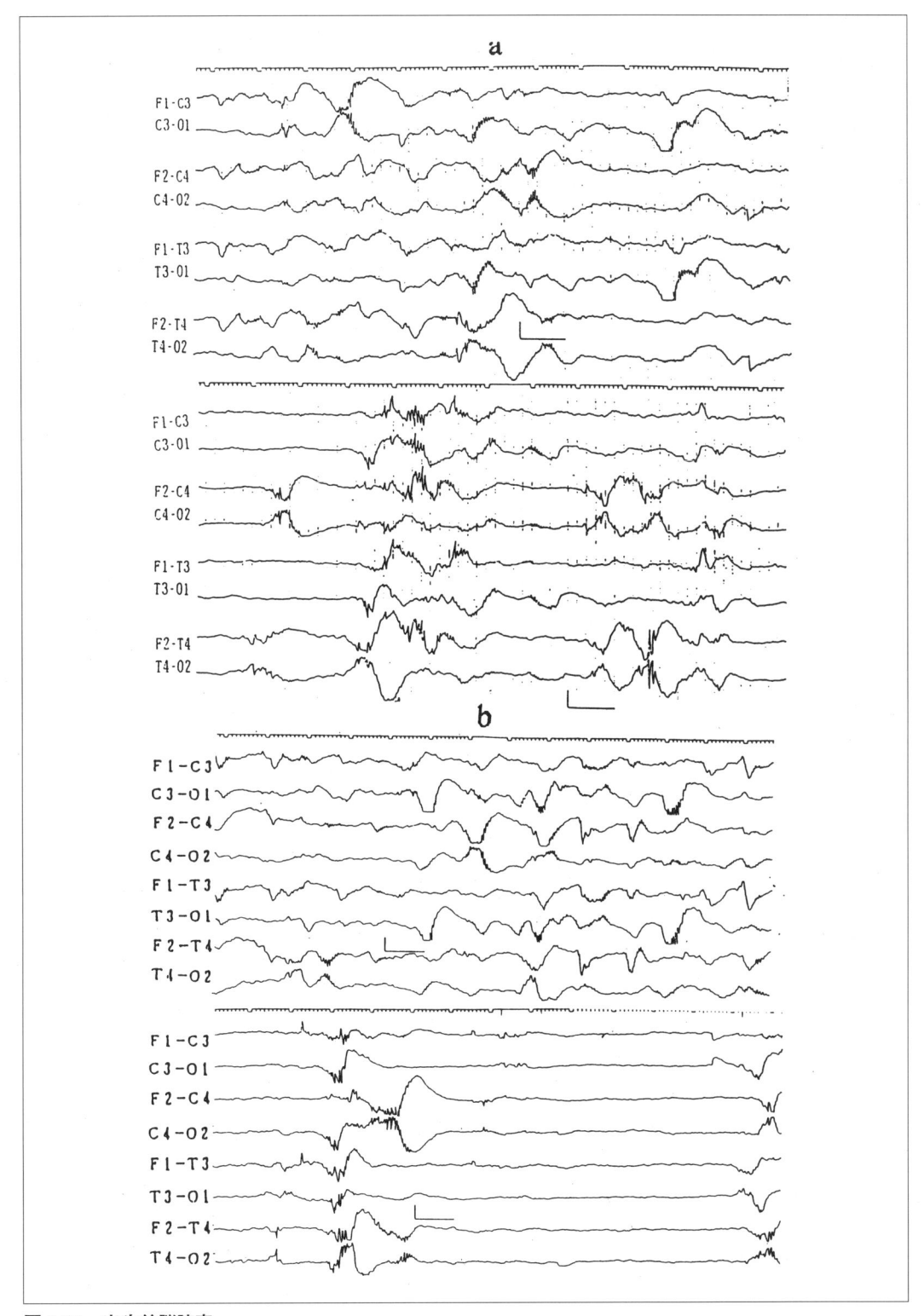

図 6.24 出生前脳障害
遷延性前期破水後出生するも，臨床的にとくに問題なし，脳室周囲白質軟化症，転帰：痙性四肢麻痺
a. 日齢 1，受胎後 32 週，disorganized pattern, mechanical brush, 超音波：正常
b. 日齢 11，受胎後 33 週 4 日，disorganized pattern, mechanical brush, 超音波：実質内高輝度

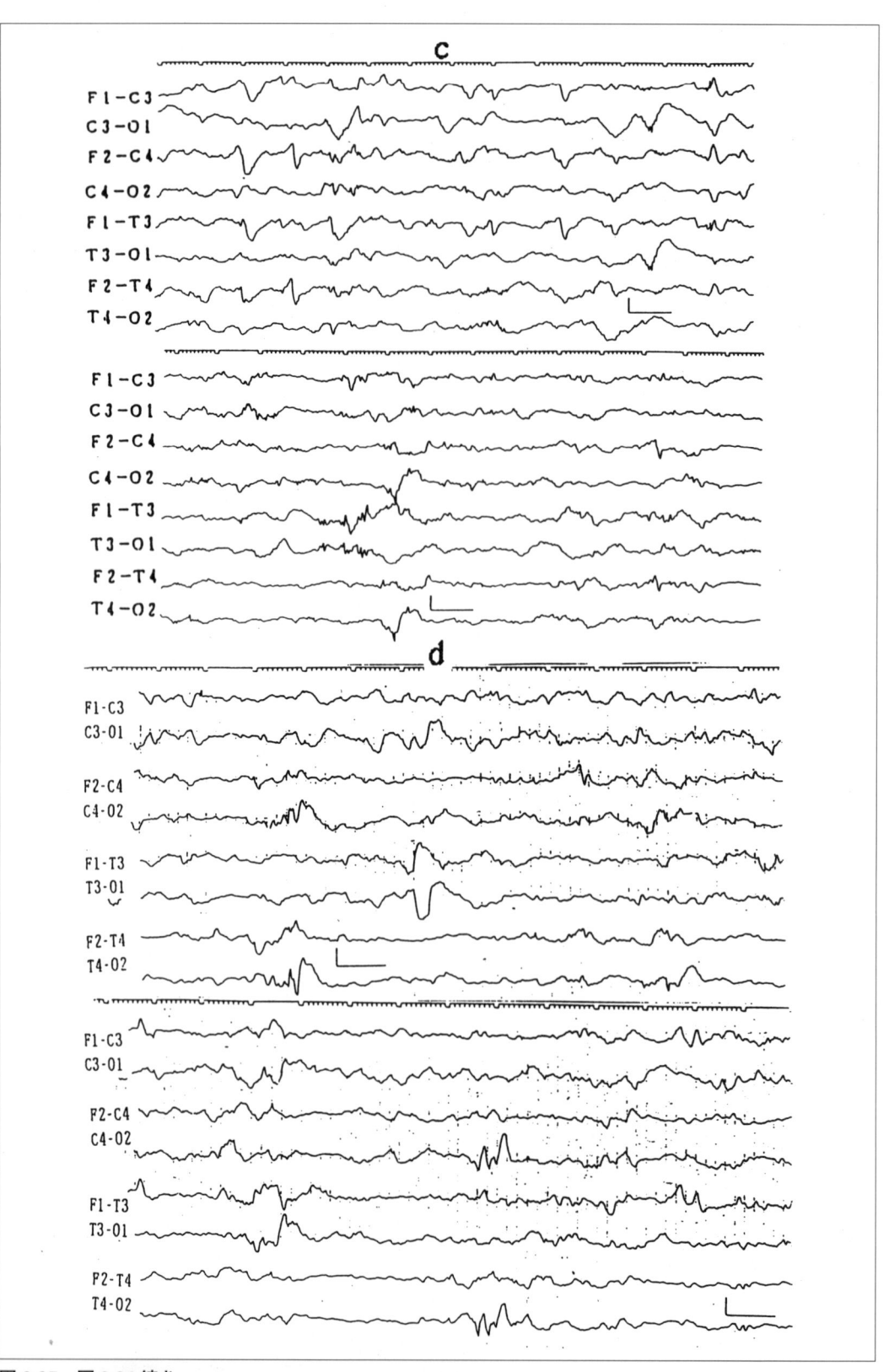

図 6.25　図 6.24 続き
　　c. 日齢 30，受胎後 36 週 2 日，disorganized pattern，超音波：嚢胞性脳室周囲白質軟化症
　　d. 日齢 58，受胎後 40 週 2 日，disorganized pattern

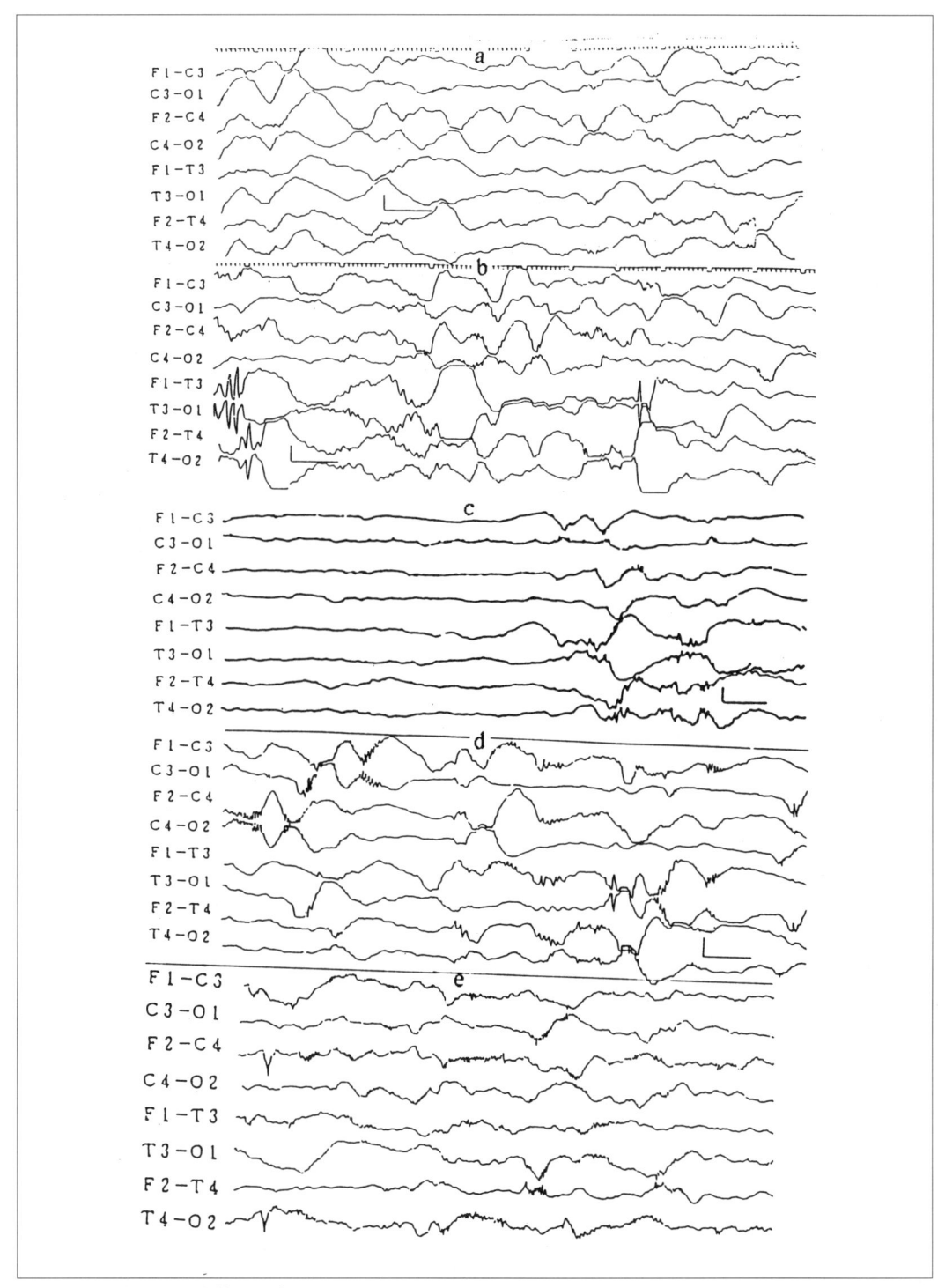

図 6.26 出生前＋出生後脳障害
　出生時とくに異常なし．動脈管開存，心不全のため呼吸不全に陥り挿管するもその後の経過は順調．転帰：痙性四肢麻痺，West症候群

a．日齢 0，受胎後 30 週，disorganized pattern
b．日齢 9，受胎後 31 週，disorganized pattern
c．日齢 19，受胎後 32 週，連続脳波消失
d．日齢 25，受胎後 33 週，disorganized pattern, mechanical brush
e．日齢 70，受胎後 40 週，disorganized pattern

2）各種疾患における脳波による受傷時期の推定
a．脳室内出血と脳室周囲白質軟化
　上記の判定基準を用いて判定すると，脳室内出血は出生後障害のことが多く，脳室周囲白質軟化は出生前ないし出生時障害のことが多い（Watanabeら1992，渡辺ら1993，Hayakawaら1999）。
b．発達障害
　在胎33週未満の早産児の脳障害で，後に精神遅滞をきたしたものの70％は出生後障害，脳性麻痺をきたしたものの51％は周生期障害，20％は出生前障害によるもので，出生後障害は7％にすぎない（Watanabeら1998）。

4．脳侵襲の発生様式の評価

　早産児は出生前を含めて出生後もさまざまな時期に脳侵襲を受ける。脳損傷の受傷時期を出生直後から脳波を経時的に記録することによって推定することができるが，さらに脳損傷の受傷様式を評価することも可能である（早川1991，渡辺ら1992，渡辺&早川1995e，Watanabeら1999b）。これは出生後脳障害の場合に最も分かりやすい。

1）発生様式の分類
a．急性重症型
　これは出生直後に血圧低下が遷延するような出生時仮死や高カリウム血症に伴う循環不全、シャント量が多くて心不全症状に伴う動脈管開存症，緊張性気胸などに一致して中等度以上の脳波活動低下がみられる。このような例では，回復期脳波はdisorganized patternを示すことが多く，超音波でしばしば実質穿破を伴う脳室周囲出血や脳室周囲白質軟化がみられ，脳性麻痺のような運動発達障害が出現してくることが多い（図6.21，6.22，6.23）。
b．軽度遷延型
　気管支肺異形成などの慢性肺疾患や，開いたり閉じたりしながら遷延する動脈管開存症，頻回の徐脈を伴う無呼吸発作などで，軽度な脳波活動低下が長期間にわたってみられる場合である（図6.27，6.28）。このような例では回復期脳波はdysmature patternを示すことが多く，超音波上明らかな異常所見がみられないが，追跡すると精神遅滞のような知的発達障害が出現してくることが多い。最軽度，軽度活動低下の持続期間と予後との間には有意な相関があり，2週間以上持続する場合に異常を残すことが多い。この場合，最軽度，軽度活動低下のほとんどはβ/α成分の減衰，減少で（図6.28），一部で群発間間隔延長がみられ，軽度低振幅のみが2週間以上続くことは稀である（図6.27）。
c．反復型
　急性の脳侵襲が反復することによって脳損傷をきたす場合である。活動低下所見が複数回みられる。周生期仮死や脳室周囲出血などから一旦回復した後に敗血症をきたすような例である（図6.29）。

2）発達障害における発生様式
　後に軽度脳性麻痺が発症した早産児においては70％で，中等度ないし重度脳性麻痺が発症した早産児では約半数で，脳侵襲は急激かつ高度であった。これに対し，精神遅滞の2/3では軽度遷延型であった（Watanabeら1998）。

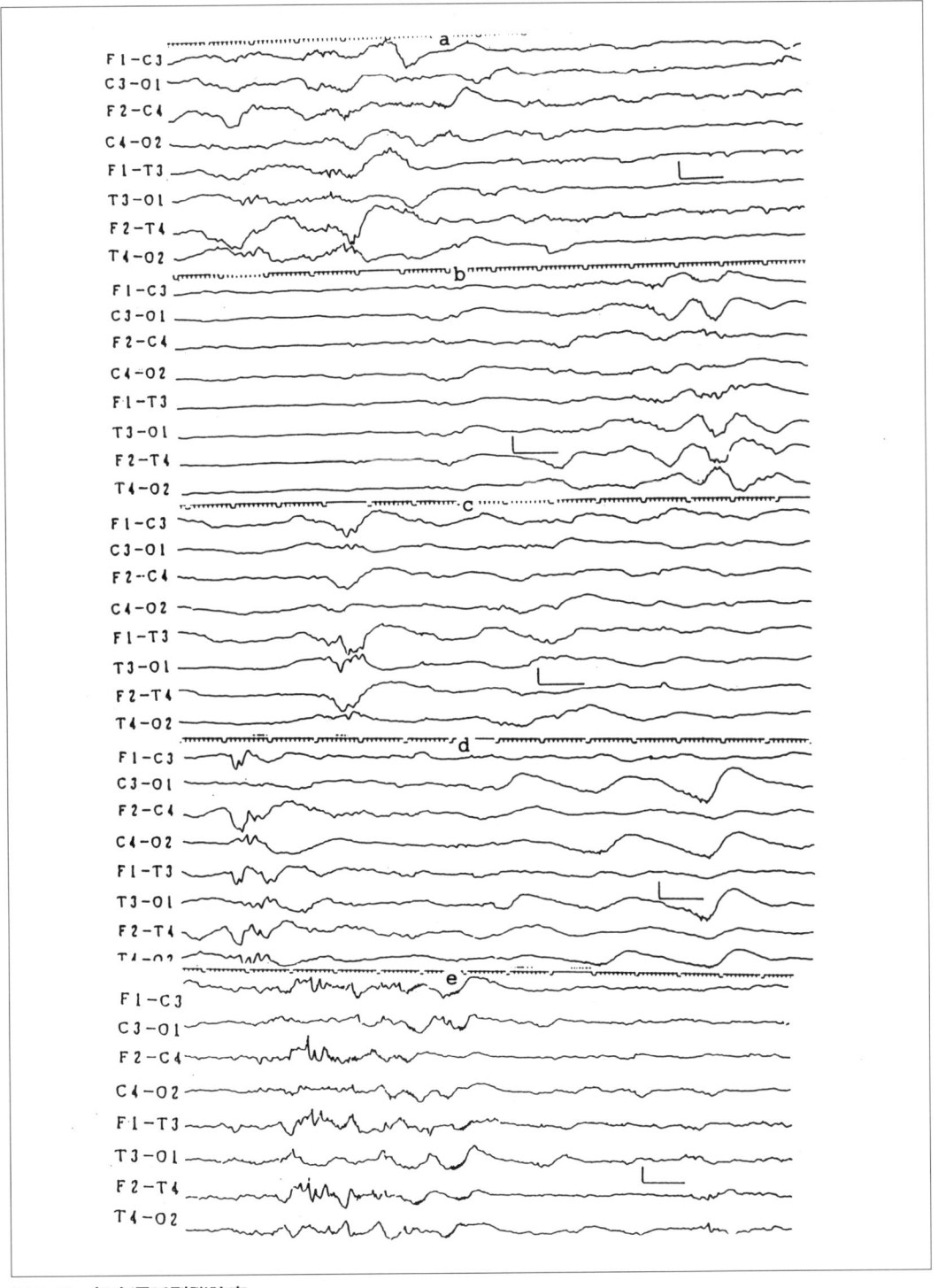

図 6.27　軽度遷延型脳障害
呼吸窮迫症候群，動脈管開存，慢性肺疾患，転帰：精神遅滞
  a. 日齢 0，受胎後 29 週，軽度低振幅
  b. 日齢 1，受胎後 29 週，軽度低振幅
  c. 日齢 9，受胎後 30 週，軽度低振幅
  d. 日齢 22，受胎後 32 週，軽度低振幅
  e. 日齢 77，受胎後 40 週，dysmature pattern，delta brush 残存

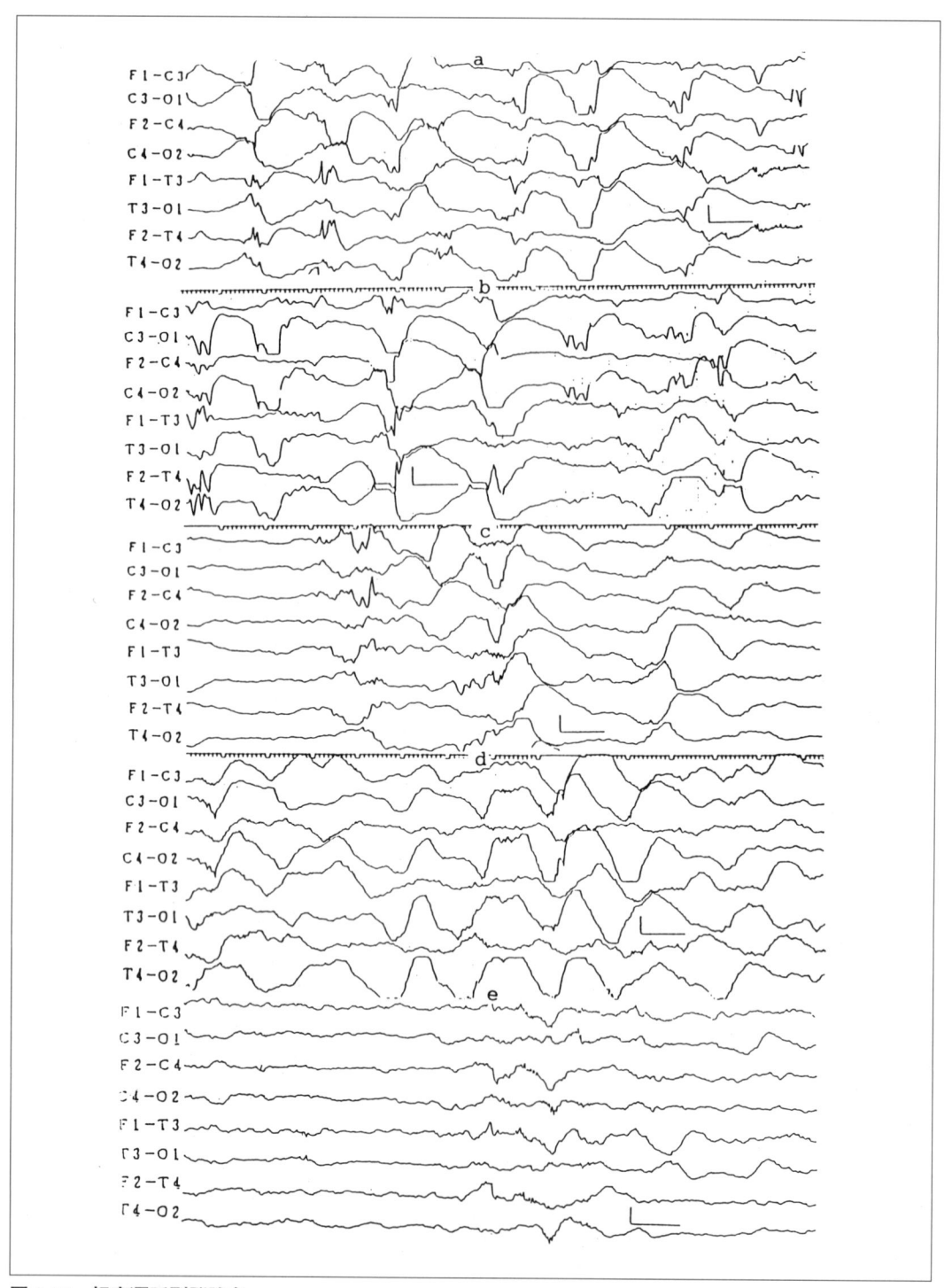

図 6.28 軽度遷延型脳障害

呼吸窮迫症候群，気胸，無呼吸発作，慢性肺疾患，転帰：軽度精神遅滞

a. 日齢2，受胎後26週，正常
b. 日齢10，受胎後28週，α/β活動減衰
c. 日齢17，受胎後29週，α/β活動減衰
d. 日齢44，受胎後33週，α/β活動減衰，dysmature pattern，超高振幅徐波，28週以後振幅低下，周波数減少ほとんどなし
e. 日齢98，受胎後40週，dysmature pattern，delta brush残存

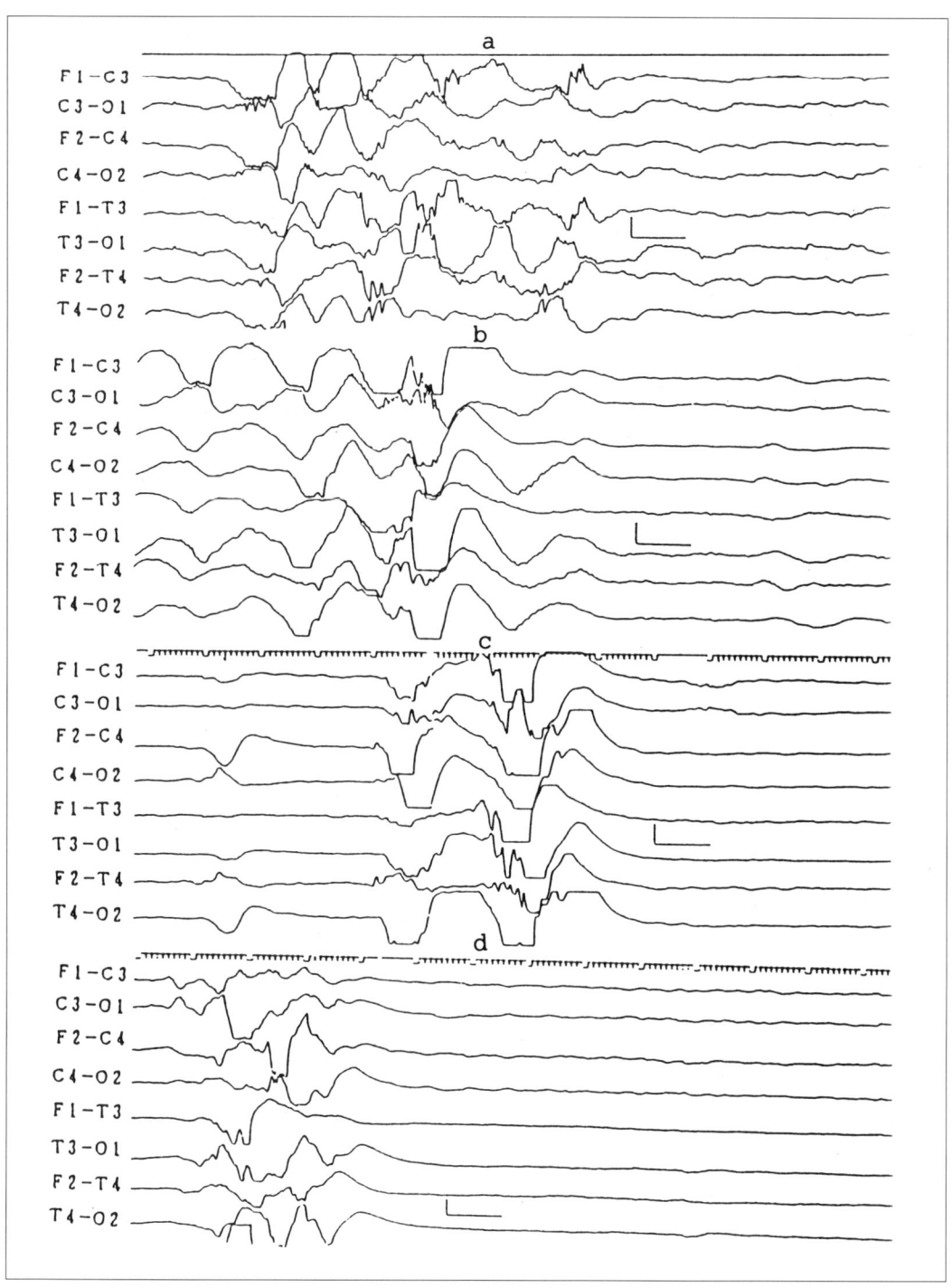

図 6.29　反復型脳障害
　　出生児仮死，呼吸窮迫症候群，高カリウム血症，低血圧。胎児循環遺残などがある腹膜灌流などにより一旦回復。壊死性腸炎，腸穿孔，敗血症，転帰：日齢 16 で死亡
　　a. 日齢 0，受胎後 26 週，群発間間隔の延長，この脳波のみでは不明
　　b. 日齢 2，受胎後 26 週，連続脳波減少，α/β 活動も減衰
　　c. 日齢 3，受胎後 26 週，連続脳波消失
　　d. 日齢 4，受胎後 26 週，連続脳波消失，振幅も低下

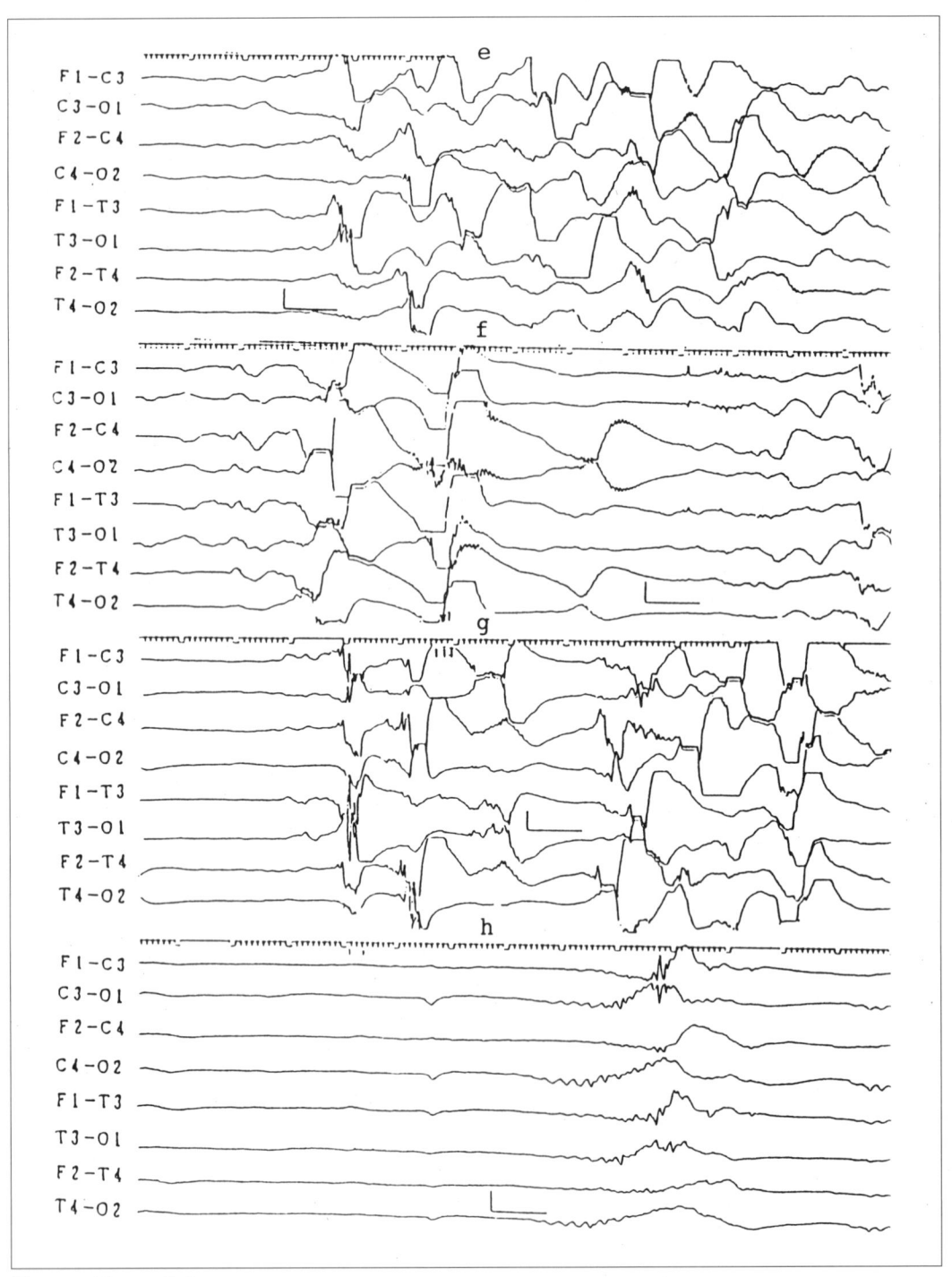

図 6.30　図 6.29 続き
  e. 日齢 6，受胎後 27 週，α/β 活動減衰
  f. 日齢 9，受胎後 27 週，disorganized pattern，mechanical brush
  g. 日齢 12，受胎後 27 週，disorganized pattern
  h. 日齢 15，受胎後 28 週，連続性脳波消失，振幅も低下

5. 早産児脳障害における超音波所見と脳波所見の関係

上述の軽度遷延型脳障害では dysmature pattern を示すことが多いが，超音波上明らかな異常所見がみられない（渡辺ら 1992）。これに対し急性重症型脳障害では disorganized pattern を示すことが多く，超音波でしばしば実質穿破を伴う脳室周囲出血や脳室周囲白質軟化がみられる。脳室周囲白質軟化症においては，超音波によって受傷時期を推定することは困難であり，脳波によって出生前脳障害と診断された例においても，囊胞形成が生後15日以後の例が多くみられた（久保田ら 1999）。脳波において出生時脳障害と診断された例において検討すると，脳室周囲白質軟化症が重症であるほど囊胞形成が早かった。

6. 新生児期脳波と予後

早産児においても脳波は予後判定に有用である。予後判定に用いる脳波所見は報告者によって異なる。一般にいくつかの所見をまとめて異常の程度を分類し予後を判定することが多いが，非連続性（Connellら 1988, Bendaら 1989），成熟度（Hahn & Tharp 1990, Cioniら 1994, Biagioniら 1996a），一過性鋭波（Hughes & Guerra 1994, Biagioniら 1996b, Marretら 1997）などの特定の所見のみを用いているものもある。しかし非連続性のような1所見のみで予後を判定するには限界がある（van Swedenら 1991）。とくに非連続性は急性期活動低下の指標にすぎない。早産児では，生後も脳侵襲を受ける可能性があるので，1回のみの記録で判断するより経時的記録の方が有用である（Tharpら 1981, 1989）。また早産児では中枢神経以外の合併症での死亡例もあり，急性期脳波所見と予後の関係は単純ではない。

1) 急性期異常と予後

生後1週以内の脳波が中等度活動低下以上の活動低下所見を示した早産児のうち生存例の乳児期MRIをみると，脳室周囲白質軟化が最も多く，一部で脳室周囲出血/出血後孔脳症がみられる（早川ら 1996）。最高度活動低下では全例，高度活動低下では約半数で死亡するため，中等度活動低下で脳室周囲白質軟化を呈した例が最も多くなったと考えられる。在胎33週未満の早産児で，出生直後から予定日に至るまで経時的記録を行い，出生直後の脳波で既に慢性期異常を示した例を除き，最も異常な活動低下所見と予後の関係をみると，図 6.31 のようになる（Watanabeら 1998）。活動低下がないか最軽度であれば89％で予後正常である。軽度ないし中等度活動低下を示す場合40％が正常か境界異常，30％が軽度脳性麻痺となる。高度ないし最高度活動低下を示す場合，38％が早期死亡，52％が中等度または重度脳性麻痺となる。しかし10日間平坦脳波を呈しても生存しその後に低振幅脳波活動が出現した例もある（Juguilon & Reilly EL 1982）。生存例のみで検討すると，活動低下の程度と脳性麻痺の重症度との間には有意な相関がある（図 6.32）。

2) 慢性期異常と予後

経時的記録の中で最も異常な慢性期異常と予後との関係を図 6.33 に示す（Watanabeら 1998）。慢性期異常がなければ88％で予後正常である。成熟異常を示す場合，68％が境界異常か精神遅滞を示す。軽度の disorganized pattern を示す場合，43％が軽度脳性麻痺，52％が正常か境界異常を呈する。

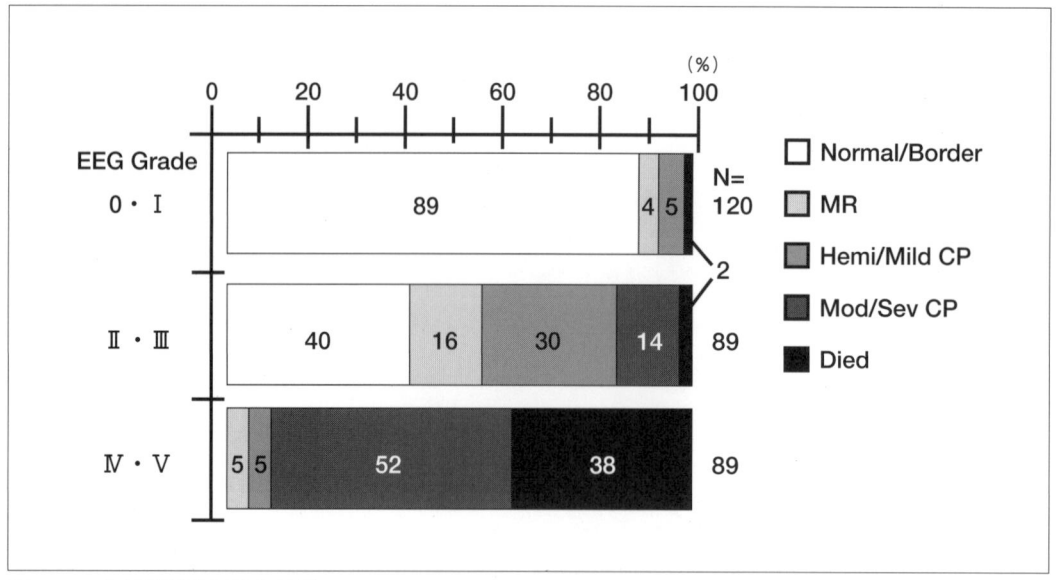

図 6.31 急性期脳波異常と転帰
0：急性期異常なし　Border：境界　MR：精神遅滞　CP：脳性麻痺
Hemi：片麻痺　Mild：軽度　Mod：中等度　Sev：重度　Died：死亡

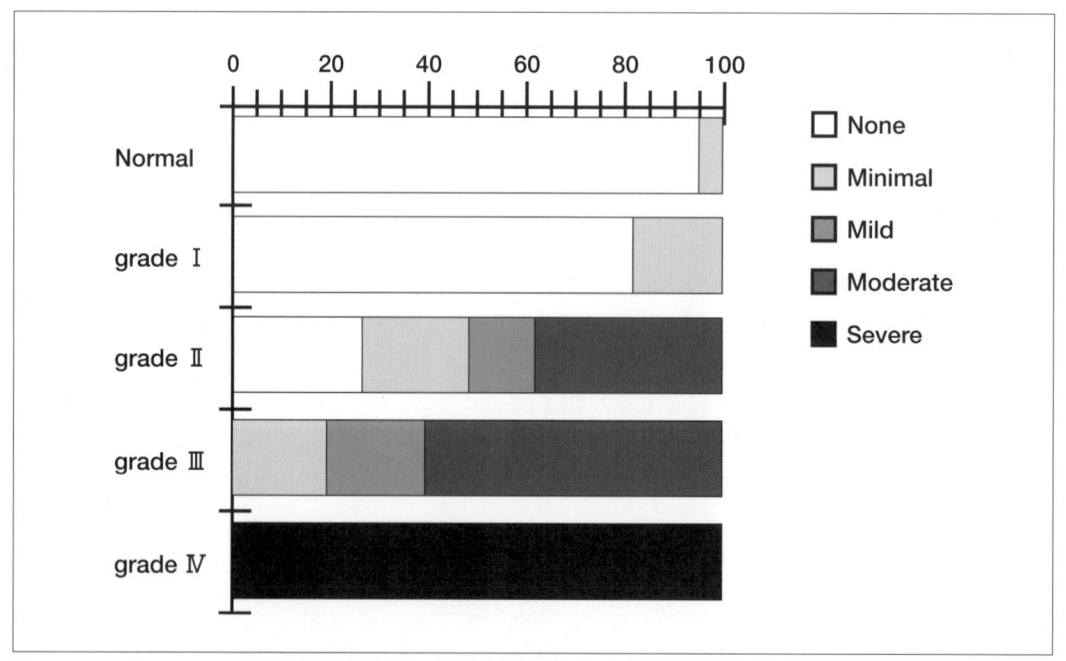

図 6.32 生存例における急性期脳波異常と脳性麻痺の重症度
None：脳性麻痺なし　Minimal：歩行可　Mild：支持歩行可
Moderate：座位可　Severe：座位不可

高度の disorganized pattern を示す場合，79％が中等度ないし重度脳性麻痺になり，14％が軽度脳性麻痺になる。

3）経時的記録と予後

早産児の予後判定には経時的記録が重要である。急性期異常も慢性期異常もともにない場合，ほとんどの例で予後良好といえる。早産新生児期全経過を通じて最も異常な脳波が正常または軽度異常の場合，ほとんどの例が正常ないしほぼ正常に発達する。中等度異常の場合は半数が正常発達するのに対し，高度異常の場合は正常ないしほぼ正常に発達するものはほとんどいない。早産児では新生児期後期の脳波は出生直後あるいは急性期の脳波より予後判定に有用である。これは生後1週以内の脳波が最も有用である正期産児の場合と対照的である。Tharp ら（1981）は，高度異常として平坦脳波，群発平坦脳波，陽性中心部鋭波，脳波的発作，著明な振幅の左右差あるいは非同期，あるいは背景脳波の過剰な徐波化があり受胎後齢相当の脳波がみられないか減少しているものをあげ，経時的記録でこれらのうちいずれか一つを示せば予後不良か死亡したが，正常例では予後良好，中等度異常では予後判定ができないと報告している。Clancy ら（1984）は，背景脳波の異常を**表6.1** のように分類し，脳室内出血の未熟児の脳波を経時的に記録し，最も異常な脳波所見における生存の確率および予後良好の確率を報告した。Radvanyi-Bouvet ら（1987）は，前頭，側頭，中心部における徐波の過剰，1/分未満の陽性中心部鋭波，脳波的発作（±臨床発作）を軽度異常とし，受胎後齢の評価不可能な程の背景脳波異常，1/分以上の陽性中心部鋭波を高度異常とすると，生後1ヵ月以内の経時的記録で正常か軽度異常の場合は正常予後が多く，高度異常の場合は全例で予後不良と報告している。

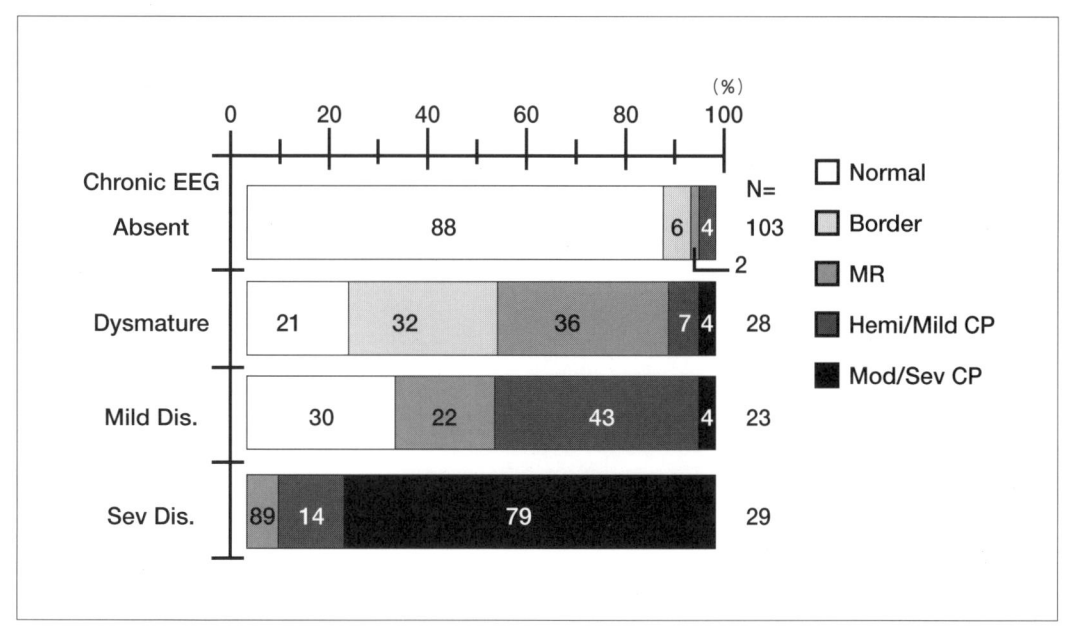

図 6.33 慢性期脳波異常と転帰
Chronic EEG：慢性期脳波異常　Absent：慢性期異常なし　Mild Dis：軽度 disorganized pattern
Sev Dis：高度 disorganized pattern　　Border：境界　MR：精神遅滞　CP：脳性麻痺
Hemi：片麻痺　Mild：軽度　Mod：中等度　Sev：重度

7. デジタル脳波計の早産児脳波への応用

デジタル脳波計はモンタージュ，振幅，フィルター，時間軸を記録後任意に変更することができ，原波形をさまざまな角度から解析することができる（奥村＆早川2000）。早産児脳波では極めて高振幅のδ波が主体をなし，通常の感度によるペン書き記録では，より低振幅なbrushなどの速波がしばしば記録できないことがあるが，低周波数フィルターを5Hzとして低周波数帯域をカットするこ

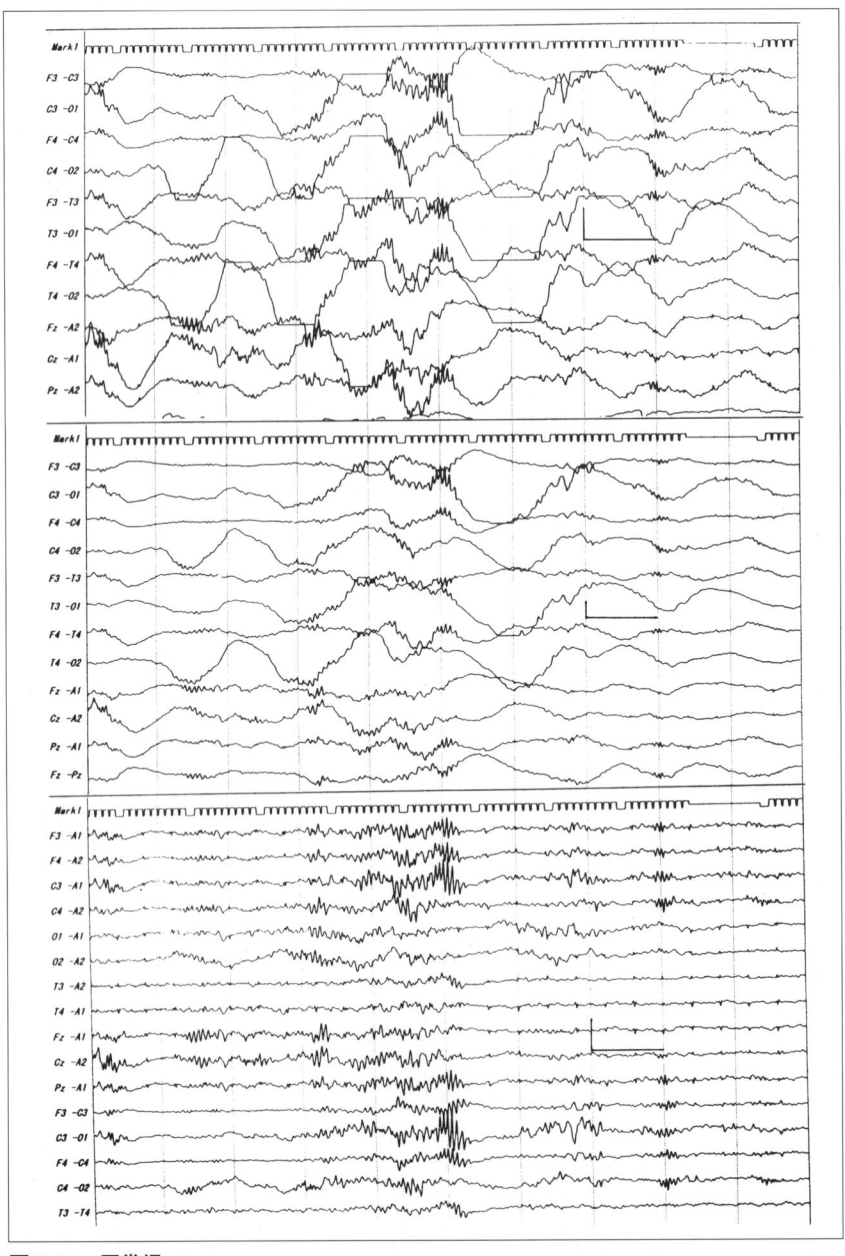

図6.34 正常児
在胎28週，受胎後29週，上：通常記録　中：感度1/2　下：低周波数フィルター5Hz，単極誘導，brushが明瞭

とによりこれらが明瞭になる（図 6.34）。Disorganized pattern では極めて高振幅なδ波がみられることがあり、感度を下げて記録すると通常の記録では mechanical brush や異常な鋭波が隠されわかりにくくなるが、この方法を用いるとこれらが明らかになる（図 6.35）。また双極誘導のみならず単極誘導を用いることにより目的とする波形の局在決定が容易になる（図 6.36, 6.37）。早川ら（2000b），祖父江ら（2000）は、この方法を用いて脳室周囲白質軟化をきたした在胎 29～30 週の早産児の disorganized pattern における鋭波について検討した。陰性鋭波の出現頻度は、後頭部では対照の 1～4/10 分に対し、患児では 24～30/10 分、Pz では対照の 0.6～0.7/10 分に対し、患児では 6～8/10 分であったが、その他の部位では差を認めなかった。陽性鋭波については、Fz では対照の 0.5～2/10 分に対し、患児で 3～22/10 分、Cz では対照の 0.1～0.2/10 分に対し、患児で 13～16/10 分であった。早川ら（2000a）は、brush についても同様の検討を行った。全 brush のうち正中線（Fz, Cz, Pz）に出現したものの割合は、対照で 9％であったのに対し、disorganized pattern でみられる brush は患児では 33％を占めた。また全 brush のうち鋭波が先行したものは、対照で 5％であったのに対し、患児では 42％を占めた。

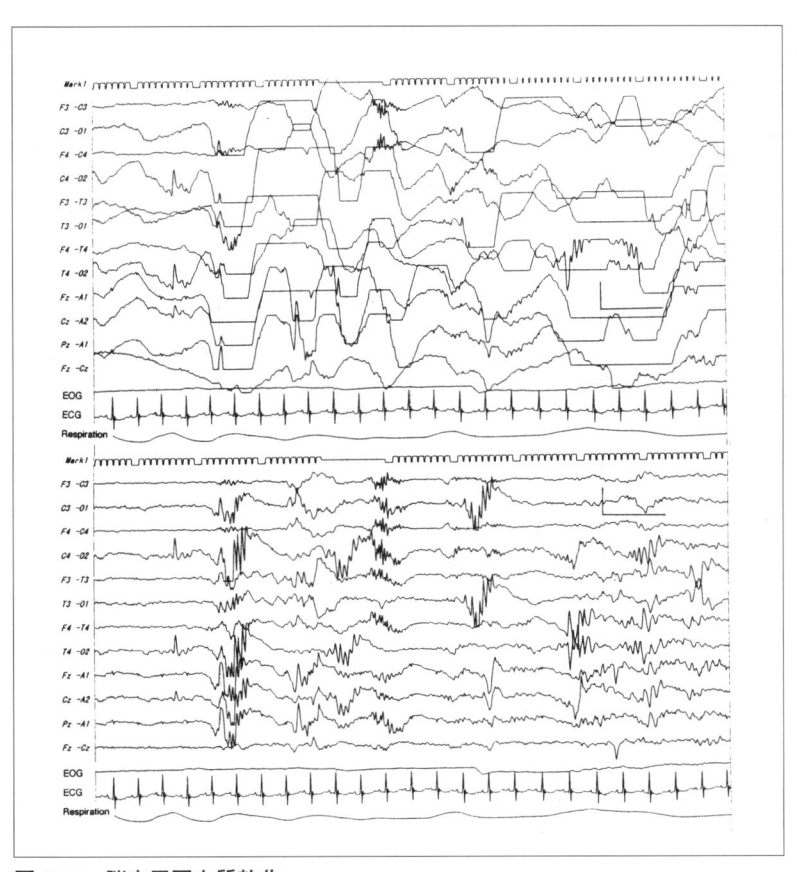

図 6.35　脳室周囲白質軟化
　　　　在胎 29 週 3 日、受胎後 31 週 1 日　上：通常記録、極めて高振幅なδ波出現、下：低周波数フィルター 5Hz，鋭波を伴う mechanical brush が明瞭

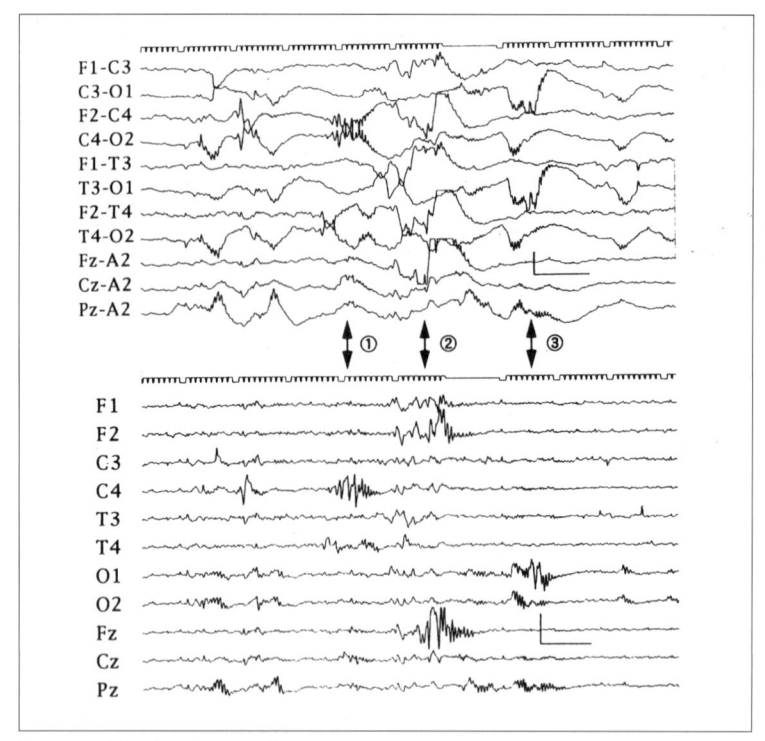

図 6.36 脳室周囲白質軟化
在胎 30 週，受胎後 31 週　上：通常記録，下：低周波数フィルター 5Hz，単極誘導，鋭波が先行する異常な brush が顕在化

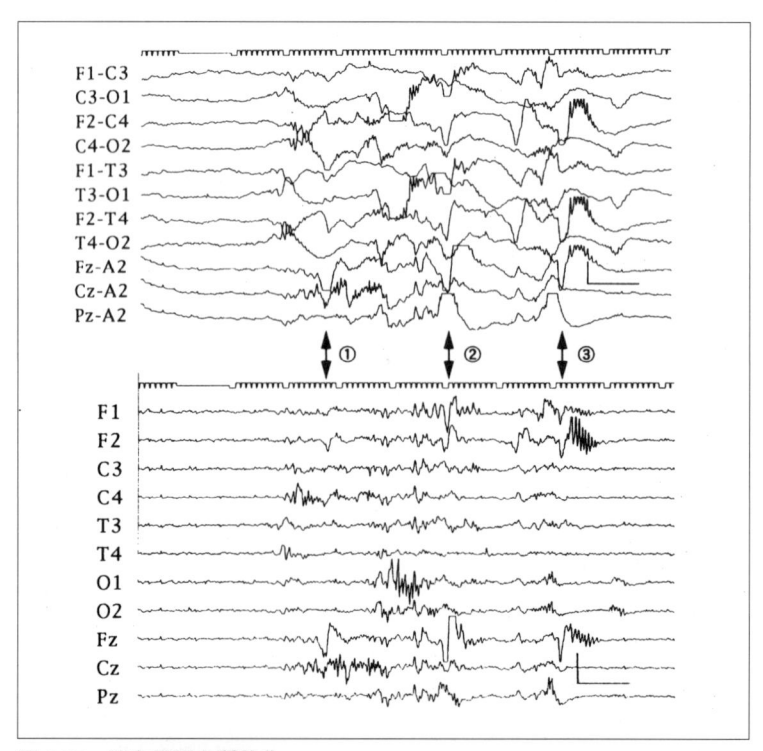

図 6.37 脳室周囲白質軟化
在胎 30 週，受胎後 31 週　上：通常記録，下：低周波数フィルター 5Hz，単極誘導，Fz からの陽性鋭波が明瞭

第7章
新生児脳波からみた乳児期の脳波発達

　新生児期に何らかの脳波異常を示した新生児はその後も定期的に観察していく必要がある。このためには乳児の正常脳波の特徴を把握しておくことが重要である（渡辺 1978, 1988b, c）。乳児期の脳波発達は新生児期の背景脳波と相関がある（Hakamadaら 1980, 渡辺 & 袴田 1981）。

1. 交代性脳波の消失時期

　新生児脳波の特徴である交代性脳波は受胎後44～46週ごろに消失する。周生期脳障害の正期産児では生後1週以内の脳波が正常か最軽度活動低下を示した場合は正常時期に消失する。軽度あるいは中等度活動低下を示した場合も80％の例で正常時期に消失するが、残りの例でやや遅れて2ヵ月で消失する。高度活動低下を示した場合、正常時期に消失するのは50％で、残りは2～3ヵ月に消失する。最高度活動低下では正常時期に消失するものはなく2～4ヵ月になって消失する。

2. 睡眠紡錘波の出現時期

　正常乳児では、受胎後44週過ぎから低振幅で痕跡的な紡錘波が出現し始め、受胎後46週から乳児型の明確な紡錘波となり、受胎後51週以後はこれが全例に出現する（Metcalf 1970）。早産児でやや出現が早く、受胎後50週以後全例にみられる。乳児型紡錘波は、紡錘状ではなく陰性相が鋭波状でμリズムに類似し、乳児期初期には左右非同期性であることが多いが、次第に同期性となり1歳6ヵ月ではほとんど同期性となる。この乳児型の睡眠紡錘波が正期産児で生後3ヵ月の時点で出現していない場合はその後に出現しても異常といえる。正期産児で、生後1週以内の脳波が正常か最軽度活動低下、軽度活動低下を示した場合には全例で3ヵ月までに紡錘波が出現する。中等度活動低下ではほとんどの例で3ヵ月で出現するが、15％では4～5ヵ月まで消失が遅れる。高度活動低下を示した場合、3ヵ月までに出現するのは60％にすぎず、12ヵ月になっても80％で出現するのみである。最高度活動低下では12ヵ月になっても出現する例はない。

3. 睡眠紡錘波の出現間隔と持続時間

　睡眠紡錘波の出現間隔は、生後6ヵ月までは最も短く規則的である。6～12ヵ月ではやや長くなり不規則になる。生後12ヵ月までは6～20秒である。1歳を過ぎると次第に長くなり、2歳を過ぎるとかなり長く不規則になり、長いものが多くなり、短いものが少なくなり、10～50秒となる。紡錘波の持続時間は3ヵ月で最も長く1.5～3秒、6ヵ月で1～2秒、12ヵ月で0.7～1.5秒と月齢とともに減少するが、長い持続のものが減少し、短い持続のものが増加する（Lenard 1970）。異常例で

は正常例より短い傾向があるが，1歳になるとむしろ長い例がみられる。異常例では月齢に伴う持続時間の減少を示さないものがある。

4．ヒプサリズミアの出現過程

周生期低酸素性虚血性脳症があり，のちに West 症候群が発症した例では，2/3 で生後 1 週以内の脳波が高度活動低下，1/3 で最高度活動低下を示した（Watanabe ら 1973b，1987，渡辺 1991c）。これらの初期の脳波は数週のうちに次第に改善していくが，まったく正常になることはほとんどない。2 週目では中等度活動低下と高度活動低下を示すものが多いが，最高度活動低下を示すものはない。3 週目では軽度ないし中等度活動低下を示すものが多く，4 週目では軽度ないし最軽度活動低下を示すものが多い。したがって新生児期の脳波が高度活動低下を示すものではのちに West 症候群が発症する可能性があるといえる。このような例では，1～2ヵ月には静睡眠における異常な非連続脳波，受胎後 47 週以後の交代性脳波の残存，静睡眠における高振幅徐波パターンの発達不良，静睡眠での平坦部分の挿入などがみられる。3～4ヵ月には睡眠紡錘波の欠如ないし出現不良がみられる。0～1ヵ月では突発性異常はみられない。2～3ヵ月になると焦点性あるいは多焦点性棘波ないし鋭波が出現し，4～5ヵ月になるとヒプサリズミアが出現する。乳児期初期に焦点性棘波，とくに多焦点性棘波がみられる場合，ヒプサリズミアの出現が予想される。新生児化膿性髄膜炎の後に West 症候群が発症した例では，新生児期の脳波は低酸素性虚血性脳症におけるほど活動低下は強くなく，軽度ないし中等度活動低下を示すが，しばしば速波が重畳し，異常の持続が長く回復が遅いか，むしろ悪化することさえある。出生前の病因によるものでは，新生児期の背景脳波は病因によるが，低酸素性虚血性脳症の場合のような高度の活動低下所見は示さない。軽度活動低下に相当する所見，高度の背景脳波異常，成熟異常などがみられる。大田原症候群では周期性突発波はいったん消失し，ついで焦点性棘波が出現する（Watanabe ら 1982d，1987）。いずれの場合も乳児期初期の背景脳波および突発性異常波の進展形式は低酸素性虚血性脳症の場合と同様である。

早産児においては，出生直後の脳波が正常の例では，経過中に急性期異常をきたし，出生直後の脳波が急性期異常を示した例，出生直後の脳波が慢性期異常を呈した例，すべて経過中に中等度以上の慢性期異常を示した（Watanabe ら 1989，Watanabe 1998）。乳児期には全例で後頭部ないし後頭頭頂部から棘波，多棘波を経てヒプサリズミアに進展した（Okumura ら 1996，奥村 & 渡辺 1998）。

# 第8章

突発性異常

前述のごとく（p.38），正常新生児でも棘波・鋭波がしばしばみられる一方，新生児痙攣では発作間欠期脳波に突発性異常を認めることが少ないので，発作間欠期脳波における突発性異常の意義は大きくない。したがって発作間欠期脳波は年長児におけるほど痙攣性疾患の診断に役立たない。中心部あるいは側頭部における一過性鋭波の出現頻度は発作群で有意に高く，ある程度発作性疾患の診断に有用であるとの報告や（Clancy 1989），鋭波の定量によって発作の確認が可能であるとの報告もあるが（Hughesら1983a），発作間欠期脳波には発作とは関連のない一過性鋭波や異常鋭波がみられるので，新生児痙攣の診断における発作間欠期脳波の棘波や鋭波の有用性はそれほど高くはなく，これによって新生児痙攣の確定診断はできない。一過性鋭波は，受胎後齢に比して過剰に出現し，群発し，常に一側性または焦点性，多相性で，とくに交代性脳波の低振幅部分に出現したり，動睡眠の低振幅不規則脳波や覚醒時にも出現すれば異常のことが多い（Hughesら1983a，Clancy 1989，Lombroso & Holmes 1993）。Scherら（1988）は，中心線上に棘波を示した新生児の62％に脳室内出血，脳室周囲白質軟化，脳梗塞，脳奇形などの器質的病変を認めたという。

1．突発性異常の分類（表8.1）

突発性異常は多種多様で，種々の波形が同一児の同一記録に出現することもあり，これらを分類し，診断や予後判定に利用することは困難なことが多い（渡辺ら1974，渡辺1981g）。

表8.1　突発性異常の分類

Ⅰ．発作間欠時突発性異常
　1．焦点棘波・鋭波
　　1）陰性棘波・鋭波
　　2）陽性鋭波
　　　a．陽性中心部鋭波（positive rolandic sharp waves, PRS）
　　　b．陽性側頭部鋭波（positive temporal sharp waves）
　2．多焦点棘波・鋭波
　3．周期性突発波
　4．周期性片側性てんかん型放電（periodic lateralized epileptiform discharges, PLEDS）
Ⅱ．発作時脳波
　1．反復性棘波・鋭波　2．律動的δ波　3．律動的θ波　4．律動的α波
　5．反復性発作波複合　6．発作性不規則徐波　7．脱同期・平坦化
　8．発作性漸増律動　9．速波群発　10．不変
Ⅲ．潜在性発作（subclinical, occult, silent seizures）

1）発作間欠期の突発性異常

①単一焦点棘波・鋭波（図8.1）

棘（鋭）波は，年長児，成人に比較して持続時間が長く，振幅は小さい。棘波よりは鋭波のほうがはるかに多い。焦点性鋭波は発作間欠期に最もよくみられる所見であり，動睡眠より静睡眠にみられる。早産児では，脳室周囲白質軟化症で陽性中心部鋭波のほかに前頭部，後頭部，中心線上に陰性鋭波がしばしばみられることは既に述べた（p.103参照）。

②多焦点棘（鋭）波（図8.2）：一般に背景活動の異常を伴っていることが多く，①に比べて予後不良を意味することが多い。

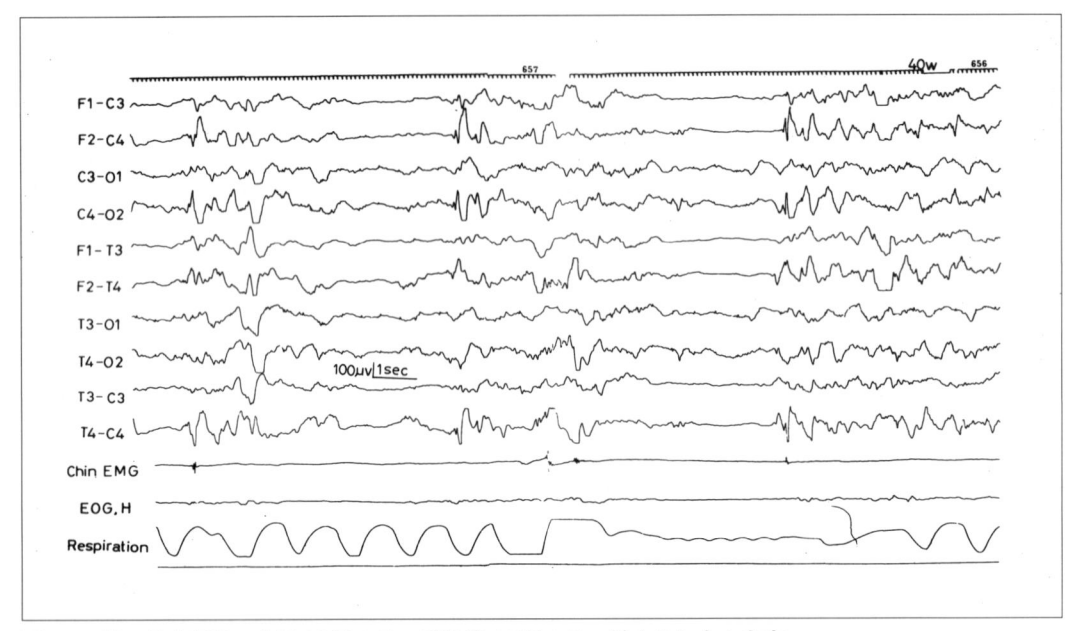

図8.1　単一焦点棘波，在胎39週4日，受胎後40週1日，低カルシウム血症

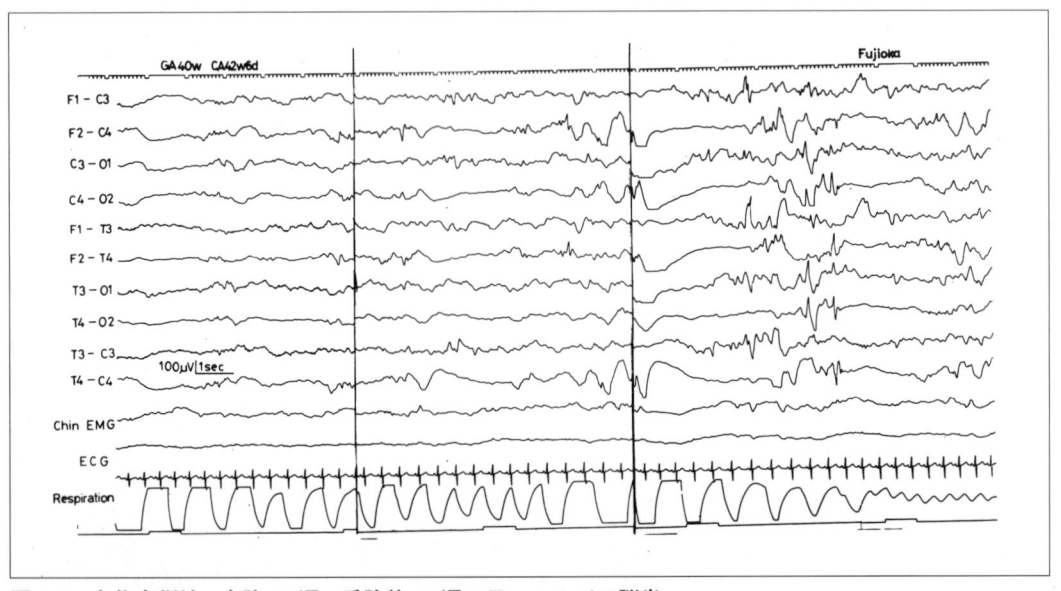

図8.2　多焦点鋭波，在胎40週，受胎後42週6日，ヘルペス脳炎

③臨床発作を伴わない発作性異常

発作時脳波と同一の脳波パターンが臨床発作を伴わないで出現することがある。これはsubclinical seizures で，発作間欠期異常というより発作時脳波と考えられる。

④周期性片側性てんかん型放電（periodic lateralized epileptiform discharges，PLEDS）

定型的で，ほぼ規則的に反復する約1Hzの突発性異常で，少なくとも10分以上続き，形態，周波数，分布が変容せず発作徴候を伴わないものである（McCutchenら 1985, Scher & Beggarly 1989）。しかし発作時にみられる反復性突発波，低頻度放電と区別しないもの，変容を示すものや持続の短いものを含めるものもあり，この用語の定義に関しては混乱がみられるが（Sainioら 1983, McCutchenら 1985, Shewmon 1990），基礎疾患としては脳梗塞，低酸素性虚血性脳症，ヘルペス脳炎などが報告されている。

⑤陽性中心部鋭波（positive rolandic sharp waves，PRS）

正期産児でもみられることがあるが，主として早産児にみられる所見である（p.100参照）。発作とはまったく関連がなく，突発性異常というより背景脳波異常である。

⑥陽性側頭部鋭波（positive temporal sharp waves，PTS）

健常早産児で非連続脳波の平坦部分にみられる振幅の低い陽性鋭波と異なり，PRSと同様の波形と極性を持つが，中側頭部に出現するものである。PTSは頭蓋内出血でみられるが，とくに仮死を伴っている場合に多くみられるという（da Costa & Lombroso 1980）。PTSはその他，裂脳症，水頭症，梗塞などでもみられるという（Nowackら 1989）。このような陽性鋭波は，正期産児では側頭部，早産児では中心部にみれらることが多いが（Barlow & Holmes 1990），発作とは関連がない。Hughesら（1991）によると，PTSは受胎後30週未満に多くみられ，脳室周囲白質軟化やⅢ～Ⅳ度の脳室周囲出血との関連が高いという。Chung & Clancy（1991）によると，PTSは対照では動睡眠で0.9（0～3）/10分の出現頻度であるのに対し，過剰PTS群では22（7～61）/10分出現し，80％で背景脳波異常を合併し，60％で局在の一致する梗塞や出血などの焦点性ないし広汎性器質的病変がみられたという。またPRSが早産児に多くみられるのに対し，本波形がみられたのは平均41.2（37～49）週であり，成熟児にみられる異常波であるといえる。しかし高率に背景異常を合併していることから，本波形が単独で予後判定に意義があるかどうかは不明である。Vecchierini-Blineauら（1996b）は，在胎31-32週で出生した早産児の生後1週目のPTSについて検討し，出現頻度が低く，持続時間が短く，振幅が大きくなく，生後2週目に急速に減少する場合は病的意義は低いと報告した。

2）発作時脳波

新生児痙攣では発作時脳波が重要で，発作間欠期脳波の有用性は低い（Wical 1994）。しかし4チャンネル記録では不十分で発作を過少評価することがある（Bye & Flanagan 1995b）。発作時脳波記録は，微細発作，非定型発作の診断（Watanabeら 1977, Coenら 1982, Eyreら 1983b, Clancy & Legido 1987, Scherら 1989, Clancy 1989）や抗痙攣薬の効果のモニター（Hakeem & Wallace 1990, Bye & Flanagan 1995a, b）に有用である。一見間代発作とみえる運動でも発作性でないことがある（Boylanら 1999）。臨床発作徴候を伴わない反復性無呼吸はてんかん性発作でないことが多く，発作時脳波記録は有用でない（da Silvaら 1998）。発作時の突発波にはさまざまなものがあるが，ミオクロニー発作と短い強直発作の場合を除き，律動的に反復し，進行性に周波数，振幅が進展し変容する（Lombroso & Holmes 1993）。通常，低振幅律動性ないし正弦波様の波形あるいは棘波や鋭波として始まり，次第に振幅が増し周波数は遅くなる。しかし徐波で始まる場合は速くなることもある。反復性棘波，鋭波，反復性発作波複合，律動的 $\alpha \cdot \theta \cdot \delta$ 波などがしばしばみられる（Watanabeら

1977, 渡辺 1981g, Watanabe ら 1982b, Watanabe ら 1984b)。

Mizrahi & Kellaway (1987) によれば, 焦点性間代発作, ある種のミオクロニー発作, 焦点性強直発作ではつねに発作波がみられるが, 大部分の微細発作, 全般性強直発作, ある種のミオクロニー発作では発作波を示さないか, 発作波との関係が一定しないという (**表8.2**)。

発作時脳波パターン (脳波的発作 electrographic seizures) の定義については曖昧なところがある。脳波的発作は, 突然出現し, 反復性で, 進展を示す定型的な波形で, 起始, 中期, 終止を示すもので, 10秒以上 (Clancy & Legido 1987, Scher 1997c) あるいは20秒以上 (McCutchen ら 1985) の持続が必要とするものがある一方, 数秒の発作波あるいは発作を記載しているものも多い (Stockard-Pope ら 1992)。臨床徴候を伴う短い発作波は明らかに存在しているので, 10あるいは20秒といった任意の定義は実際的ではない。しかし新生児の脳波では発作と関連のない短い律動的群発もみられるので, ミオクロニー発作やスパズムは別として持続時間の下限を設定する意味はあろう。脳波的発作の持続時間は, 1分未満が圧倒的に多く, ついで1-2分が多い (Clancy & Legido1987)。Sheth (1999) は, 臨床的に新生児痙攣と診断された新生児において1回ないし複数回の1時間脳波記録を行い, 明らかな脳波的発作がみられた例は19％にすぎなかったが, 発作間欠期突発性異常 (律動的あるいは準律動的鋭波の局在性反復) は42％にみられ, あわせて62％の発作確認率と報告している。

新生児発作を自動検出しようとする試みがなされているが (Liu ら 1992, Gotman ら 1997a, b, Roessgen ら 1998), ここではこれについては述べない。

a. 発作時脳波の分類

発作時脳波の分類にはさまざまなものがある (Dreyfus-Brisac & Monod 1964, 黒川 1970, Watanabe ら 1977, Mizrahi & Kellaway 1987, Lombroso & Holmes 1993, Scher 1997c) (**表8.1〜8.3**)。

表8.2　Mizrahi & Kellaway (1987) による新生児発作の分類

```
Ⅰ. 常に発作波を伴うもの
    A. 焦点性間代発作
        1. 単一焦点性  2. 多焦点性  3. 半身性  4. 体軸性
    B. ミオクロニー発作
        1. 全般性あるいは両側性  2. 焦点性
    C. 焦点性強直発作
        1. 躯幹の非対称性屈曲  2. 眼球偏位
    D. 無呼吸
Ⅱ. 発作波との関連が一定でないか, ない発作
    A. 運動性自動症
        1. 口部運動 (反復性口すぼめ, 吸啜, 口ゆがめ, 下の突出)
        2. 眼症状 (開眼, 瞬目, 振動性あるいは徘徊性)
        3. 前進運動 (上肢の泳ぐようなあるいは回転する運動,
                    下肢の歩行あるいはペダル踏み運動)
        4. 複雑な無目的運動
    B. 全般性強直発作 (両側性対称性)
    C. ミオクロニー発作
Ⅲ. 強直スパズム
Ⅳ. 臨床発作を伴わない脳波上の発作 (subclinical seizures)
```

表8.3 Lombroso & Holmes（1993）による突発性異常の分類

Ⅰ．発作と関連がない波形
　1．中心線律動的群発
　2．後頭部棘波・鋭波
　3．陽性中心部鋭波
　4．陽性側頭部鋭波
Ⅱ．発作との関連がさまざまな波形
Ⅲ．焦点性棘波または鋭波
　1．全般性あるいは焦点性偽性δ/θ/α/β活動
　2．低頻度放電パターン
　3．周期性片側性てんかん型放電パターン（PLEDS）
　4．多焦点性発作時放電
Ⅳ．発作性かどうか疑問な放電

①反復棘波・鋭波（図8.3〜8.5）

棘（鋭）波が，反復性に出現するもので，一般に発作のはじめは振幅が小さく，周波数は遅く，次第に大きく速くなり，ついで遅くなる。他の発作波から移行したり，あるいは他の発作波へ移行することもある。たとえば，律動的α波から移行し，鋭徐波複合に移行していく。

②反復発作波複合（図8.6，8.7）

鋭波，多相性鋭波，徐波などからなる複合波形が繰り返し出現するもので，他の発作波形と移行し合う。振幅や持続時間の漸増，漸減を示すことが多い。

③発作性δ律動（図8.8〜8.11）

律動的，半律動的あるいは反復性に出現する。はじめ周波数のおそい低振幅のδ波が出現し，次第に周波数と振幅を増す場合もあれば，次第に周波数が遅くなる場合もある。またあまり変化しない場合もある。同一記録でも，種々の形のδ波が連続してみられることがある。やはり他の発作波へ移行することがある。律動的あるいは半律動的δ波が明らかな臨床症状を伴わないで全般性あるいは局在性に連続してみられることがある。一点凝視，眼球偏位，無呼吸がしばしばみられ，ジアゼパムの静注で消失することから発作重積状態と考えられ，予後不良の所見である（Watanabeら1984b）。

④発作性θ律動（図8.12）

律動的または半律動的に出現する。低振幅のことも高振幅のこともある。

⑤発作性α律動（図8.13〜8.16）

25〜30μVの律動的なα様の活動でα様律動（α-like rhythm），律動的α放電（rhythmic α discharges）とも呼ばれる。β波に続いたり，律動的θ波や反復棘波などの他の発作波へ移行していくこともある（Staudtら1983）。対応する発作型はさまざまであるが，無呼吸発作では側頭部，強直発作では前頭部・中心部・側頭部，間代発作では中心部にみられることが多い（Watanabeら1982b）。臨床発作を示さないことも多い。脳軟化が病因として重要であるとするものもあるが（Knauss & Carlson1978），低酸素性虚血性脳症，低カルシウム血症頭蓋内出血，髄膜炎などさまざまである（Watanabeら1982b）。

以上の発作性律動波は，単独で出現せず，α-θ-δと振幅を増しながら変容していくこともある（図8.16）。

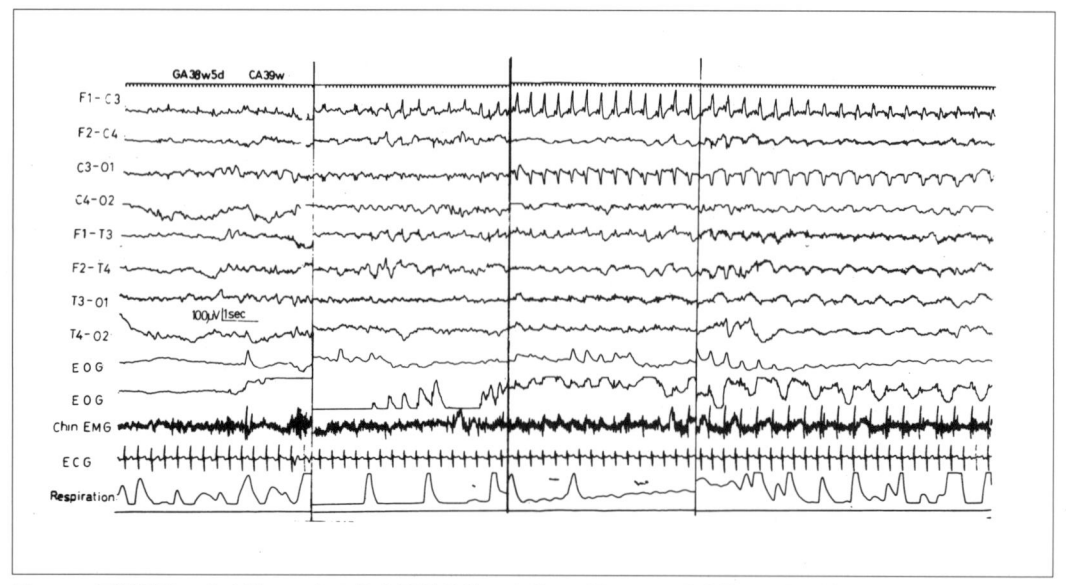

図 8.3　反復棘波，右上肢，口角の焦点間代発作，在胎 38 週 5 日，受胎後 39 週，低カルシウム血症

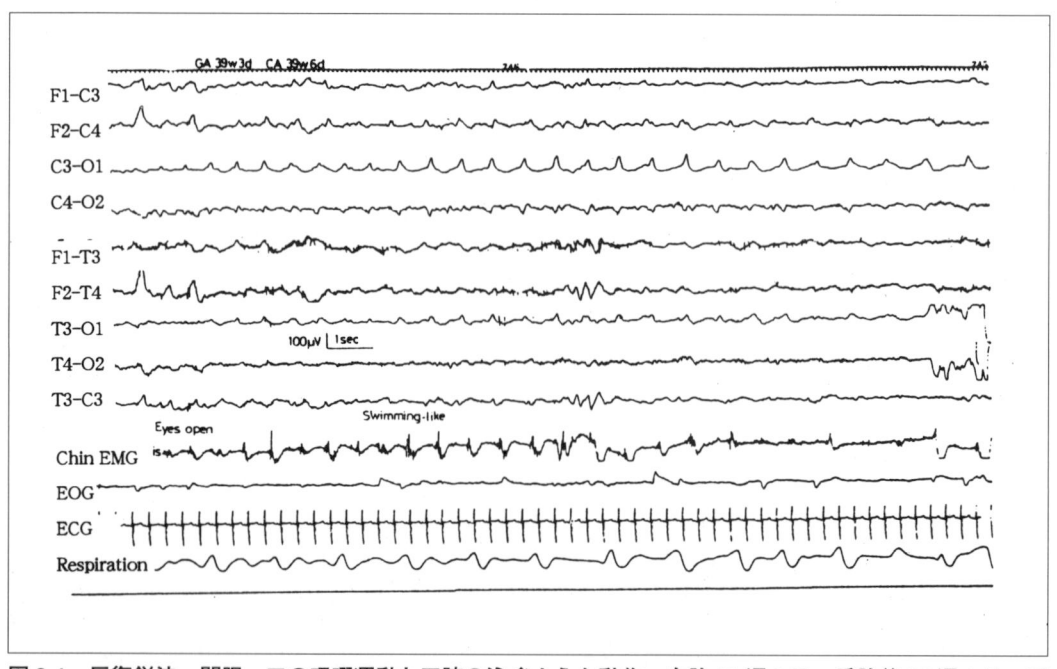

図 8.4　反復鋭波，開眼，口の吸啜運動と四肢の泳ぐような動作，在胎 39 週 3 日，受胎後 39 週 6 日，周生期低酸素症

1. 突発性異常の分類　131

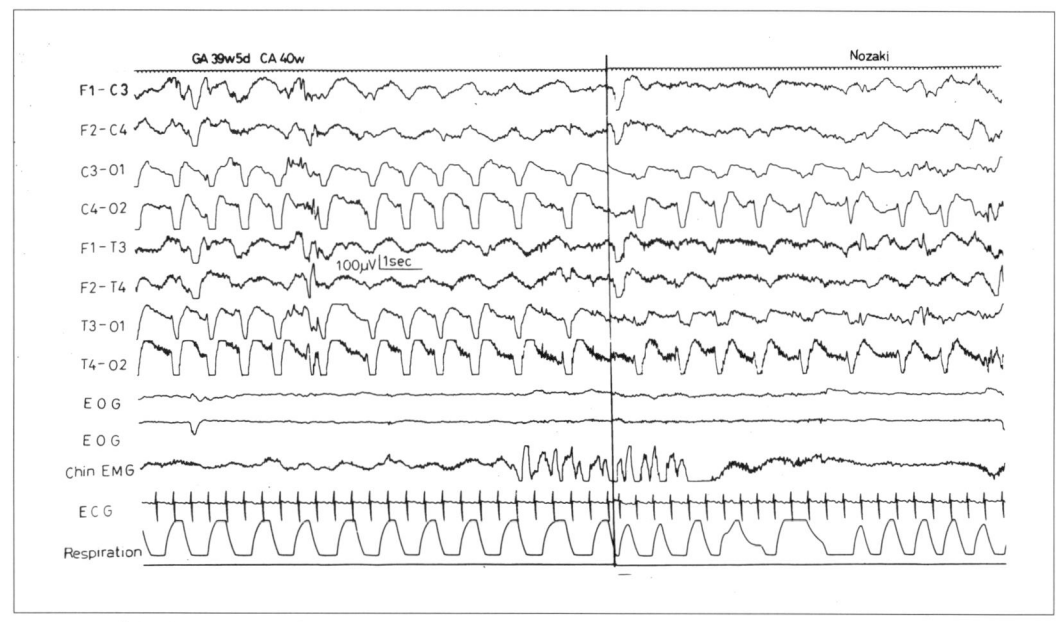

図8.5　反復鋭波, 開眼, 一点凝視, 在胎39週5日, 受胎後40週, 周生期低酸素症

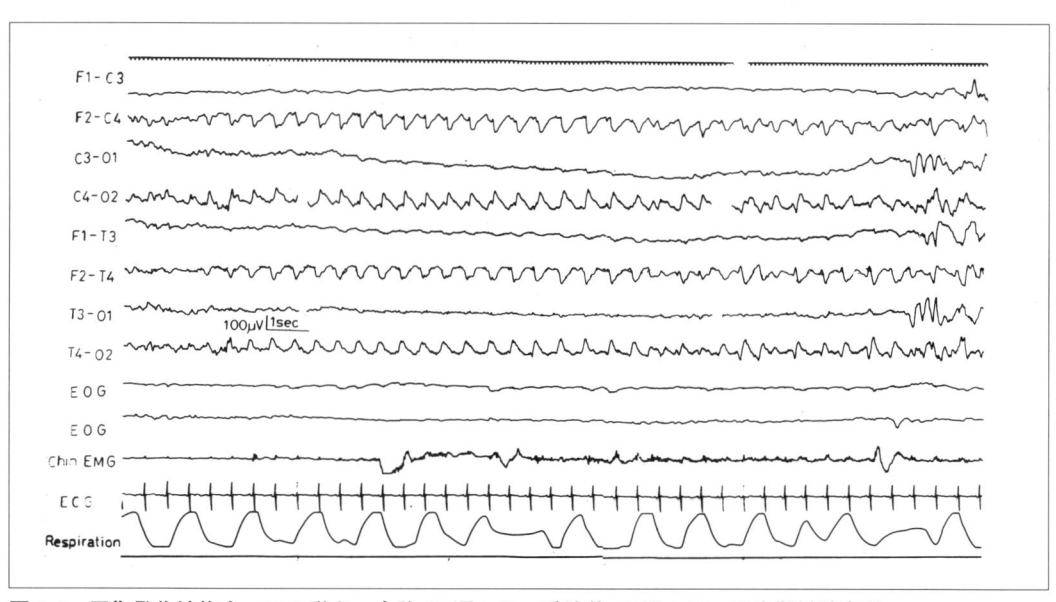

図8.6　反復発作波複合, 口の動き, 在胎43週1日, 受胎後43週1日, 周生期低酸素症

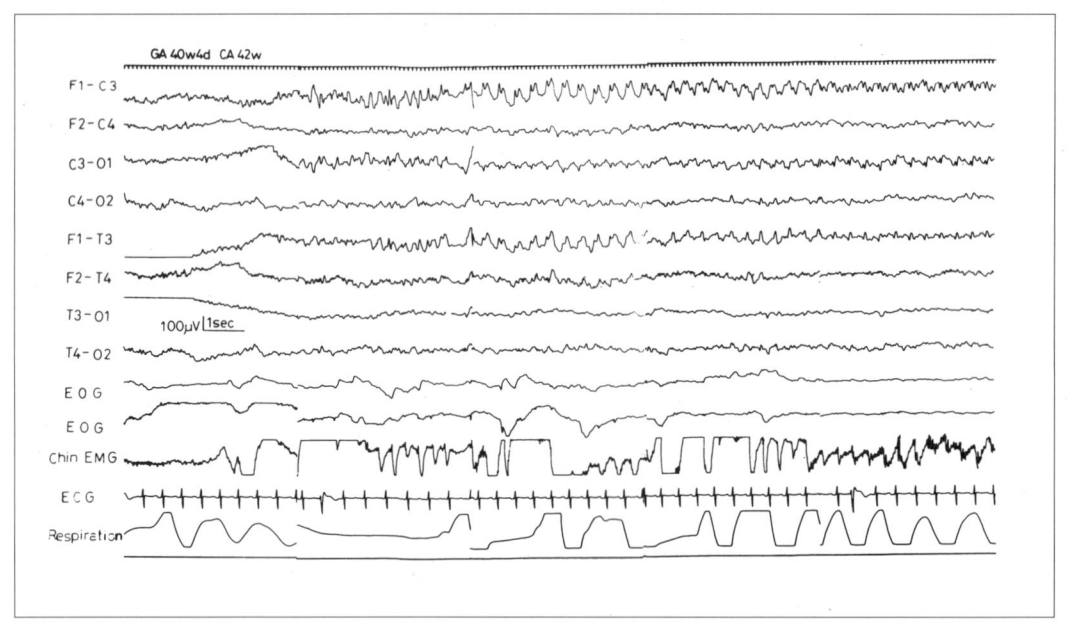

図 8.7 反復発作波複合，開眼，右手足，口の間代発作，在胎 40 週 4 日，受胎後 42 週，低カルシウム血症

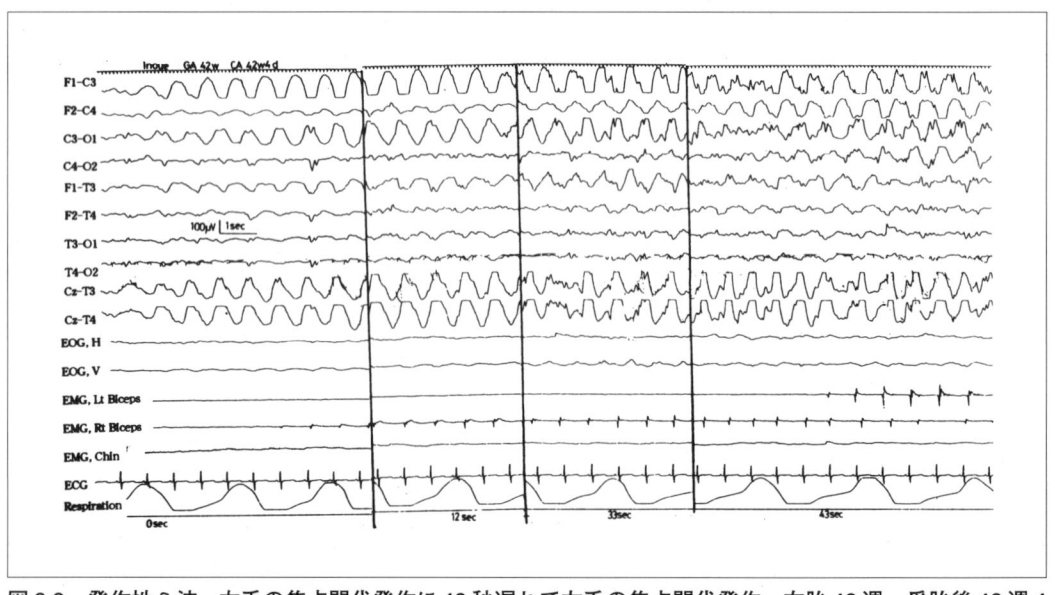

図 8.8 発作性 δ 波，右手の焦点間代発作に 43 秒遅れて左手の焦点間代発作，在胎 42 週，受胎後 42 週 4 日，低カルシウム血症

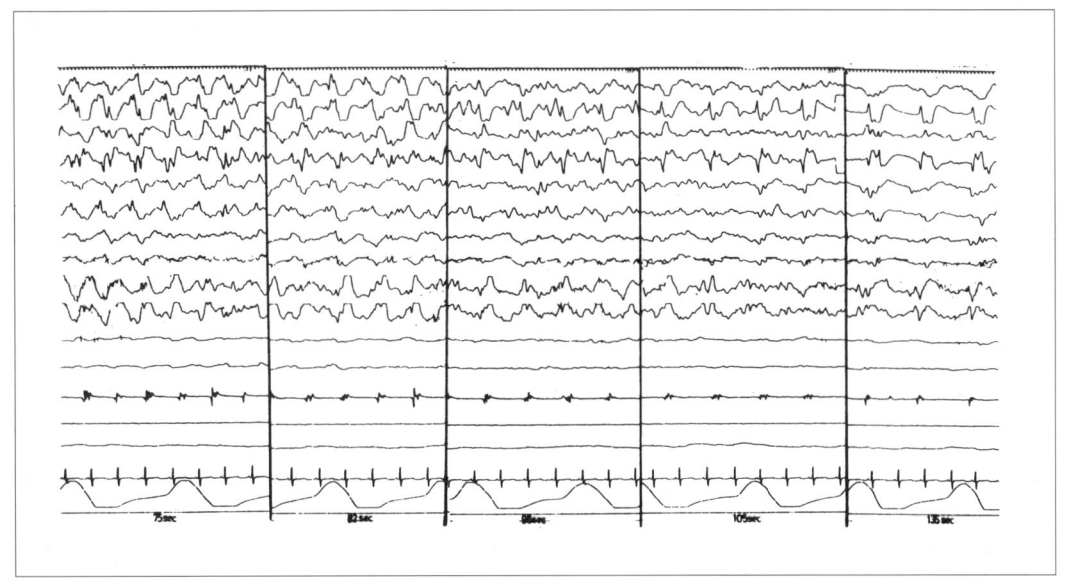

図 8.9　図 8.8 の続き，発作性不規則徐波，反復発作波複合，左手の焦点間代発作

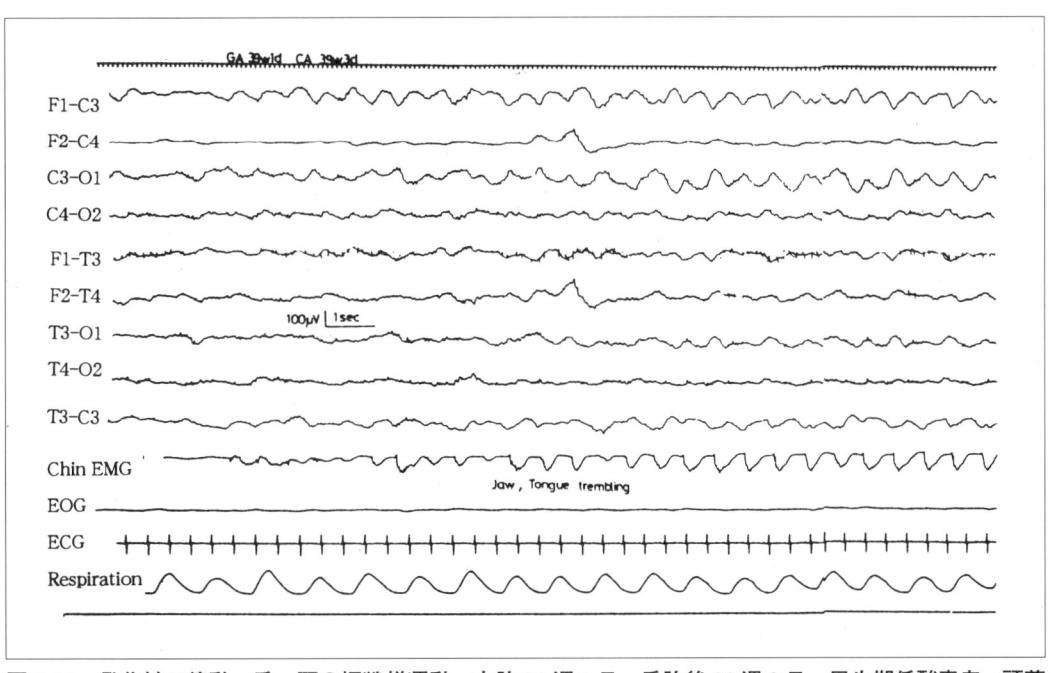

図 8.10　発作性 δ 律動，舌，顎の振戦様運動，在胎 39 週 1 日，受胎後 39 週 3 日，周生期低酸素症，頭蓋内出血

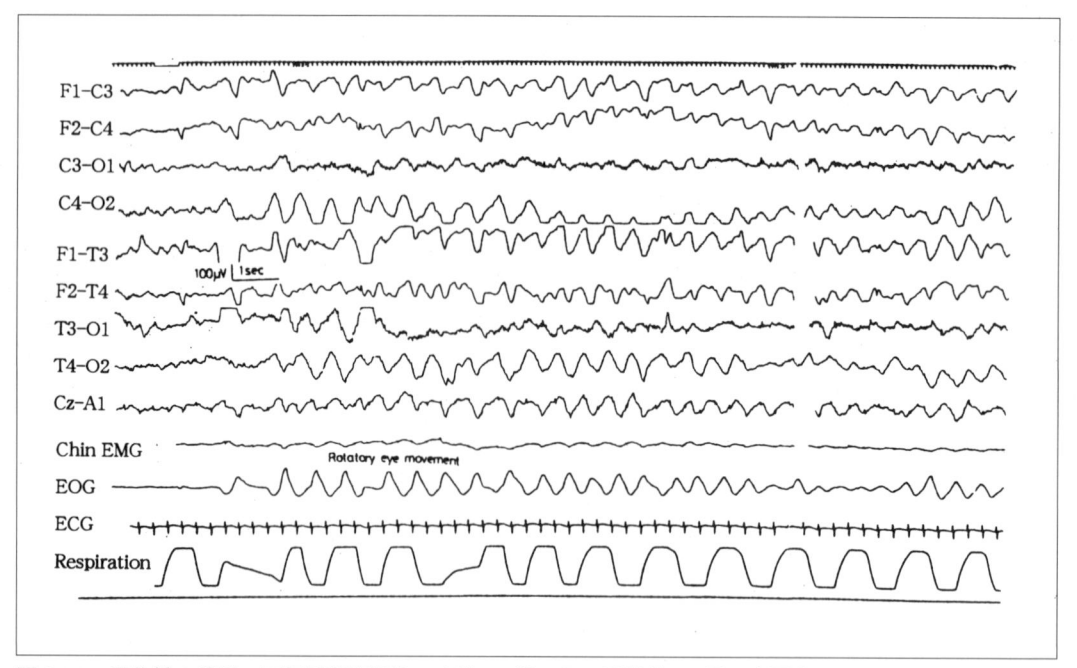

図 8.11　発作性 δ 律動，回転性眼振発作，在胎 40 週 5 日，受胎後 44 週，小頭症

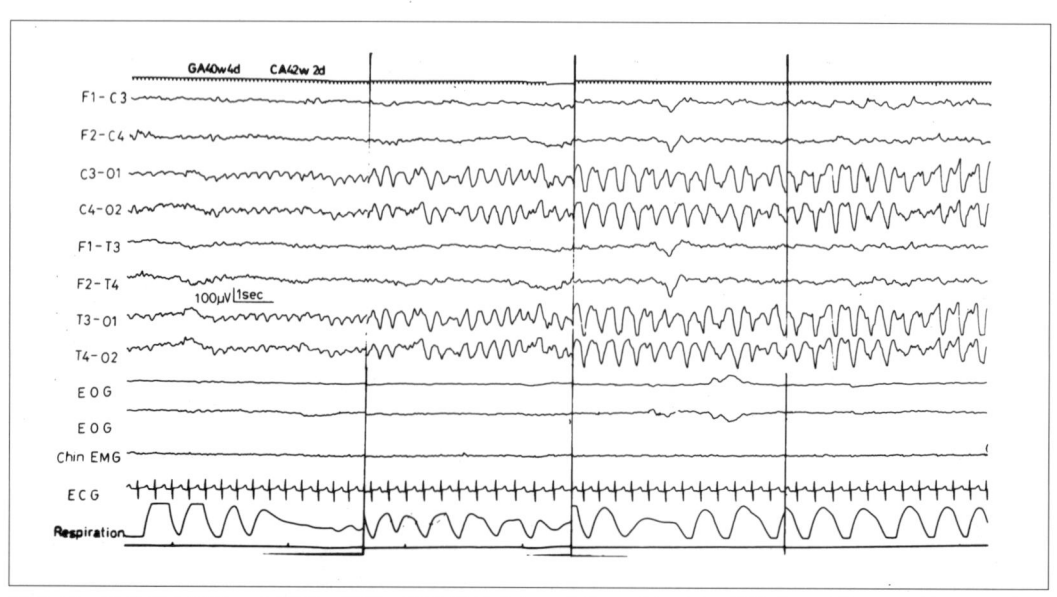

図 8.12　発作性 θ 律動，δ 律動へ変容，臨床発作なし，在胎 40 週 4 日，受胎後 42 週 2 日，低カルシウム血症

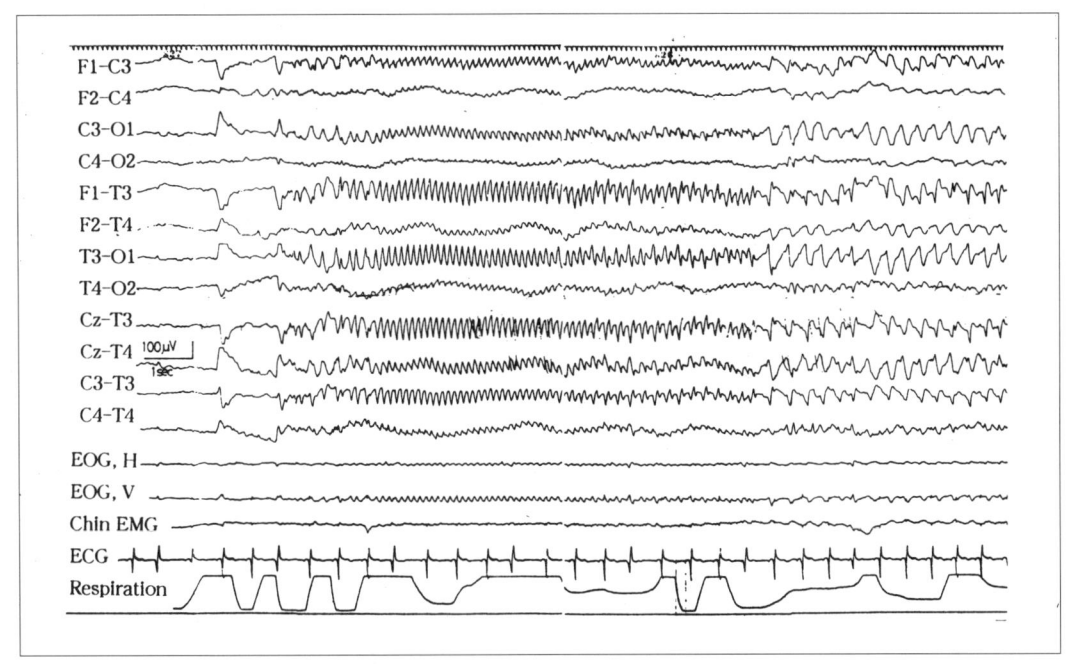

図 8.13　発作性 α 律動，呼吸困難，チアノーゼ，在胎 40 週 4 日，受胎後 42 週，18-トリソミー

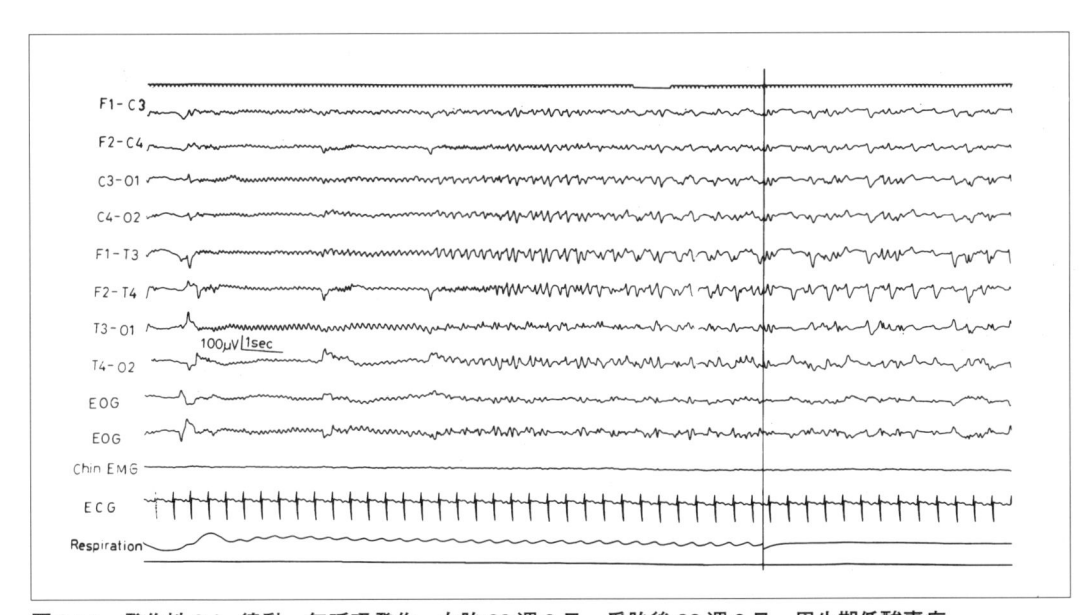

図 8.14　発作性 β/α 律動，無呼吸発作，在胎 39 週 3 日，受胎後 39 週 3 日，周生期低酸素症

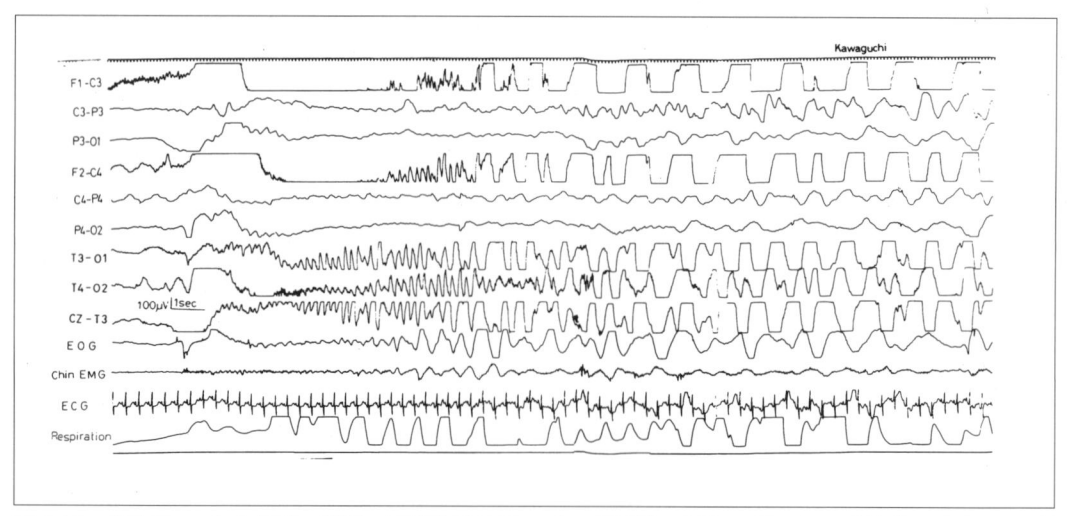

図 8.15　発作性 α-θ-δ 律動，開眼，下肢伸展に続いて口の開閉，在胎 38 週 1 日，受胎後 38 週 3 日，全前脳胞症

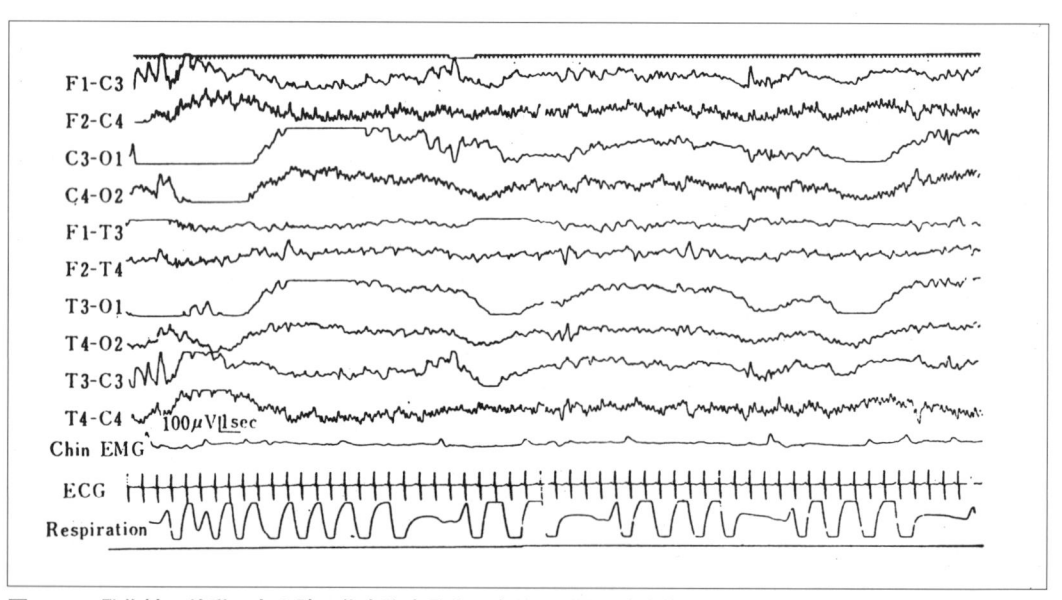

図 8.16　発作性 α 律動，左上肢の焦点強直発作，在胎 38 週，受胎後 38 週 3 日，低カルシウム血症

⑥発作性不規則徐波（図8.9）
不規則徐波のみで終始することは稀で発作波の変容過程でみられることが多い。

⑦脱同期化（図8.17，8.18）
振幅の平坦化を示すもので，スパズムや強直発作でみられる。

⑧発作性漸増律動（図8.19）
低振幅速波に始まり次第に振幅を増す10Hz前後のα律動で，全般強直発作に特徴的であるが，新生児では稀である。

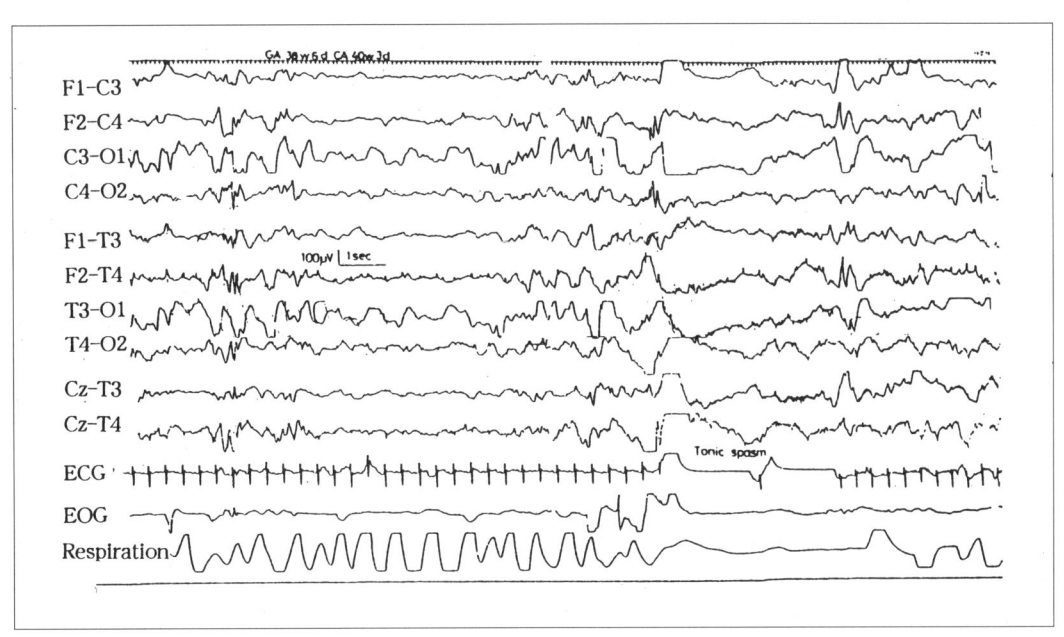

図8.17　脱同期，スパズム，無呼吸，在胎38週6日，受胎後40週3日，大脳皮質構築異常

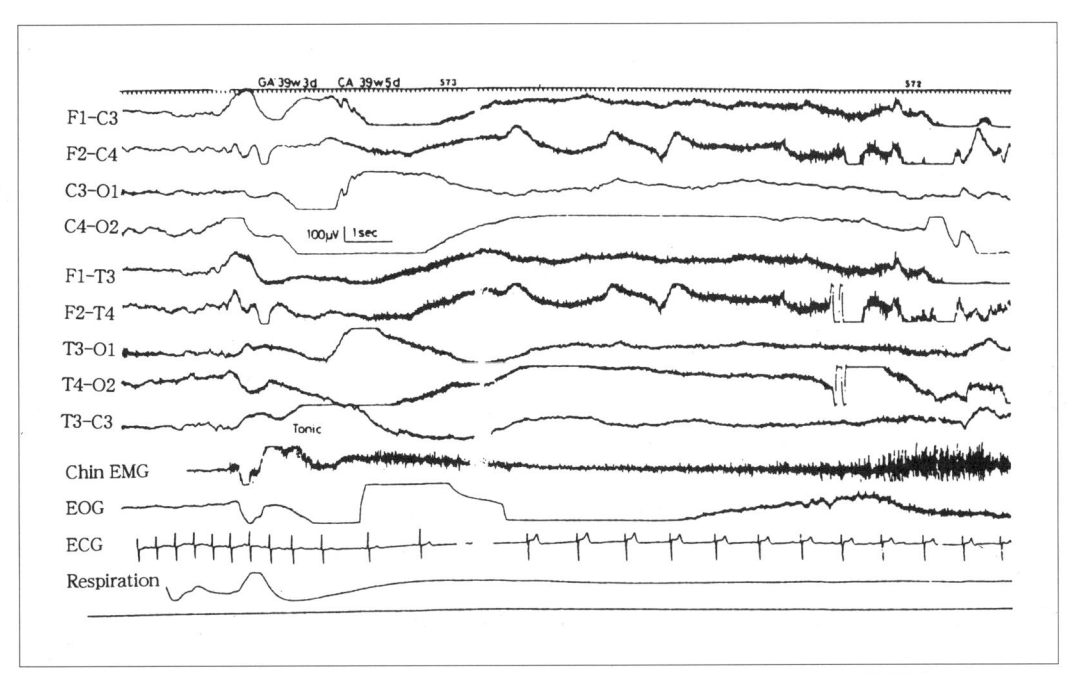

図8.18　脱同期，強直発作，徐脈，無呼吸，在胎39週3日，受胎後39週5日，周生期低酸素症

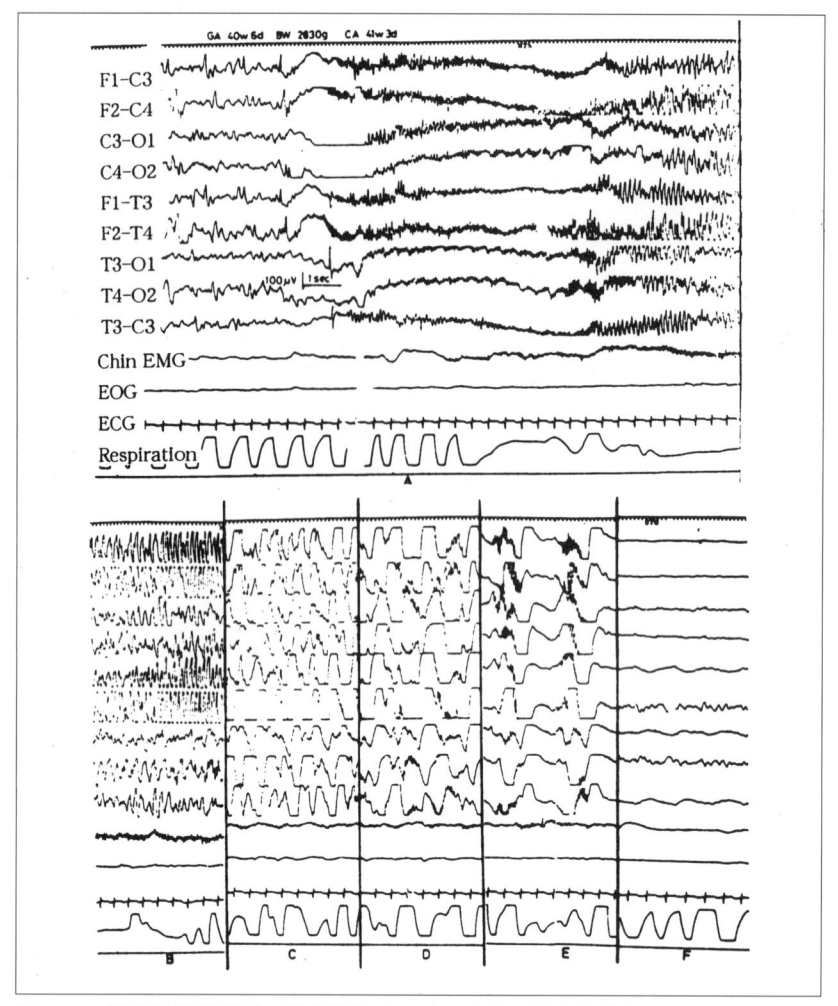

図 8.19 発作性漸増律動，強直発作（A,B），速度を伴う律動的δ波に変容，口の開閉を示す（D,E），在胎 40 週 6 日，受胎後 41 週 3 日，全前脳胞症

⑨**速波群発**（図 8.20）

新生児発作では稀な発作波で，シリーズ形成するスパズムでみられた。

⑩**不変**（図 8.21）

発作時脳波で発作波がみられない場合，てんかん発作かどうか判断が困難である。

b．発作波出現開始部位

　発作波は，脱同期，漸増律動，速波群発をのぞき，焦点性に出現し両側同期性発作波はみられない。発作波出現開始部位は，中心部が最も多く，ついで後頭部，側頭部で，前頭部が最も少ない（Watanabe ら 1977）。律動的δ波は後頭部にもっとも多いが，前頭部にもかなりみられる。その他のものは中心または後頭部に多いが，前頭部にはあまりみられない。Rose & Lombroso（1970）によれば，側頭部の方が後頭部より多いという。Scher（1988）は，早産児を含む新生児発作で，1/4は正中線にみられたが，臨床発作を伴わないものも多いという。新生児においては，焦点部位は単一のこともあるが，しばしば多焦点性に 2 ヵ所以上から同時にあるいは異なった時に出現する。

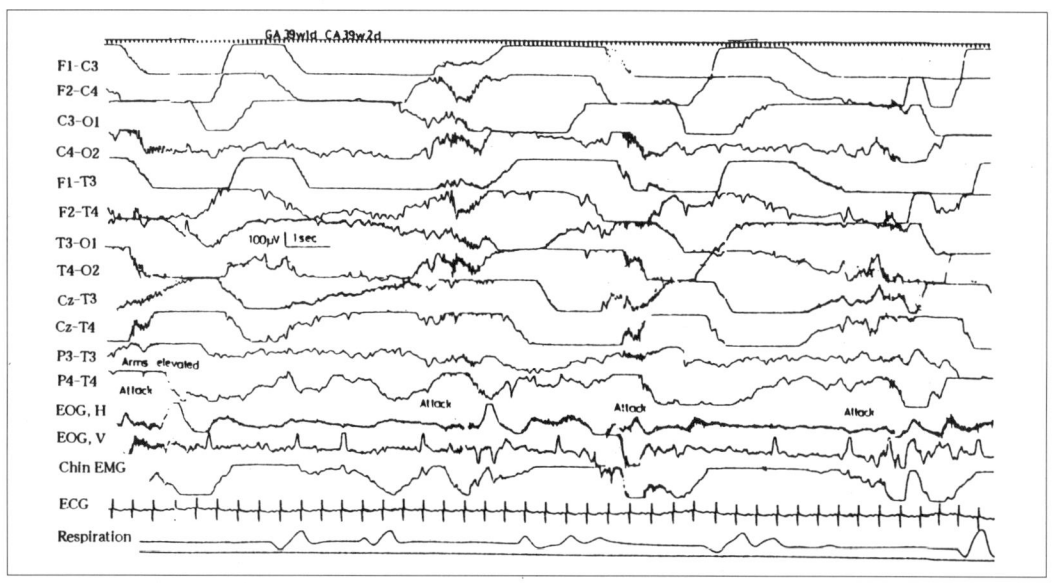

図 8.20　速波群発，上肢をバンザイするようなシリーズ形成を示すスパズム，在胎 39 週 1 日，受胎後 39 週 1 日，低血糖症

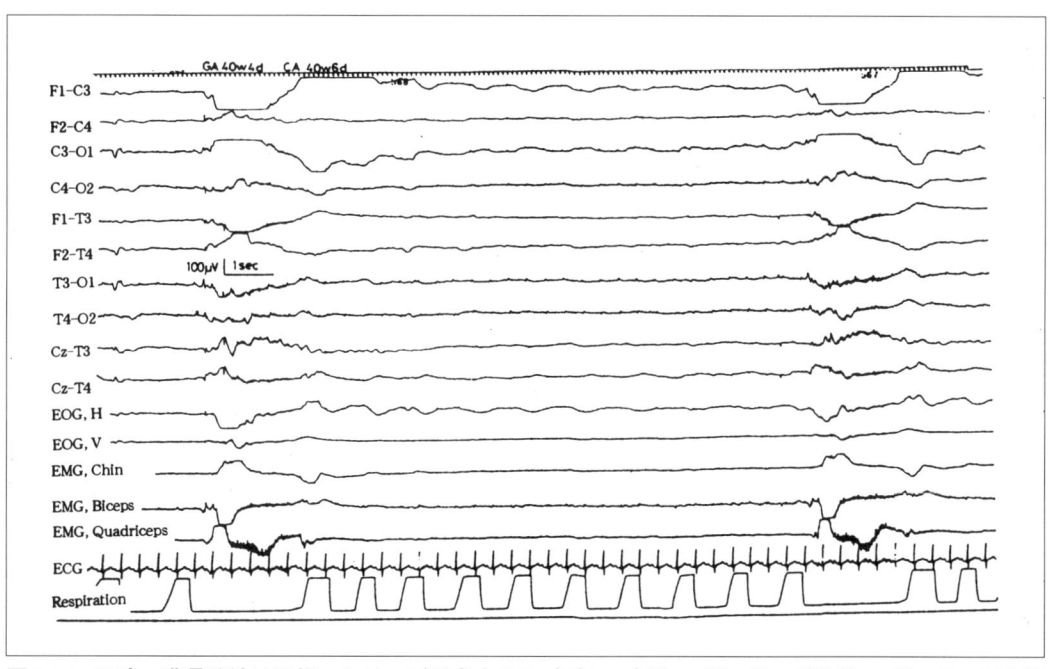

図 8.21　不変，背景脳波は平坦，シリーズ形成するスパズム，在胎 40 週 4 日，受胎後 40 週 6 日，周生期低酸素症，化膿性髄膜炎

c. 臨床発作像と発作波の関係
①臨床発作に対応する発作性放電

　新生児発作は，年長児のものとは異なった特徴を有する（Watanabeら1977，渡辺ら1979a，Watanabe 1981，渡辺1981c，1983，Kellaway & Hrachovy 1983，渡辺1984b，1986b，1987，1991a，b，1992，Lombroso 1996）。新生児では，年長児や成人でみられるような全般性強直間代発作は稀である。間代発作は，体の一部から他の部へ急速に，不規則に移動する多焦点間代発作が最も多く（図8.23），ついで焦点間代発作が多い。強直発作は，強直姿位（図8.22），後弓反張，躯幹の捻転，四肢の伸展・挙上，頭部・眼球の回転の形をとることが多く，発作波は焦点性のことがほとんどで，全般発作としての強直発作を示すことは稀である。間代発作は強直発作にひき続いて起こることもあり，単独で起こることもあり，眼瞼，指，趾のみにみられることもある。非定型発作として，開眼，眼球偏位，発作性瞬目，眼振，眼球運動（図8.11，8.24），無呼吸（図8.14，8.25，8.26），発作性呼吸困難（図8.13），チアノーゼ発作，異常な啼泣，血管運動性変化，突然の咀嚼，吸啜（図8.27），流涎，四肢の奇妙な動き（図8.28），振子様運動，泳ぐような（図8.4），漕ぐような，ペダルを踏むような動き，手を握りしめる，振戦などの症状が単独または他の症状とともにみられる。これらの一部は真のてんかん性発作ではなく，脳幹解離現象と考えられる（Mizrahi & Kellaway 1987）。臨床症状が乏しいのに脳波の異常は顕著であることが多く，このような場合には脳波は非常に有用である。ただし，臨床症状と脳波の発作波は必ずしも一致せず，同じ発作波でも症状を伴うこともあり，伴わないこともあり，発作波：臨床発作の関係は必ずしも1：1ではない。

　多焦点間代および焦点間代発作では，反復棘波・鋭波，反復鋭徐波複合が最も多いが，律動的α，δ，θ波もみられる。強直発作では，律動的δ波がもっとも多くみられるが，律動的α波，反復鋭

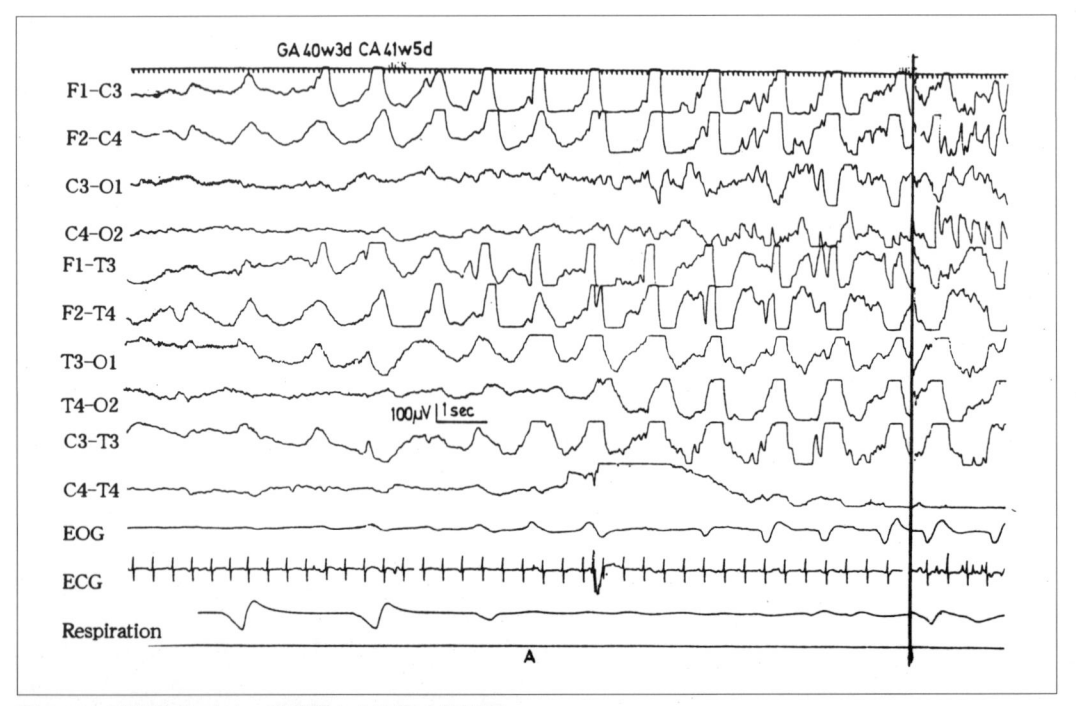

図8.22　強直姿位（A），前頭部から反復δ波出現

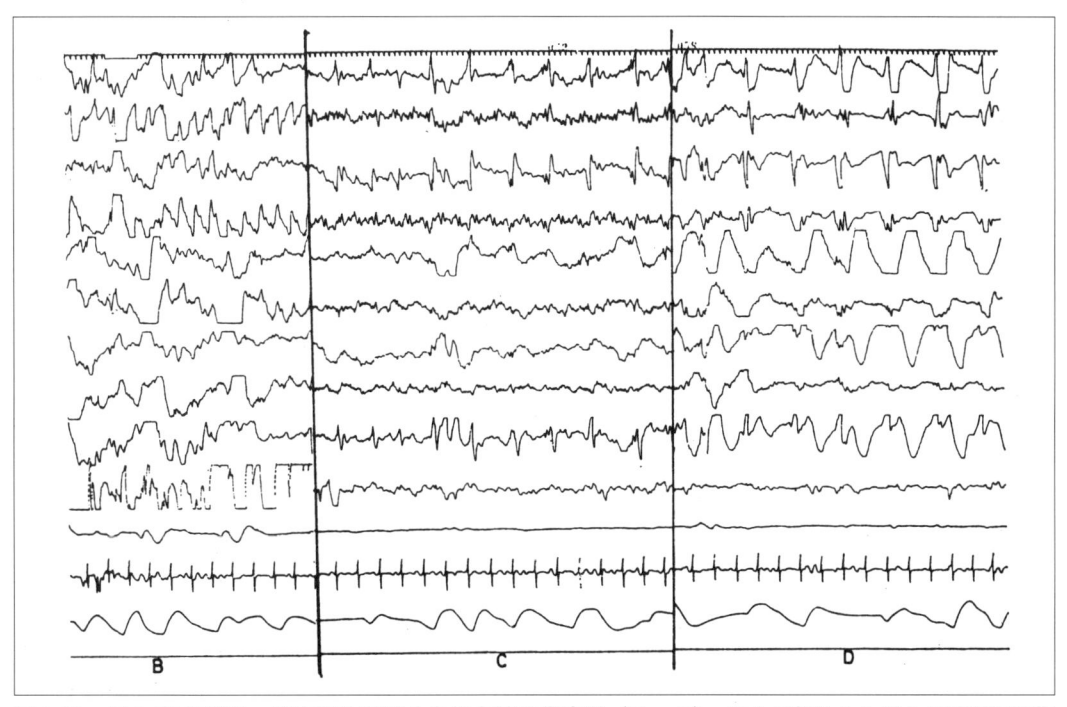

図 8.23 図 8.22 の続き。強直姿位に続く多焦点性間代痙攣（B〜D），異なる部位から異なる時間に反復棘波，発作性 α 律動，反復発作波，発作性 δ 律動などの異なる発作波が出現

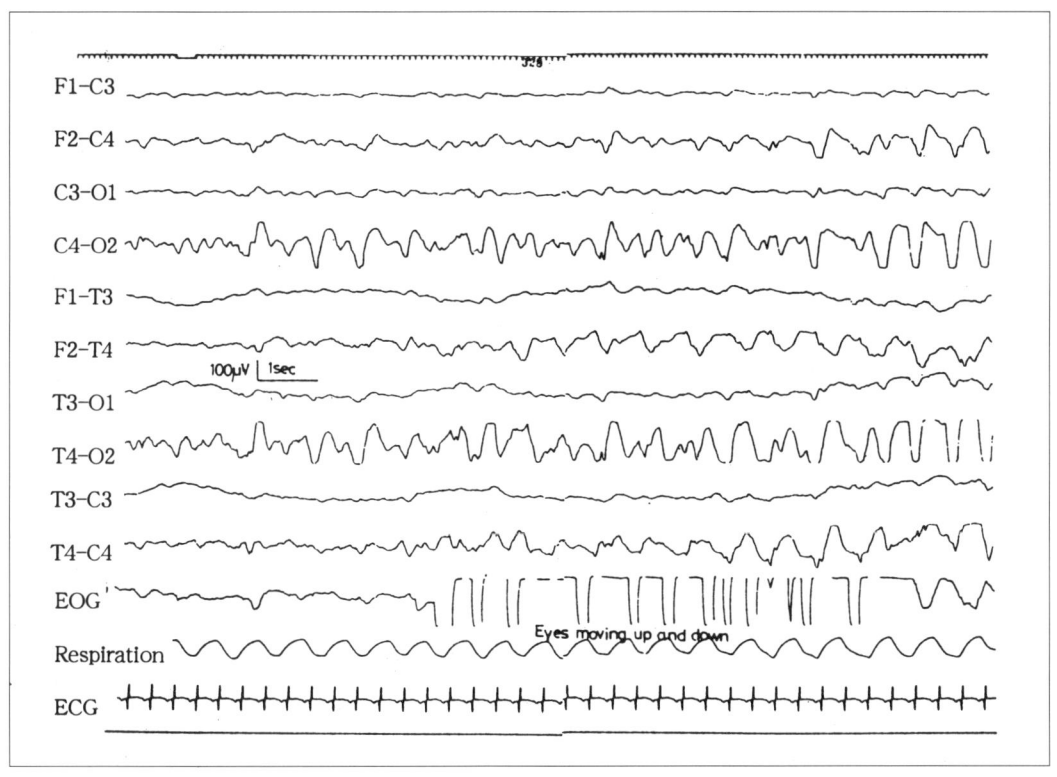

図 8.24 眼球上下運動，右後頭部から発作性 θ/δ 律動，在胎 42 週，受胎後 42 週 2 日，周期性低酸素症，低カルシウム血症

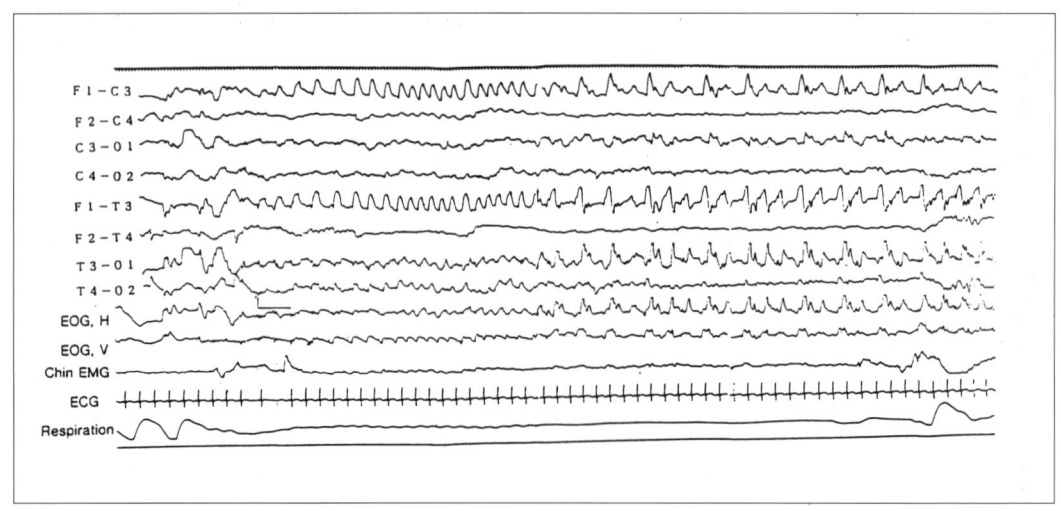

図 8.25　無呼吸発作，一点凝視，左前頭部，ついで左側頭部から発作性 δ/θ 律動，反復鋭波，発作波複合が出現，在胎 30 週，受胎後 31 週 3 日，低酸素症，呼吸窮迫症候群，髄膜炎

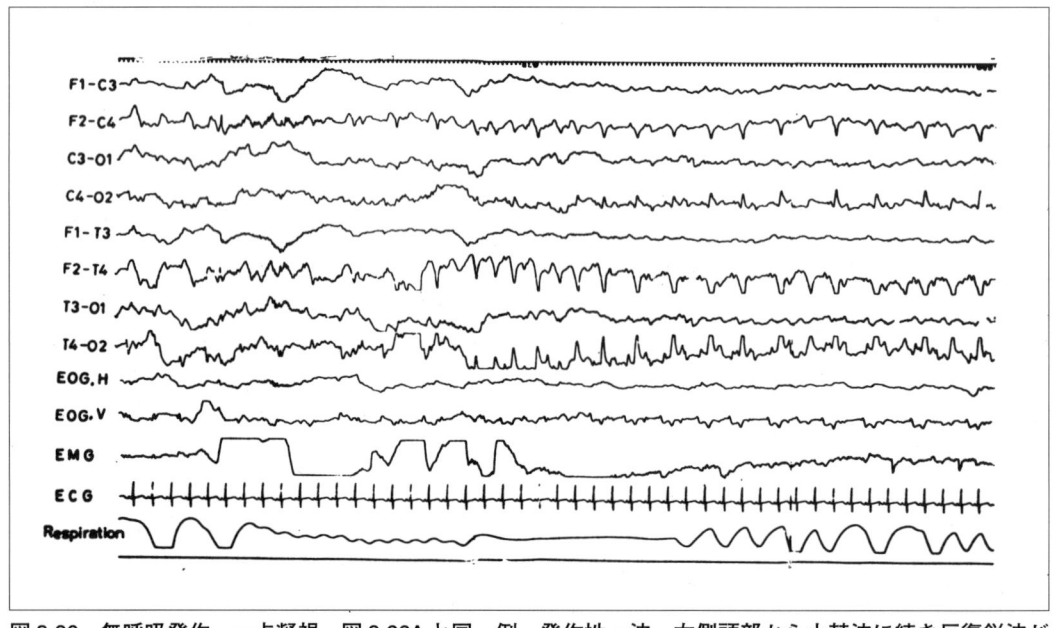

図 8.26　無呼吸発作，一点凝視，図 8.22A と同一例，発作性 α 波，右側頭部から小棘波に続き反復鋭波が出現

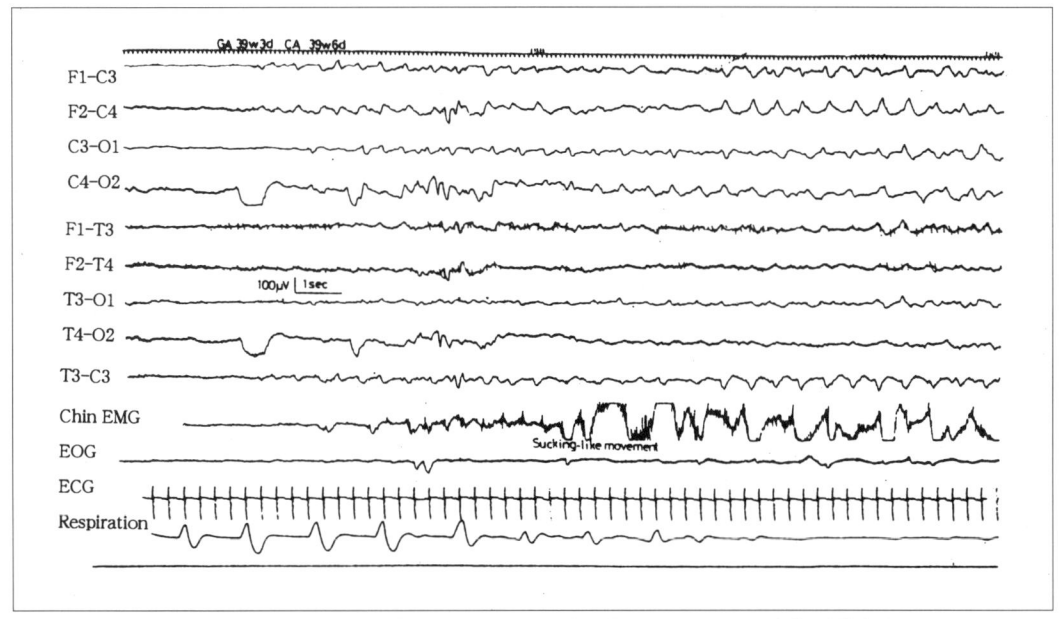

図 8.27 吸啜運動様発作，反復鋭波，在胎 39 週 3 日，受胎後 39 週 6 日，周生期低酸素症

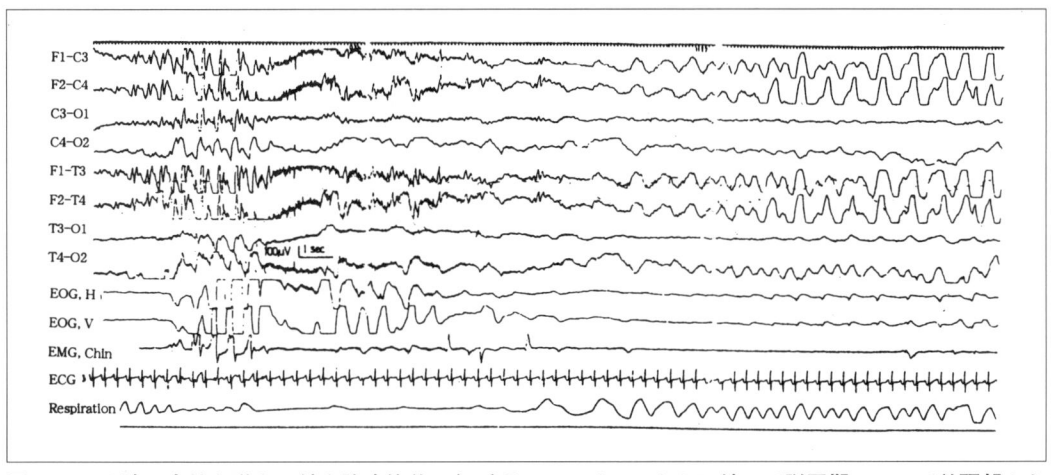

図 8.28 上肢の奇妙な動きに続き強直姿位，無呼吸，アーチファクトに続いて脱同期，ついで前頭部から δ 波が出現，次第に振幅と周波数を増す，在胎 39 週，受胎後 43 週，小頭症

徐波複合もみられ，これらは焦点性に出現することが多く，全般発作というより強直性姿位あるいは筋緊張亢進を示す部分発作と考えられる．脱同期はスパズムや全般性強直発作でみられるが，覚醒反応でもみられるので注意を要する．漸増律動は全般性強直発作に特有であるが稀にしかみられない．発作時脳波が不変の場合には背景脳波が高度な活動低下を示していることが多く，真のてんかん性発作かどうか疑問である．図 8.20 の例ではスパズムが繰り返しみられるが，脳波は不変で筋電図が混入するのみである．この場合，背景脳波が平坦であり脱同期化があっても不明である．非定型発作でも頭皮上脳波に種々の発作波がみられる．四肢の動きを主とする発作では，反復鋭波，律動的 δ，不規則徐波などがみられ，口の動きを主とする発作では，反復鋭徐波複合，律動的 θ，δ，α，反復鋭波などがみられる．この場合，焦点運動発作のことと口部自動症のことがある．無

呼吸，呼吸困難の発作では，律動的α波，反復鋭波，律動的θ波などがみられ，眼症状の発作では，律動的δ，反復鋭波，鋭徐波複合などがみられる．無呼吸発作では，発作波は側頭部から出現することが多く，発作波形としては律動的α波が対応することが多いが，反復鋭波，律動的θ波，δ波など他の発作波もみられる（Willis & Gould1980, Watanabeら 1982c, Giroudら 1983, Monodら 1988, Donatiら 1995）．

②臨床発作を伴わない発作性放電

新生児ではよくみられる現象で，潜在性発作，subclinical (occult, silent) seizuresと呼ばれる（図8.12）．Clancyら（1988）によれば，脳波的発作を，明らかな起始と終了がある，持続性，反復性の変容する棘波，鋭波，律動的波形を示す，少なくとも10秒の持続をもつものと定義すると，その21％のみに臨床徴候がみられるにすぎないという．Subclinical seizuresの割合が50％に及ぶとの報告もある（Scherら 1993）．しかしこれらの例には，重度の脳障害をもつもの，抗てんかん薬使用後の例が多く含まれており当然の結果であろう．臨床発作を伴わない発作時放電は，筋弛緩剤で麻痺させている場合はもちろんであるが（Coenら 1982, Goldbergら 1982, Tharp & Laboyrie 1983），その他にも抗てんかん薬で臨床発作が抑制された時（Mizrahi & Kellaway1987, Connellら 1989b），発作が頻発した後，脳障害が高度の時や脊髄障害があって放電が末梢器官に到達しない時，発作が沈黙野から生じている時などでみられる（Shewmon 1990）．呼吸，血圧，酸素化，心拍，瞳孔径，皮膚色，唾液分泌などの自律神経徴候のモニターが不十分だと発作は過小評価される（Scher 1997c）．

③発作性放電を伴わない臨床発作

新生児の痙攣は，年長児のものと異なり，組織化が不十分で断片的で，非定型的なものが多く，正常な行動や異常な非痙攣徴候と紛らわしいものが多い（渡辺1991a, b, 1992）．一般に新生児痙攣の徴候と考えられているさまざまな徴候の中にはてんかん性機序（脳のニューロンの過剰興奮）によらないものもあるので，臨床的観察のみによる診断では不十分であり，発作時脳波による診断が必要である．しかし脳波によるモニターを行っても脳波変化を伴わない臨床発作があり，新生児発作の診断は必ずしも容易ではない（Shewmon 1990）．Mizrahi & Kellaway（1987）は，脳波/ポリグラフ/ビデオ同時記録による検討の結果，新生児発作を表8.2のように分類し，脳波上の発作性放電との関連がないか一定しない臨床発作は，大脳皮質の強直性抑制からの脳幹解離現象であるとした．しかし新生児では非発作性行動に類似したてんかん性発作がみられることもよく知られており，詳細な臨床的観察に加えて発作時脳波が有用であることには変わりがない．また発作時脳波に発作性放電がみられなくても，てんかん性発作を否定できないことは新生児のみならず年長児でもよく知られている．また大脳皮質起源の発作のみをてんかん性とし，皮質下起源の発作を非てんかん性と呼ぶのにも無理がある．West症候群や大田原症候群にみられるスパズムは皮質下起源と考えられており，発作時脳波は高振幅徐波，速波群発，脱同期を示すが，脱同期のみの場合，明らかな発作波がみられないので，刺激による低振幅化との区別が難しいこともある．Weinerら（1991）は，発作の臨床症状に発作性異常波が伴ったり伴わなかったりするものを脳波臨床乖離（electroclinical dissociation）と呼び，このような例と常に発作波を伴う例を比較した．両者の間には周生期因子，病因，抗てんかん薬の投与，転帰においてはほとんど差がなく，後者では四肢の運動発作が有意に多くみられ，前者では臨床症状が発作波に先行することが多く，頭皮上脳波に反映されにくい部位に焦点があると考えられるという．Biagioniら（1998）も，脳波臨床乖離は脳波的発作の頻度が多い例に有意に多く，これを脳幹解離現象で説明するには無理があると述べている．非定型発作においては発作時脳波記録に加えて詳細な観察と種々の手技によって鑑別を行うことが重要である．て

んかん性発作は，定型的で，刺激，制止，体位変換などによって抑制されたり誘発されたりすることは稀で，しばしば自律神経症状や眼球偏位を伴う。振戦は，四肢同期性で，運動速度は速く（5～6回/秒に対し，間代発作では2～3回/秒），屈曲相と伸展相の持続時間が同じである（間代発作では屈曲相が短い）。同じてんかん性発作でも脳波上発作性放電を伴うこともあれば伴わないこともあり，脳波との関連が一定しないこともある。後者をすべて非てんかん性と決めつけるわけにはいかない（Lombroso & Holmes 1993）。一般にこのような非定型ないし軽微な発作は，重度の低酸素性虚血性脳症にみられることが多く，背景脳波も高度の異常を示していることが多い。

d．新生児における発作時脳波の特徴

①新生児の発作においては，発作間欠期に突発性異常がみられることは比較的少ないが，発作時にはきわめて多種多様の発作波がみられる。

②焦点性異常がほとんどであり，両側性発作波は稀で，両側同期性棘徐波複合は存在しない。良性新生児痙攣，良性家族性新生児痙攣は全般てんかん症候群に分類されているが，発作時脳波は焦点性異常ないし部分発作を示すことが多い（渡辺ら1981b，渡辺1991b，Aso & Watanabe 1992，

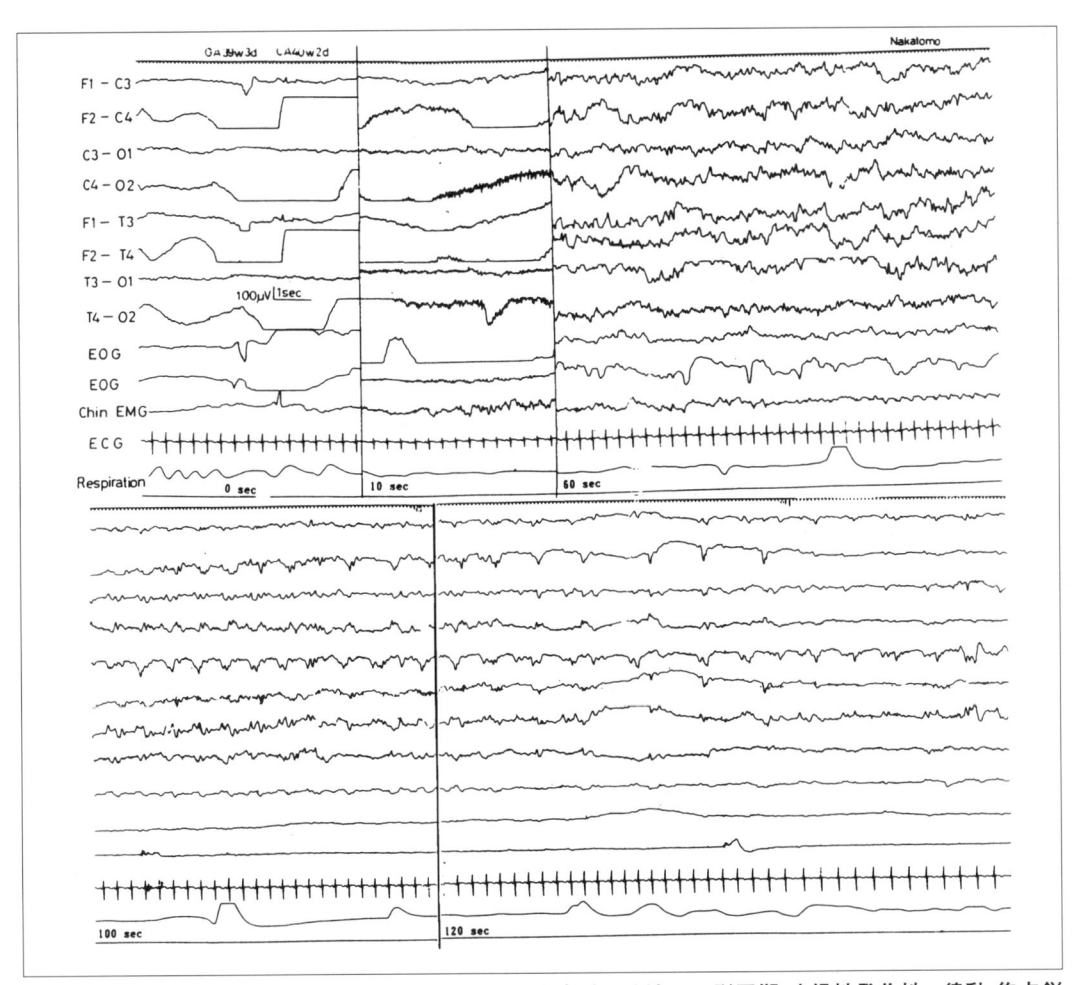

図8.29 良性家族性新生児痙攣，強直-多焦点性間代痙攣，脳波は，脱同期-広汎性発作性α律動-焦点鋭波，一見全般性に見えるが，焦点性要素あり

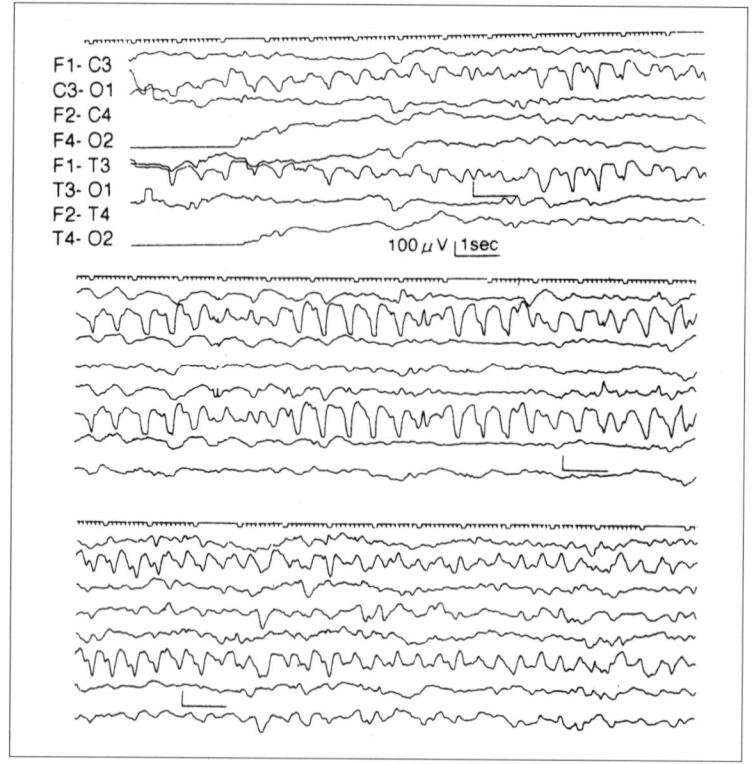

図 8.30　良性家族性新生児痙攣，右上肢の強直姿位，右眼瞼のぴくつき，
　　　　チアノーゼ，左後頭部から反復鋭波，徐波

Watanabe 1996，Watababe ら 1999c)（図 8.29，8.30)。

③同じ発作波形が反復してみられ，その周波数ないし振幅が変化する場合もあれば，一つの発作で異なった発作波形が次々と連続してみられることがある．

④発作波形の種類，出現順序は，同一児の同一記録でも発作により異なっていることがある（図 8.31，8.32，8.33，8.34)．

⑤発作波はほとんど一部に局在していることが多く，とくに中心部，後頭部が多い．局在は常に一定のこともあれば，変化することもある．多焦点のこともあるが，比較的少ない．

⑥発作波が伝播しにくく，まったく他の部位に伝播せずに発作波が持続したり，一側の発作波に遅れて，あるいはこれが消失してから他側の発作波が出現してくることがあるが，全領域へ広がる二次性全般化は極めて稀で，他側へ伝播した時には起始側の発作波はしばしば消失する（図 8.8，8.9)．

⑦左右の半球でまったく異なる発作波型がみられたり（図 8.23)，同半球内でも異なった発作波がみられることがある（図 8.35)．

⑧臨床発作に遅れて，あるいは終りに発作波が出現してくることもある．

⑨臨床症状を伴わない（subclinical）発作波が長い時間連続してみられることがある．Subclinical delta status は高振幅δ活動が長時間連続してみられ，ときに一点凝視がみられる以外は発作症状が明らかでないが，ジアゼパムの静注によって一過性に消失する発作重積状態である（Watanabe ら 1984b)（図 8.36)．

⑩新生児発作は，睡眠周期が保たれている場合は動睡眠から起こることが多い（Watanabe ら 1977)．

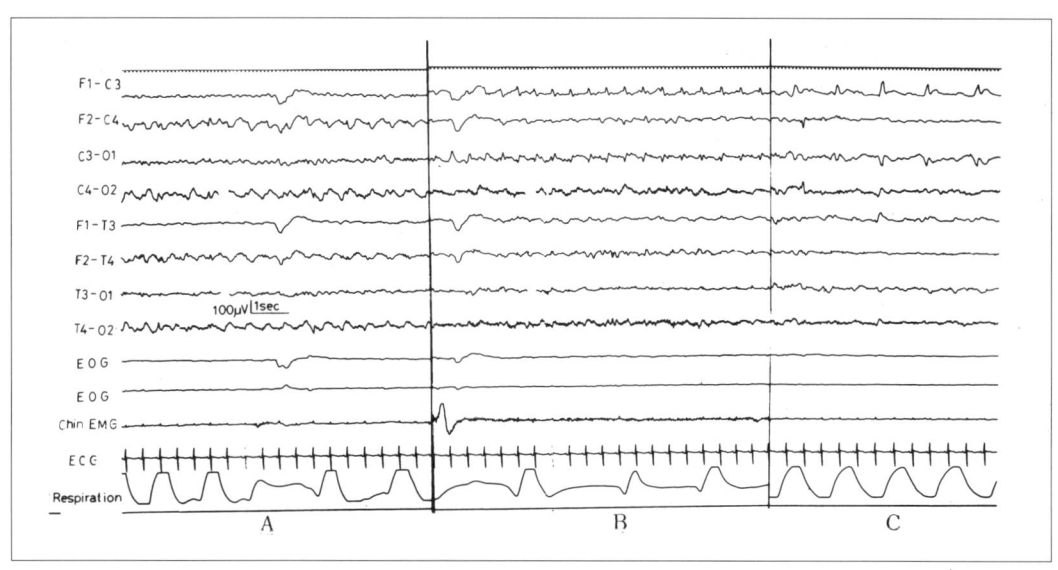

図 8.31　図 8.6 と同一例，A：開眼，一点凝視　B〜C：両上肢をゆっくり挙上

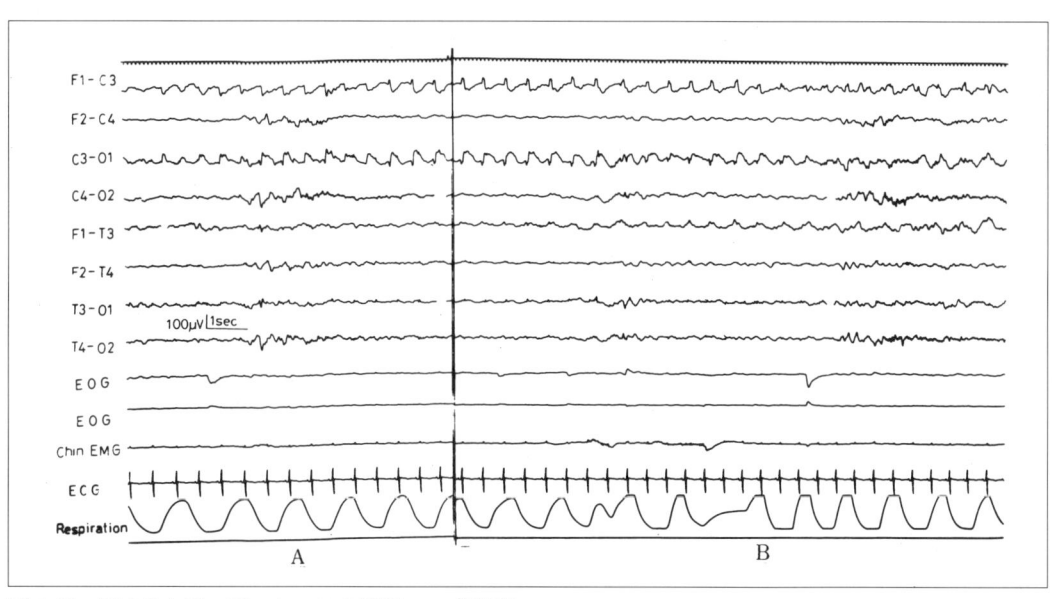

図 8.32　図 8.6 と同一例，A〜B：開眼，一点凝視

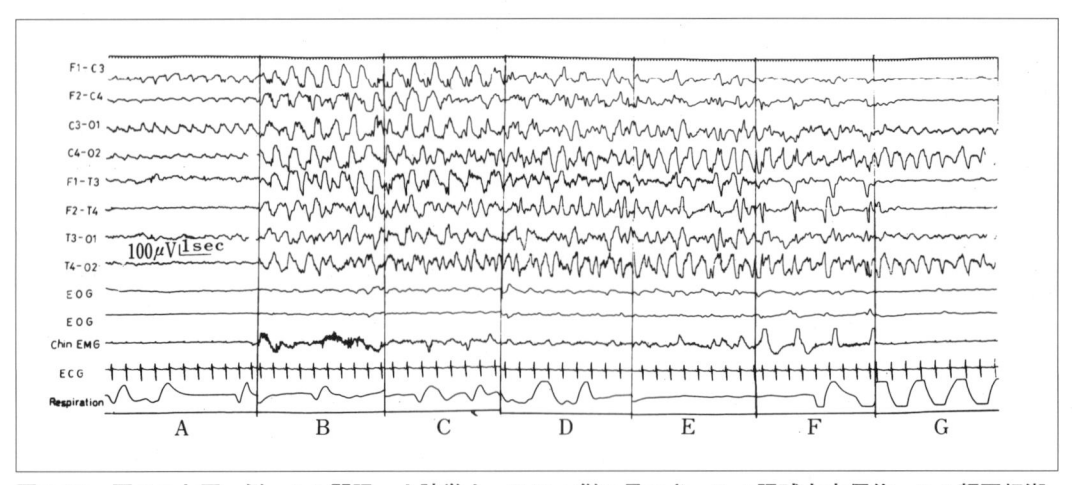

図 8.33　図 8.6 と同一例，A：開眼，上肢挙上，B,C：鋭い目つき，D：眼球右方偏位，E：顔面紅潮，F：頭部右方回転，G：流涎

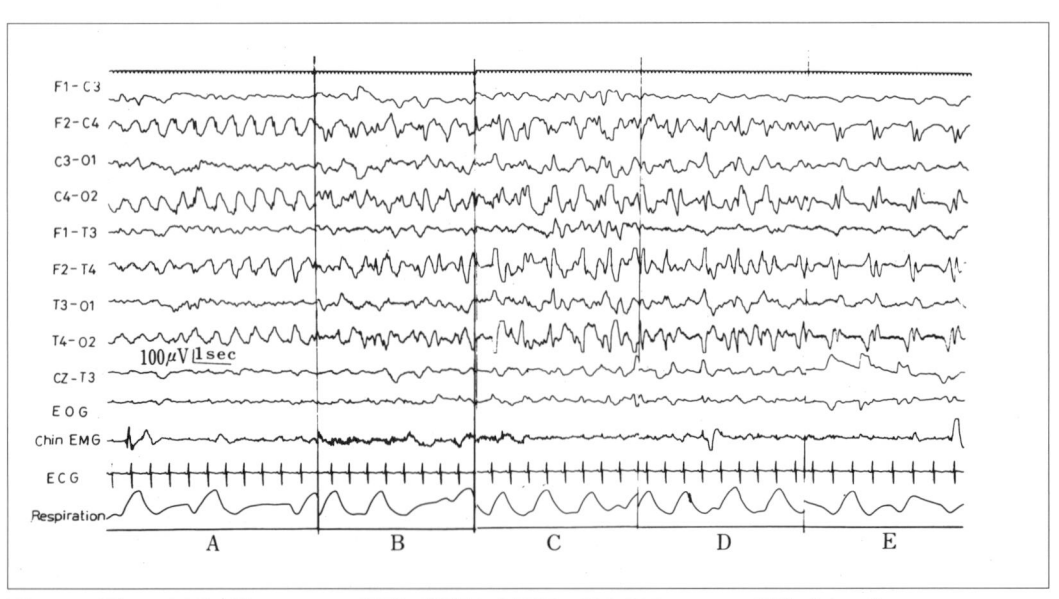

図 8.34　図 8.6 と同一例，A〜C：眼球・頭部右方回転，手を握る，D,E：眼瞼ぴくつき

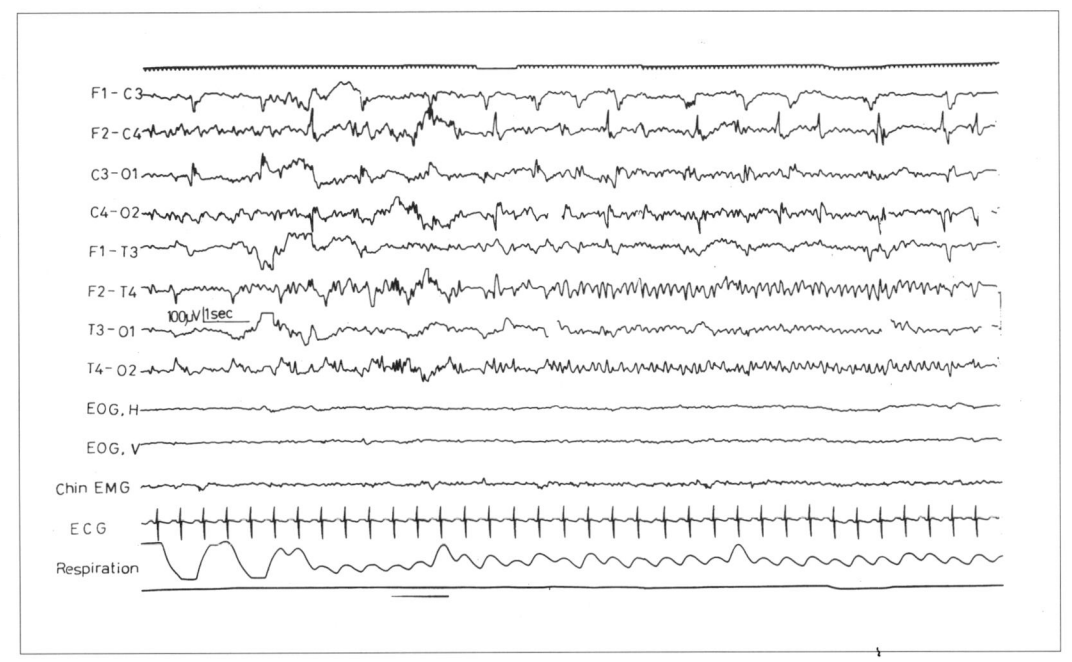

図 8.35 発作波の半球内独立性，右中心部から反復棘波，右側頭部から発作性α律動，低呼吸発作，在胎39週4日，受胎後39週5日，周生期低酸素症

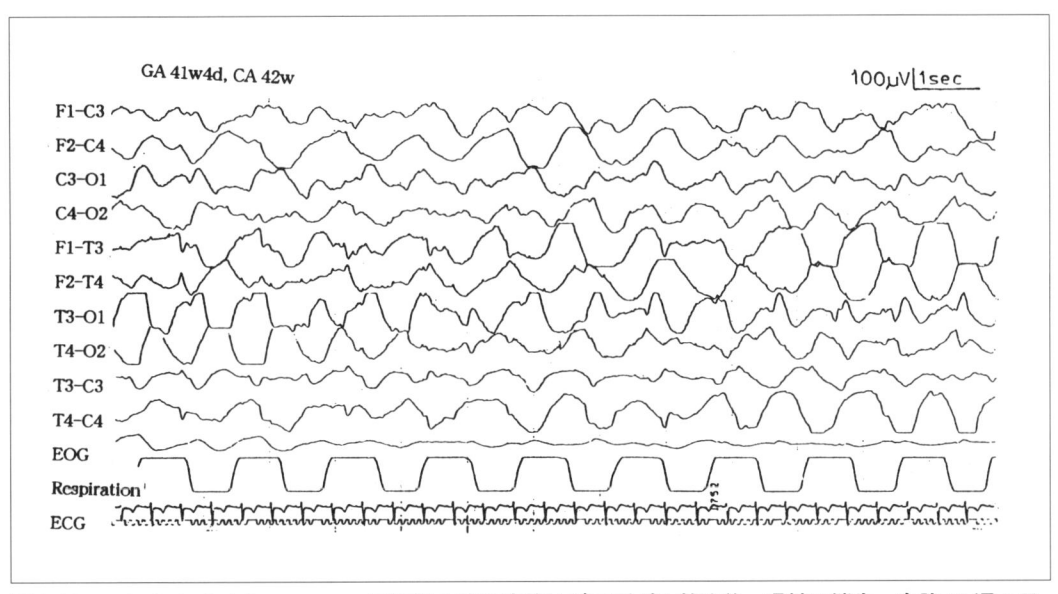

図 8.36 subclinical delta status，高振幅δ波の連続はジアゼパム静注後一過性に消失，在胎41週4日，受胎後42週，頭蓋内出血

低カルシウム血症では，77％が動睡眠から，5％が静睡眠から17％が不定睡眠から生じた（Watanabeら 1982a，渡辺ら 1982a）。

2．早産児における突発性異常

早産児では発作性放電は稀で，受胎後齢を増すとともに多くなり，持続時間も長くなる。発作波は正期産児におけるものと本質的に変わりないが，一般的に鋭波の持続時間は長く，徐波は遅いものが多く，臨床発作も非定型的なものが多い（Radvanyi-Bouvetら 1985）（図8.37）。正期産児より発作は短く，自律神経症状を示すことが多い（Scherら 1993）。

3．突発性異常と予後

突発性異常のもつ予後予測における意義は背景脳波ほど高くはないが，周生期脳障害では突発性異常の存在は予後不良を意味することが多い（Roweら 1985）。周期性片側性てんかん型放電には診断的価値はないが，新生児仮死では予後不良を意味する（McCutchenら 1985）。新生児発作では，側頭部における陰性鋭波の出現数が多いほど神経学的予後は不良で，新生児期以後の発作出現が多いという（Ortibusら 1996）。散発鋭波は正常児でもみられるので，どの程度みられれば異常であるかの判定が難しいが，側頭部鋭波が5分で15以上あるいは3/分以上が異常の目安になるという。脳波によって確認された発作の頻度が高い方が予後は有意に不良であり（Connellら 1989a），これは特に低酸素性虚血性脳症の場合にそうである（Legidoら 1991）。発作の持続時間は1～2分と短いほど予後が不良であるという（Legidoら 1991）。

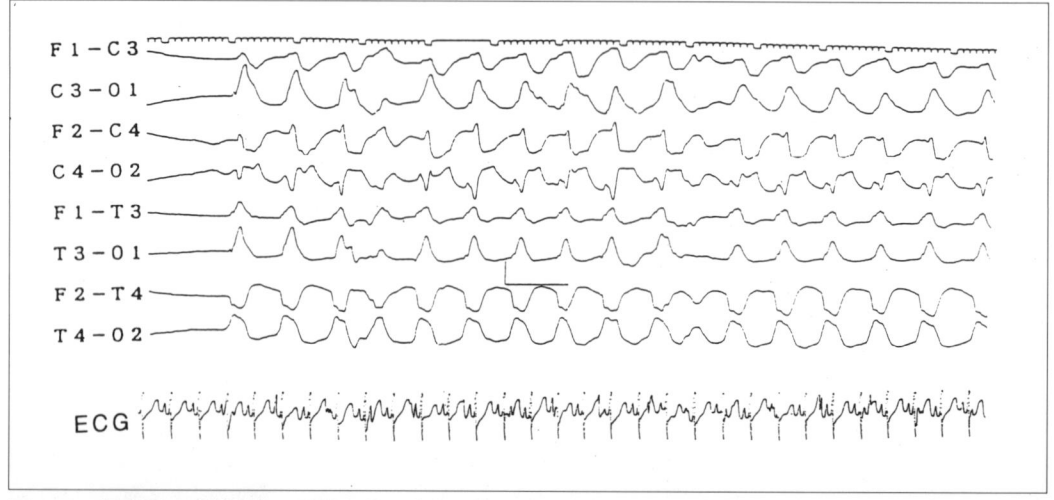

図8.37　早産児の痙攣発作，強直姿位，左右で異なる波形の発作性δ律動，反復発作波複合が出現。在胎24週2日，受胎後25週，呼吸窮迫症候群，低血圧，心筋障害，高カリウム血症，壊死性腸炎

第9章

睡眠の異常

1. 睡眠周期の異常

　睡眠周期および各睡眠状態の割合は受胎後週数とともに変化する。正期産新生児から成人に至るにしたがい，REM睡眠の割合は年齢とともに減少することはよく知られている。新生児で50％に対し成人では18％となる。しかし受胎後週数が40週から若くなるとともにREM（動）睡眠が増加するわけではない。受胎後30週以前ではREM（動）睡眠にもNREM（静）にも属さない不定睡眠がほとんどである。その後，動・静睡眠の周期が次第に明確になり受胎後40週頃には確立する。

　各睡眠状態の割合は，各睡眠状態の定義，定義に用いる指標の数，睡眠状態を判定する最小時間単位，各睡眠状態と判定する最小時間単位数（スムージング）によって異なる。また個体間，同一個体の異なった記録時期でもばらつきが大きく，異常児の値としばしば重複するため，通常のルーチン記録では個々の新生児における異常の判定は高度の異常を除き難しいことが多い。しかし，長時間ポリグラフ記録を反復施行し睡眠覚醒周期の安定性をみることにより個々の新生児の予後が正確に判定できるという（Lombroso & Matsumiya 1985）。これは日常のルーチン記録では困難であり，実際的とはいえないが，新生児脳波の判読にあたっては常に睡眠周期を考慮することが重要である。

　周生期脳障害では，その程度によって睡眠覚醒周期，各状態の持続時間，各生理学的指標の相関の異常，睡眠周期の消失，眼球運動や体動の変化などがみられる（Theorellら1974，Hakamadaら1982b）。軽症例では静睡眠が減少する（Watanabeら1980b）。重症例では覚醒の割合が一過性に異常に増加することがある（渡辺1975c）。

　重症の呼吸窮迫症候群では，急性期に一過性に静睡眠が減少し，動睡眠が増加するが，回復すると睡眠パターンは正常化する（Holmesら1979）。

　妊娠中毒症の母体からの出生児（Schulteら1971a，b，Watanabeら1974）では，動睡眠でも静睡眠でも未熟な脳波パターンが多い傾向があるが，特に静睡眠の交代性脳波の高振幅部分に棘波状活動を認め，低振幅部分が平坦なことがある。

　糖尿病の母体からの出生児（Schulteら1969a，b）では，未熟な脳波パターンが多く，成熟パターンが少なく，動睡眠の割合が多く，静睡眠が短い。

　アルコール中毒の母体からの出生児では，正常児と異なり動睡眠の脳波のパワーが大きく，静睡眠のそれと差がないという（Havlicekら1977）。

　Heroinなどの麻薬中毒の母体からの出生児では，動睡眠が多く静睡眠が少なく，動睡眠で眼球運動と体動が多い（Schulman 1969，Dingesら1980，Manfrediら1983）。Cocaine中毒の母体からの出生児では，脳波と行動の不一致が5.5％（対照で0％）にみられ，受胎後45週未満における成熟型徐波睡眠の出現が有意に早い（Legidoら1992）。

　新生児黄疸では，覚醒の占める割合が減少し，動睡眠の持続時間が延長するが，静睡眠の持続時間は不変である。最長睡眠周期は延長する。睡眠時間が増え動睡眠に多くを費やす（Prechtlら

1973)。

　光線療法では，睡眠周期の長さ，各睡眠の持続時間は不変であるが，睡眠のみでみると，静睡眠が減少，動睡眠が増加し，動睡眠中の急速眼球運動が増加する（von Bernuth & Janssen 1974）。脳波では，未熟なパターンが増加する。

　人工呼吸を要した児では，静睡眠の増加，不定睡眠の増加，未熟な脳波パターンの増加がみられたという（Karch ら 1982）。

　ダウン症候群の新生児では，覚醒が増加し，動睡眠が減少するが，静睡眠は不変で，それぞれの睡眠の持続時間も変わらない。最長睡眠周期は延長する。全睡眠時間に占める静睡眠の割合は長く，動睡眠は短い（Prechtl ら 1973）。また動睡眠の単位時間あたりの眼球運動数は少ない（Theorell 1974）。

　他の脳形成異常を有する新生児でも睡眠周期の異常を示すが，睡眠が減少し覚醒が増加するものがみられる（Monod & Guidasci 1976, Watanabe ら 1979a）。正常新生児では，睡眠状態の判定方法が異なっても一定の結果が得られるが，脳形成異常児では異なった結果が得られる。睡眠周期の消失は脳幹に異常を有する児でみられる（Monod & Guidasci 1976）。

　先天性水頭症では，睡眠周期は正常から軽度異常までさまざまで，静睡眠の持続不良，静睡眠中の高振幅徐波パターンの発達不良，静睡眠での未熟脳波パターン，正期産児の動睡眠の脳波が低振幅パターンを示さないものなどがある（渡辺ら 1984, Watanabe ら 1984c）。

　水無脳症では，動・静両睡眠のウルトラディアンリズムは保たれているが，四肢同期性の持続の短い運動（GPM）が静睡眠でも動睡眠でも著明に増加し，動睡眠における体の一部に限局した持続の長い運動（LTM）は著明に減少する（Hakamada ら 1982a）。

　重症の肺硝子膜症の早産児では静睡眠は減少し動睡眠は増加するが，回復すると対照と同様になる（Holmes ら 1979）。

　予定日に達した慢性肺疾患の患児では，動睡眠が減少し，不定睡眠が増加，さらに覚醒回数とその持続および体動が増加しているという（Scher ら 1992）。

　バルビツール酸塩，ベンゾジアゼピン投与で動睡眠が減少する（Lombroso 1982, 1985）。

　低カルシウム血症では，痙攣があっても睡眠周期の障害は軽度であり，睡眠時期と脳波パターンの関係もほぼ保たれている（Watanabe ら 1982a, 渡辺ら 1982a）。静睡眠の割合は有意に減少するが，動睡眠は変化しない。

　Thoman ら（1981, 1985）は，家庭での状態の観察をもとに，状態のプロフィールを分析した。正期産児で生後2〜5週の状態のプロフィールに一貫性に欠けるものは発達障害をきたす可能性があるという（Thoman ら 1981）。早産児で未熟児無呼吸のためテオフィリンの投与を受けた乳児では，修正2〜5週で状態の組織化が対照と異なり，注意の低下した覚醒や動睡眠が増加していたという（Thoman ら 1985）。

2．睡眠覚醒周期の消失

　これのみが所見ということはほとんどなく高度の脳波異常を伴う。さまざまな原因による昏睡でみられる。可逆性の中毒，低体温，抗けいれん薬，母親への麻酔薬投与や低酸素性虚血性脳症での脳保護薬の使用でも睡眠周期が消失することがあり，これらを除外する必要がある。睡眠周期が消失している場合，予後不良のことが多いが，生後早期の一過性の消失は必ずしも予後不良を意味す

るものではなく（Pezzaniら1986），1回のみの検査での判定には注意を要する。

3．睡眠覚醒周期の不安定

　一つの状態が安定して持続せず，急速に次々と変化するもので，薬物，ストレス，環境の変化などによる（Lombroso 1975, Scherら1988, Holmesら1979）。母親の妊娠中のアルコール摂取により新生児の睡眠が障害され頻回に覚醒する（Scherら1988）。睡眠覚醒周期は一過性のことが多いが，持続すると発達予後が不良のことがある（Lombroso 1982）。

第10章 各種疾患における脳波

　一般に脳波は非特異的で，疾患に特有な所見は少ない．しかし疾患によっては特異的な所見を呈し，診断に不可欠なこともある．また画像診断で特異的所見がない場合には脳障害の程度を判定し，予後を推定するのに有用である．この場合，病因によって同様の脳波所見でもその持つ意義が異なることがある．脳波は空間分解能では劣るが，時間分解能に優れており，画像より早く変化をとらえることができ，疾患の経過を追跡することができる．

1．正期産児低酸素性虚血性脳症（HIE）

　脳波は，HIEのごく初期では正常のこともあるが（Sarnat & Sarnat 1976），それを過ぎると障害の程度に応じて種々の脳波がみられる（渡辺1980c）．重症仮死では，最初の12時間以内では異常に長い平坦部分がみられるが，2，3日目には減少する（Haffnerら1984）．発作波は初めの12時間は散発的であるが，次の12時間には頻度，持続ともに増加する．痙攣が起きると，種々の発作波がみられるが，脳障害の程度を反映し，予後と密接な関係を有するのは背景脳波である（Karchら1977a, b, Andreら1978, Watanabeら1980b, Holmesら1982, Gyorgy 1983, Mentら1984, Lombroso 1987, Takeuchi & Watanabe 1989, Holmes & Lombroso 1993, 渡辺1997, 1998）．急性期には種々の程度の活動低下がみられ，時間の経過とともに改善していく．脳波の解釈にあたっては，脳侵襲の急性期からの経過日数を考慮すべきことは既に述べた（p.82）．

2．頭蓋内出血

1）正期産児
　頭蓋内出血に特有な脳波所見はなく，背景脳波は正常から種々の活動低下所見を示すが（渡辺1980d, 1982），速波増加を示すこともある．しばしば左右差を示し，出血側は低振幅となる．正期産児でも深部白質に出血し軟化がある場合陽性鋭波を示すことがある（Drefus-Brisac 1979a, 渡辺ら1980d）（図10.1）．脳波は頭蓋内出血の診断には有用ではないが，随伴する脳障害の程度を診断し，予後を判定するのに極めて有用である（Watanabeら1981, 渡辺ら1981a）．出血の程度が少量でも中等度活動低下以上の所見を呈する例もあれば，中等量でも軽度活動低下以下の所見を呈するものもあり，脳波により脳障害の程度の判定が可能である．

2）早産児
　早産児に特有な脳室周囲・脳室内出血（periventricular/intraventricular hemorrhage, PVH, IVH）の脳波所見として，陽性中心部鋭波が本症に特有な脳波所見とされてきたが，むしろこれは深部白

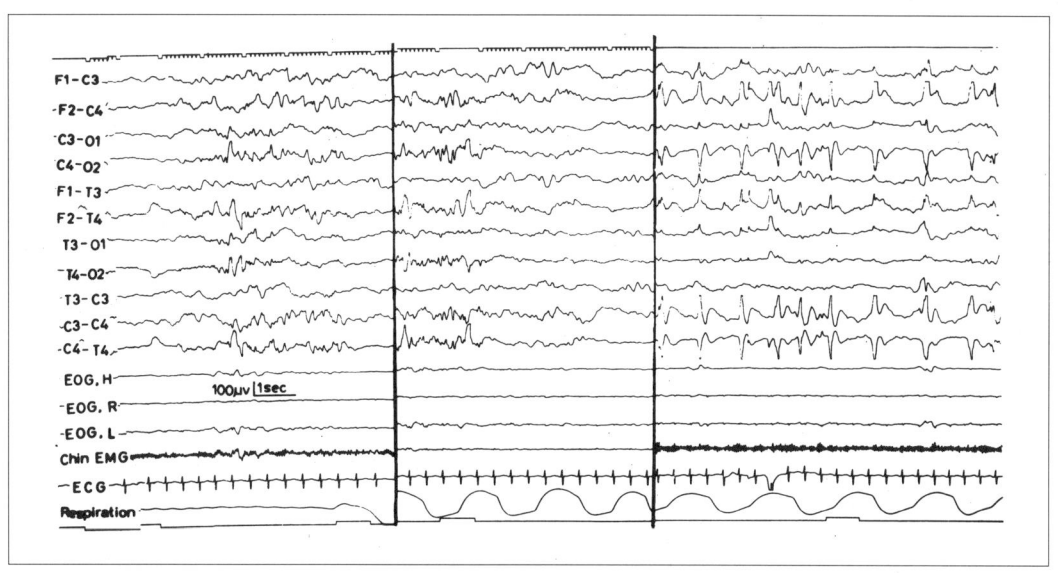

図10.1　正期産児の頭蓋内出血，右側脳室・実質内出血，在胎40週2日，受胎後42週6日，右半球で準律動的α/θ波増加，静睡眠で右中心部に陽性鋭波の反復出現をみる，動睡眠は消失，転帰：水頭症

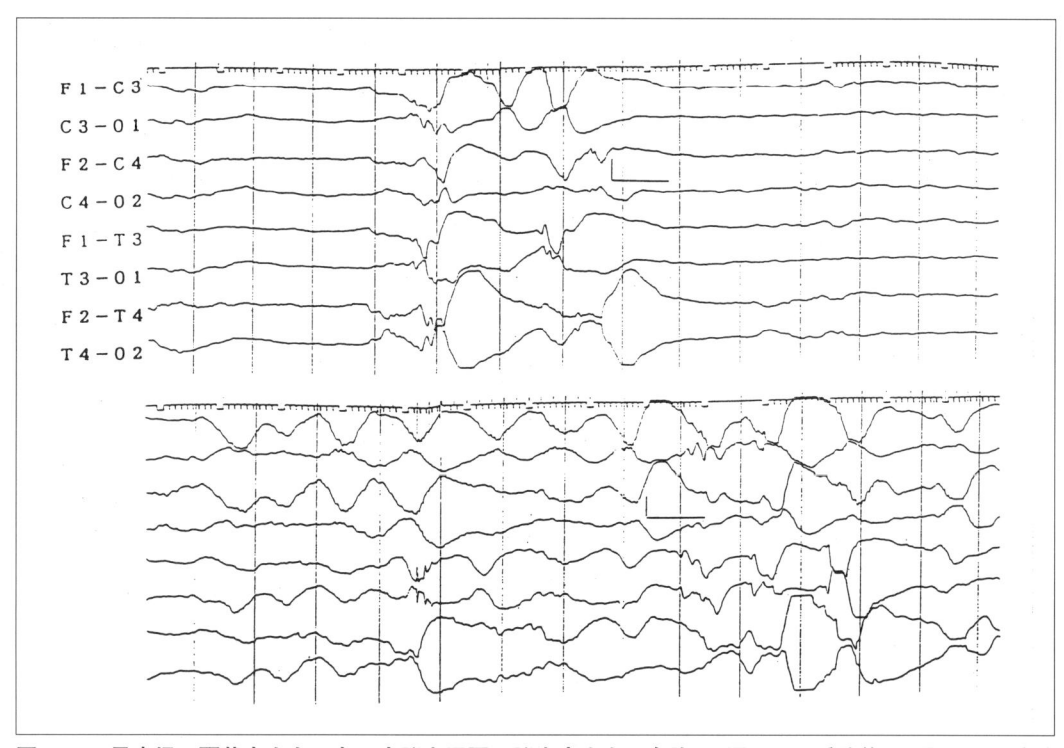

図10.2　早産児の頭蓋内出血，右Ⅳ度脳室周囲・脳室内出血，在胎28週1日，受胎後29週，β/α波減衰，右中心後頭誘導で中程度低振幅，転帰：軽度左片麻痺

質病変との関連が深いことは既に述べた（p.100）。本症に特有な脳波所見はなく（Navelet ら 1980, Lacey ら 1986），むしろこれに先立つ低酸素性脳症の程度と関連があり，出血の程度が軽くても高度の活動低下を示せば予後不良であり，反対に比較的大きな出血があっても脳波が軽度異常であれば予後は比較的良い（Watanabe ら 1983a, Clancy ら 1984, 早川ら 1991a）（図 10.2）。また脳波は随伴する発作をとらえるのに有用である（Staudt ら 1982a）。連続脳波モニターによって，出血直前あるいは直後の脳波活動低下をとらえることができ（Greisen ら 1987, Connell ら 1988, van de Bor ら 1994），これによって脳室周囲出血の前に既に脳波活動が低下しており，出血によりさらに悪化することが判明した。

出血後水頭症の管理に際し，経時的脳波記録は有用である（早川ら 1991a）。出血後水頭症の神経学的予後は発症前の脳波異常の程度に規定されており，発症後保存的治療中に脳波の悪化が認められなければ，保存的治療によっても水頭症発症自体による脳損傷を最軽微にとどめることができると考えられる。

片側性の実質穿破を伴う Papile IV 度の脳室周囲出血においては，急性期には最高度活動低下，高度活動低下，軽度活動低下がみられるが，左右差はみられない（加藤ら 1998a）。回復期には患側優位の disorganized pattern が最も多くみられるが，患側の低振幅を示す例もある。これらの例で，急性期あるいは回復期に異常を認めた例は全例において転帰が異常であったが，正常脳波を示した例は 80% が正常転帰を示した（加藤ら 1998b）。

3. 脳室周囲白質軟化(periventricular leucomalacia, PVL)

受傷時期が明らかな例においては，急性期に連続脳波の減少，消失，低振幅などの活動低下所見を示し，回復期には disorganized pattern や陽性中心部鋭波（PRS）などの回復期異常が観察される（渡辺 & 早川 1996, 早川 1997）。PRS は深部白質病変に対し特異度が高いが，感度は低い（Aso ら 1993）。PVL には発症要因が明らかでなく，いつ脳侵襲を受けたか分からないことも多い。このような臨床的に受傷時期の不明な PVL は，生後早期の脳波が正常脳波を示した例の 6%，軽度異常を示した例の 35%，重度異常（連続脳波減少・消失，中等度低振幅，高度低振幅/平坦，disorganized pattern，陽性中心部鋭波）を示した例の 100% にみられた（早川ら 1995b）。軽度異常（群波間間隔延長，$\beta/\alpha/\theta$ 波減衰，軽度低振幅）のうちでは軽度低振幅を示すものが多い（図 10.3, 図 10.4）。予後は軽度異常を示すものの方に軽度の痙性両麻痺が多い。Biagioni ら（2000）は，PVL 児において生後 2 週以内に記録した脳波で，背景脳波の異常と予後との間に相関があると報告した。彼らは背景脳波の異常として，受胎後 30 週以下の例では側頭部律動的 θ 群発の減少，31～32 週では非連続脳波の群発の持続時間の減少，33～34 週では側頭部律動的 θ 群発の異常残存，brush の減少を異常所見としてあげている。

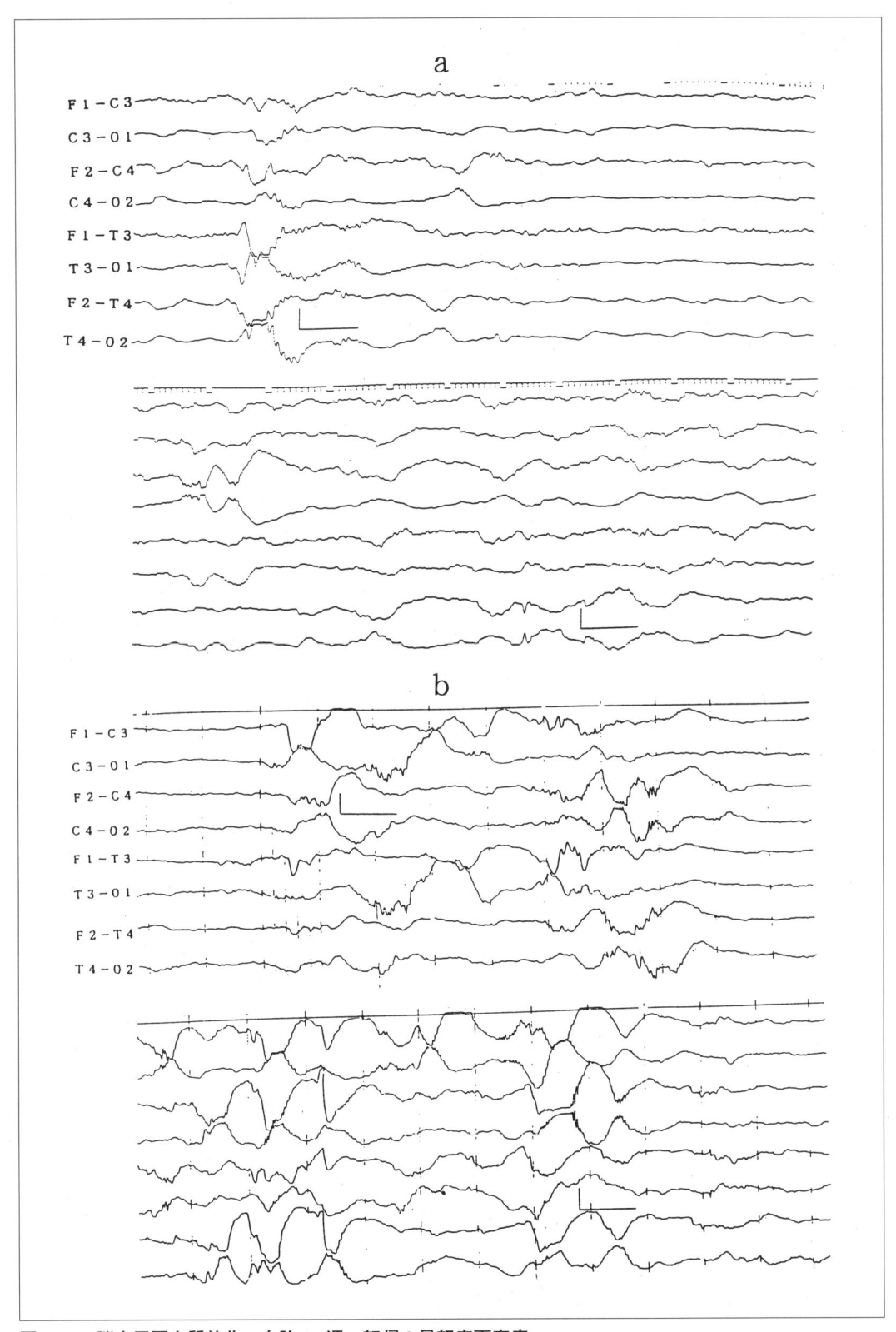

図 10.3 脳室周囲白質軟化，在胎 31 週，転帰：最軽度両麻痺
　　a．受胎後 31 週 1 日，軽度低振幅
　　b．受胎後 32 週 1 日，非連続脳波で軽度の disorganized pattern

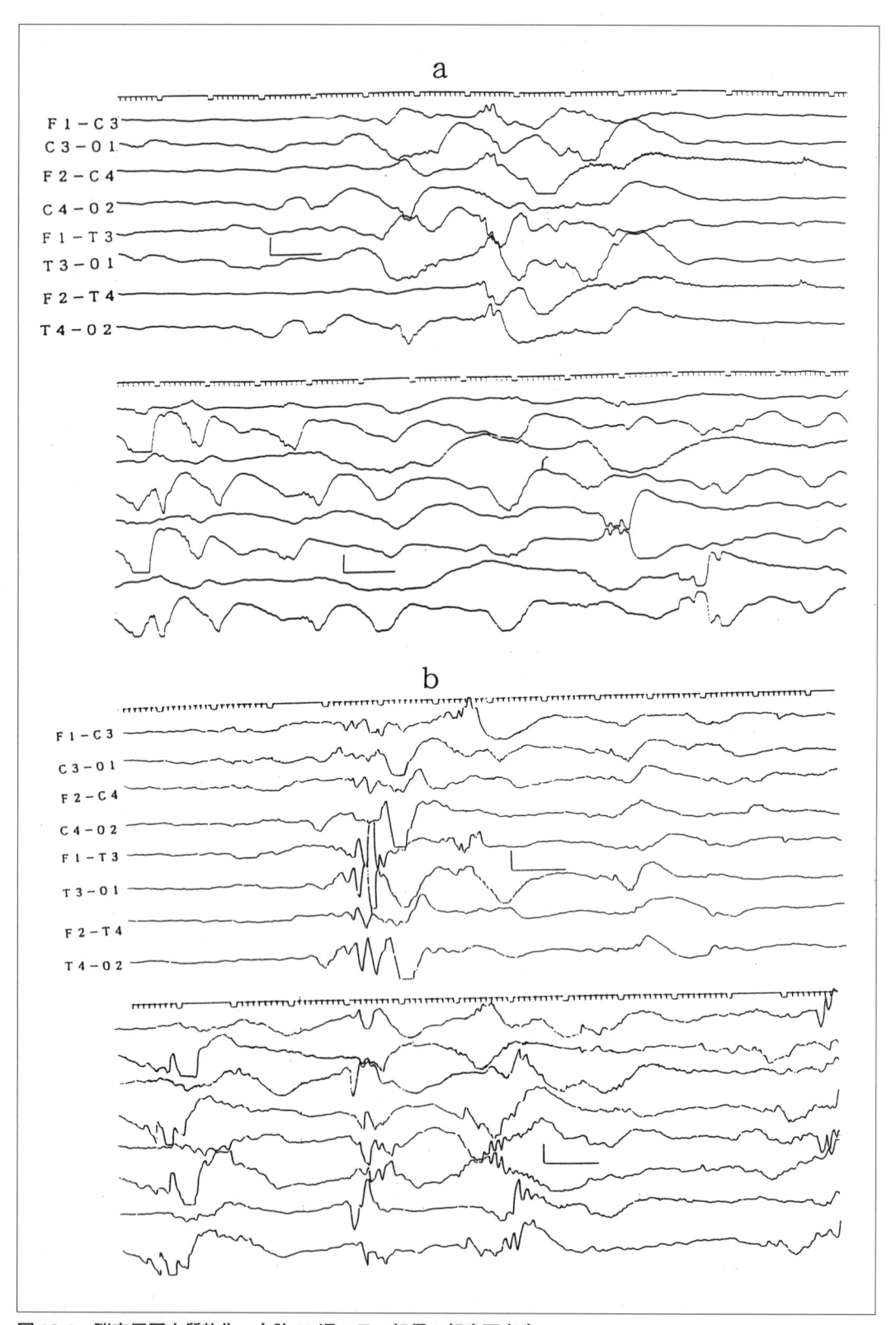

図 10.4　脳室周囲白質軟化，在胎 25 週 5 日，転帰：軽度両麻痺
　　　a. 受胎後 26 週，軽度低振幅，β/α/θ 波減衰
　　　b. 受胎後 27 週 3 日，β/α/θ 波成分回復，軽度低振幅の傾向

4. 脳梗塞

新生児梗塞は比較的よくみられる疾患で，HIE，多血症，急性重症高血圧，栓塞などに際しみられるが，痙攣以外はとくに異常を認めない例もある。焦点運動発作を呈し，脳波上梗塞部位に一致した焦点性あるいは一側性異常を示す（Clancyら 1985，Levyら 1985）。周期性片側性てんかん形放電を示すこともある。明らかな脳波異常を示したのは42％だったとの報告もある（Estan & Hope 1997）。脳波変化は超音波より早く現れる（Koelfenら 1995，Randoら 2000）。

5. 頭蓋内感染症

1）化膿性髄膜炎

新生児化膿性髄膜炎でも，低酸素性虚血性脳症と同様に，脳障害の程度に応じて正常，最軽度〜最高度活動低下まで種々の段階の活動低下を示すが，これに半律動的 θ，α 波の増加，δ 波の減少を伴う（渡辺1980f，Watanabeら 1983b）。θ，α 波は鋭波状となり，多焦点棘波を呈するものもある。睡眠周期がまったく消失し，半律動的 θ，α 波がほとんど連続的に認められるものがある。速波増加は低カルシウム血症でもみられるが，後者では活動低下は軽度である。背景脳波と予後の間には有意な相関があり，正常，θ，α 波の増加，最軽度活動低下，軽度活動低下では予後良好，中等度活動低下では不良，高度活動低下，連続的 θ/α 波，最高度活動低下では極めて不良である。低酸素性虚血性脳症と異なり中等度活動低下では予後不良であるが，これは脳侵襲が進行中であるためであろう。経時的記録は治療経過，脳障害の程度の評価，予後推定に有用で，反復記録により脳波が改善しないものは予後不良である（Dreyfus-Brisac 1979a）。治療とともに背景脳波は改善していくが，異常が持続したり，新たな異常が出現するものは予後不良である。脳波の焦点性異常の部位と脳膿瘍の部位に相関がなかったとの報告もあるが（Misesら 1987），局在性異常の出現は脳梗塞や脳膿瘍を，左右非同期性は水頭症の合併を示唆する（Watanabeら 1983b）。Chequerら（1992）も，脳波が正常か軽度異常の場合は予後良好であるが，高度異常の場合によれば，死亡するか重度の神経学的後遺症を残すと述べている。発作の有無，意識障害の程度を考慮すると93％で予後判定が可能であるという。脳波は非特異的であるが陽性中心部鋭波や焦点性低振幅がみられれば，深部白質壊死や梗塞ないし膿瘍を示唆する。背景脳波とCTスキャンとの間には相関があり，脳波が正常なものではCTスキャンも正常であるが，活動低下が強いほど低吸収域が広がりその程度も強く，最高度活動低下では全髄液腔が消失し高度の浮腫を示す（渡辺ら 1983）。

2）ヘルペス脳炎

焦点性あるいは多焦点性周期性鋭波ないし発作波複合が比較的特徴的とされるが（Isch-Treussardら 1977，Mizrahi & Tharp 1982，Mikatiら 1990），出現時期も限られているうえ，必ずしも特有な所見ではないので，本波形がないからといって診断を否定することはできない（図10.5）。また非常に遅い徐波としてみられることがありアーチファクトと間違えられることがある（Dreyfus-Brisac 1979a）。

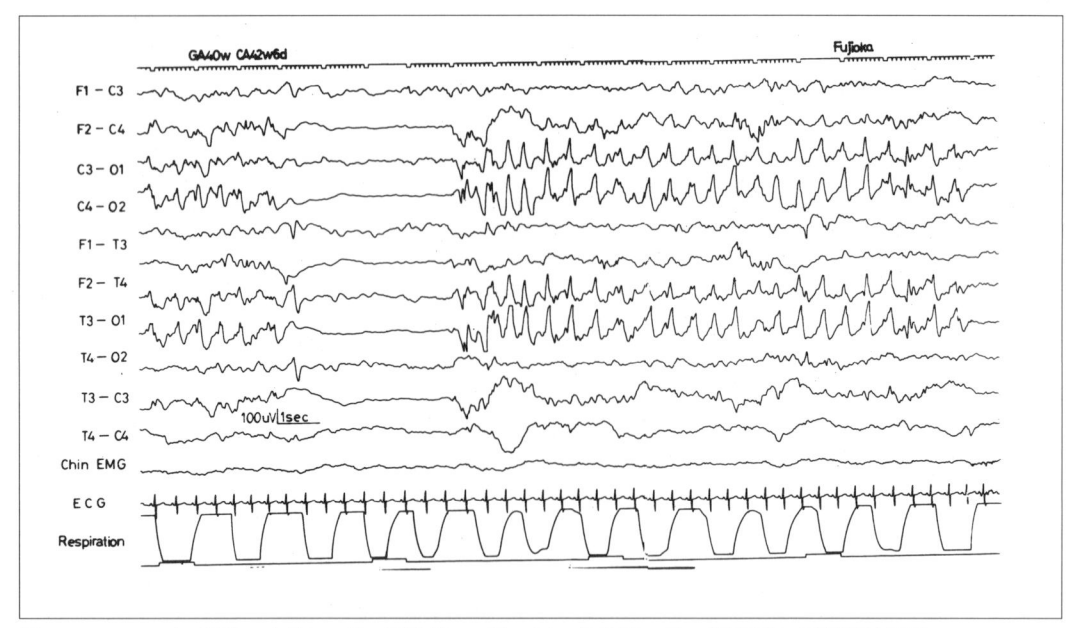

図10.5 ヘルペス脳炎，在胎40週，受胎後42週6日，発症後3日，後頭部に反復陽性鋭波

6．電解質・代謝異常

1）低カルシウム血症

正期産児では，背景脳波は正常か最軽度活動低下ないし軽度活動低下を示すとともに，多形δ波が減少し，θ波，α波が増加する（渡辺1980e，渡辺ら1982a，Watanabeら1982a）。すなわち速波増加を示す。速波増加を示す例では示さない例に比して血清カルシウム値は低い傾向がある。発作間欠期には，主に静睡眠で散発棘波，鋭波が左または右の中心部にみられることが多い。発作時脳波は，反復性鋭波，棘波，鋭徐波複合，律動的α波，θ波，δ波，β波などあらゆる発作波が出現する。発作波出現開始部位は中心部が最も多い。睡眠周期の障害は軽度で，睡眠時期と脳波の関係もほぼ保たれている。静睡眠が減少するが動睡眠には変化がない。発作は動睡眠で起こることが多い。低酸素性虚血性脳症などの基礎疾患のある例では，背景脳波はその程度に左右される。

2）低血糖症

血糖値と脳波異常の程度には相関がなく，20mg/dl以下でも脳波は正常のこともあるが，多くは種々の程度の活動低下を示す（Dreyfus-Brisacら1979a，渡辺1981i）。発作を示す例では，発作波とともに種々の背景脳波異常を呈する。脳波異常の持続が長いほど予後は不良である。脳波異常の程度と予後は基礎疾患および治療によっても左右される（図10.6）。症候性低血糖症では，両側前頭瘤波の出現頻度は増加するが，両側同期性は減少するという（Nunesら2000）。

3）先天代謝異常症

非ケトン性高グリシン血症は，1-3秒の群発と4-18秒の平坦部分からなる群発平坦脳波を呈し，群発部分には高振幅の鋭波，徐波を含む（Seppalainen & Simila 1971, Misesら1978, Dreyfus-

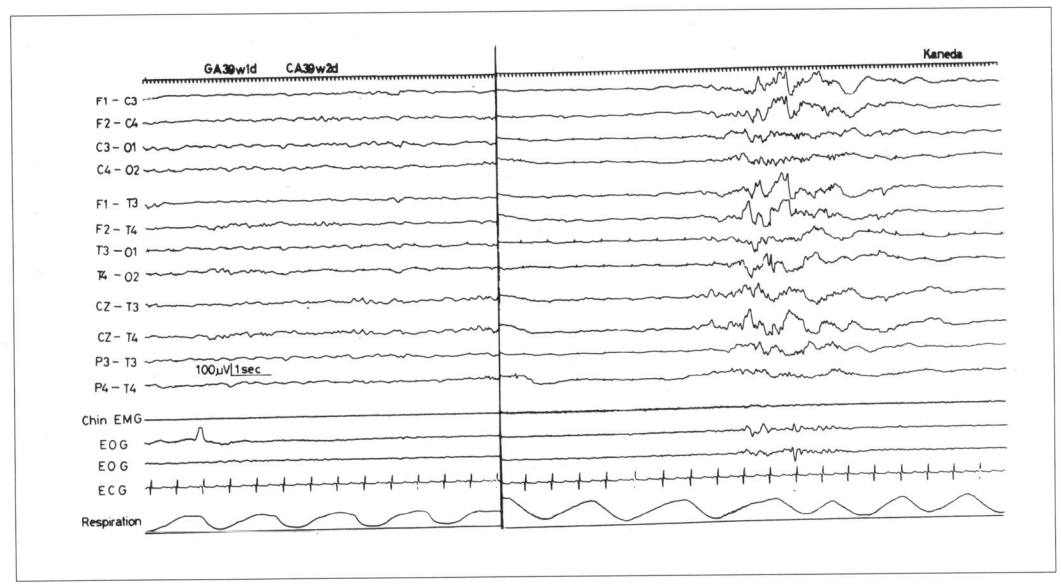

図10.6 低血糖症，在胎39週1日，受胎後39週2日，チアノーゼ，強直発作で発症，血糖9.1mg/dl，中程度活動低下を示したが，直ちに加療され5日後の脳波は正常，転帰：正常発達

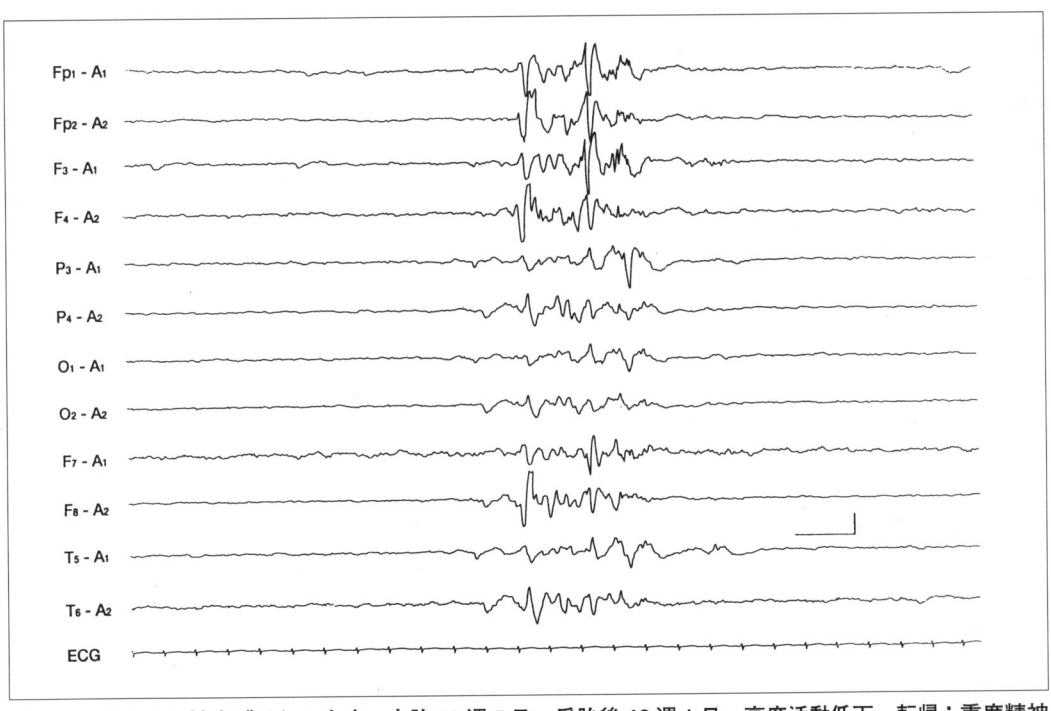

図10.7 非ケトン性高グリシン血症，在胎39週5日，受胎後42週1日，高度活動低下，転帰：重度精神遅滞，West症候群，部分てんかん

Brisac ら 1979a, Ohya ら 1991)（図10.7）。これに易変性ミオクローヌス，全般性ミオクロニー発作を伴うものは早期ミオクロニー脳症と呼ばれる。プロピオン酸血症，メチルマロン酸尿症でも同様の群発平坦脳波がみられる（Aicardi 1992）。

楓糖尿症では，Comb-like rhythmと呼ばれる特有な脳波がみられる。これは中心・傍矢状部にみられる5-7Hzの陰性μ律動様の活動で，覚醒時にも睡眠時にもみられるが，静睡眠に最もよくみられる（Tharp 1992）。生後2週以内に最もよくみられ，2ヵ月以下の約半数にみられるが（Korein 1994），食事療法により消失するという。

尿素サイクル異常では，正期産児でdelta brushの増加を示した例，発作性律動的θを示した例が報告されている（Verma NPら 1984）。シトルリン血症で，血中アンモニア値の上昇に伴い群発間間隔が延長し，回復とともに正常化し，両者の間に相関を示した例がある（Clancy & Chung 1991）。

ビタミンB_6依存症では，全般性1-4Hz鋭徐波がみられ，診断を示唆するという（Mikatiら 1991）。

7. 脳形成異常

1) 水頭症

新生児水頭症においても年長児と同様，非同期性が主要所見であるが，これはとくに静睡眠の交代性脳波で明らかである（渡辺1981d，渡辺ら 1984，Watanabeら 1984c）。両側前頭瘤波や準律動的θ/δ波が間欠的に左右非同期性に出現することもある。背景活動低下を示すものは多くなく，あっても軽度のものが多い。しかし他の脳形成異常を合併するものではその程度に応じてさまざまな異常を示し，正期産児で非同期性に出現する高振幅部分に未熟なdelta brushを呈する例がある（渡辺ら 1977b）。皮質の厚さが極めて薄く画像上水無脳症を疑う程の例でも中等度活動低下を示し，鑑別に有用である。脳波は水頭症の程度よりも知能予後の判定に有用であり，新生児期の脳波が正常か軽度異常の場合は知能は正常か軽度障害であるが，中等度あるいは高度異常の場合は全例知能障害を呈する。

2) 水無脳症（hydranencephaly）

一般に脳波は平坦で，一部に不規則徐波，棘波や律動的活動がみられるのみである（Engel 1975, 渡辺1981e）。水頭症では上述のごとく全領野に脳波活動が認められる。高度の低酸素性虚血性脳症で平坦脳波を呈するが，この場合睡眠周期は消失している。これに対し，本症では脳波以外の生理学的指標をみると睡眠周期が存在している。

3) 小頭症

原因はさまざまで，障害の程度も種々であり，脳波も正常に近いものから平坦脳波を示すものまである。当然ながら異常の程度の軽いものほど発達障害の程度は軽い。正期産児では，画像診断で明らかな異常がなくても，軽度活動低下に相当する所見，すなわち静睡眠で高振幅徐波パターンを欠き，交代性脳波の低振幅部分の平坦化を示す例がしばしばみられる（Dreyfus-Brisac 1979a，渡辺1981e）（図10.8）。また交代性脳波の高振幅部分に異常波形がみられたり，低振幅で交代性脳波が不明瞭でpoorly organized patternを呈する例もある。このような例は，低酸素性虚血性脳症と異なり，軽度活動低下に相当する所見を示しても発達予後は良くない。

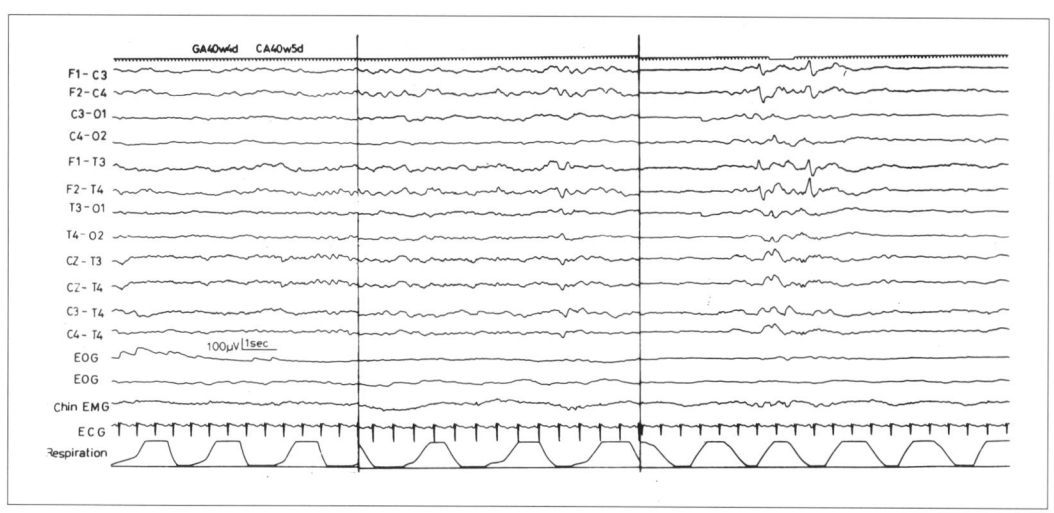

図 10.8 小頭症，軽度活動低下に相当するが，交代性脳波の高振幅部分が低振幅，とくに中心後頭誘導は低振幅，在胎 40 週 4 日，受胎後 40 週 5 日，転帰：精神遅滞

4) 全前脳胞症 (holoprosencephaly)

本症には，前脳胞がまったく左右の半球に分割されない alobar type から後頭部で一部分れている semilobar type，両半球に分かれているが，第 3 脳室と側脳室とは続いていて後角，下角は分かれている lobar type などに分類される。新生児期の脳波は特有な所見を呈することが多く，また脳波によりこれらの類型診断も可能である。Alobar type では後頭部に脳波活動を認めず，semilobar type では前方から後方にいくにつれて振幅が低下する振幅傾斜を示す。特徴的な所見として，睡眠周期なく高振幅準律動的 θ，α，β 波が連続的にみられる例，やや振幅が低く徐波を混ずる例，覚醒時には連続的で睡眠時には非連続的かつ非同期的に認められる例がある（Watanabe ら 1976，渡辺ら 1976）。

5) 孔脳症

正常発達した脳が種々の血管性または感染性病変によって破壊され，囊腫ないし空隙を大脳半球内に作ったもので，脳波上限局性低振幅を示す（渡辺 1981e）。

6) 染色体異常および先天異常症候群

疾患特有な所見はない。一般に著明な異常を示すことは少ないが，脳侵襲の急性期でない場合は軽度の異常でも何らかの発達障害を意味することが多い（渡辺 1981f）。高振幅徐波パターンの発達不良，交代性脳波の低振幅部分の平坦化，成熟異常，高振幅律動的 θ などの異常波形，poorly organized pattern などがみられる。

8. 子宮内発育遅延

子宮内発育遅延児では，脳成熟障害の可能性があり，周生期合併症も多いため発達予後が懸念され，新生児期脳波はそれらの評価に有用である。妊娠中毒症母体から出生した不当軽量児は相当体重児に比して有意に静睡眠における高振幅徐波パターンの発達が不良で（Watanabe ら 1974），しば

しば dysmature pattern を示す（図 10.9，図 10.10）。早産児も含めた検討では，急性期活動低下所見を示すものの他，dysmature pattern（図 10.11），disorganized pattern（図 10.12）を示すものがみられ，とくに後者は発達障害を残すことが多い（早川ら 1994）。板倉ら（1995）によると，生後早期の脳波が dysmature pattern を示した例は小頭症を伴う重度子宮内発育遅延児で，臍帯動脈血流異常があり，慢性的な子宮内環境不良があったと考えられ，一方 disorganized pattern を示した児は出生前に NST 異常が認められ比較的強い急激な脳機能低下に陥ったと考えられる。

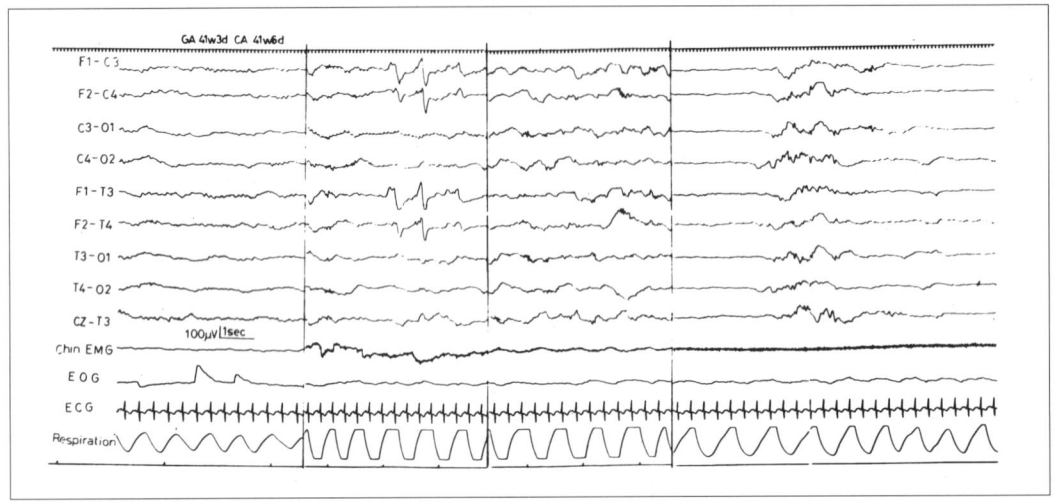

図 10.9　正期産不当軽量児，在胎 41 週 3 日，出生体重 1650g，妊娠中毒症，受胎後 41 週 6 日，高振幅徐波パターンの発達不良，交代性脳波の低振幅部分平坦，未熟な delta brush をみとめる dysmature pattern

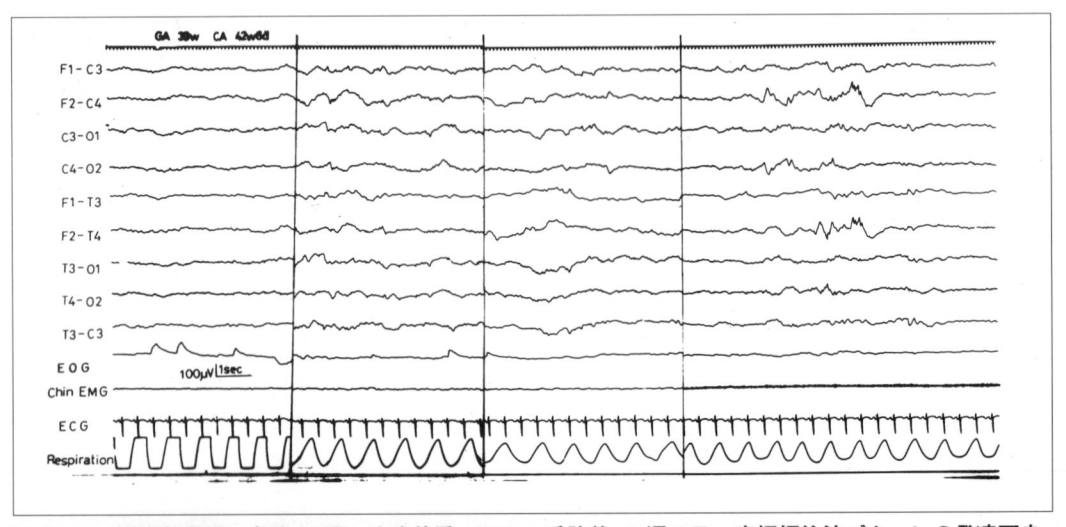

図 10.10　不当軽量児，在胎 39 週，出生体重 1900g，受胎後 42 週 6 日，高振幅徐波パターンの発達不良，交代性脳波の高振幅部分が不明瞭で低振幅な poorly organized pattern，未熟な delta brush を右前頭部に認める

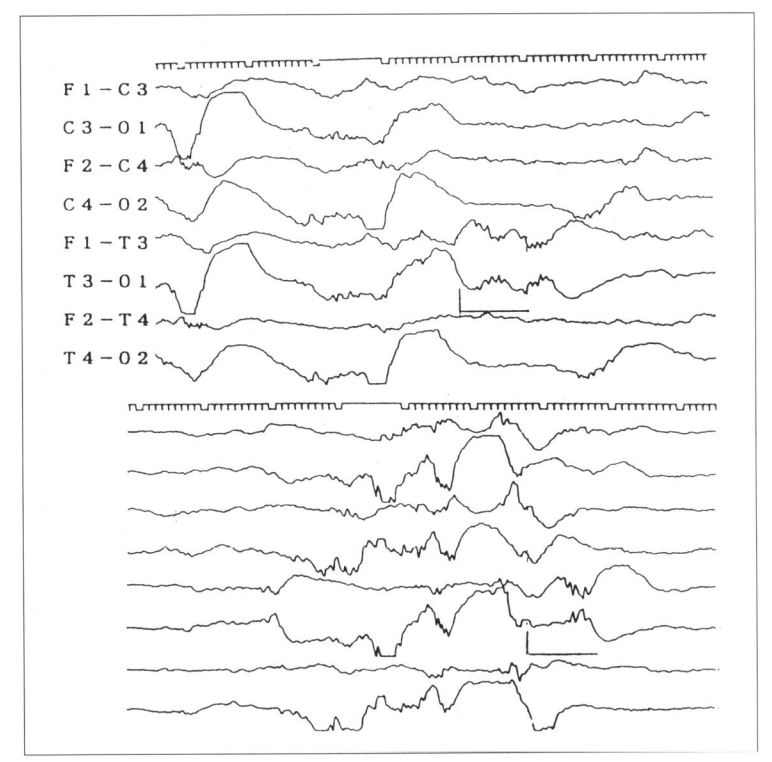

図 10.11　早産不当軽量児，在胎 30 週，出生体重 638g，受胎後 34 週，受胎後齢に比して超高振幅超徐波を示し dysmature pattern，転帰：軽度精神遅滞

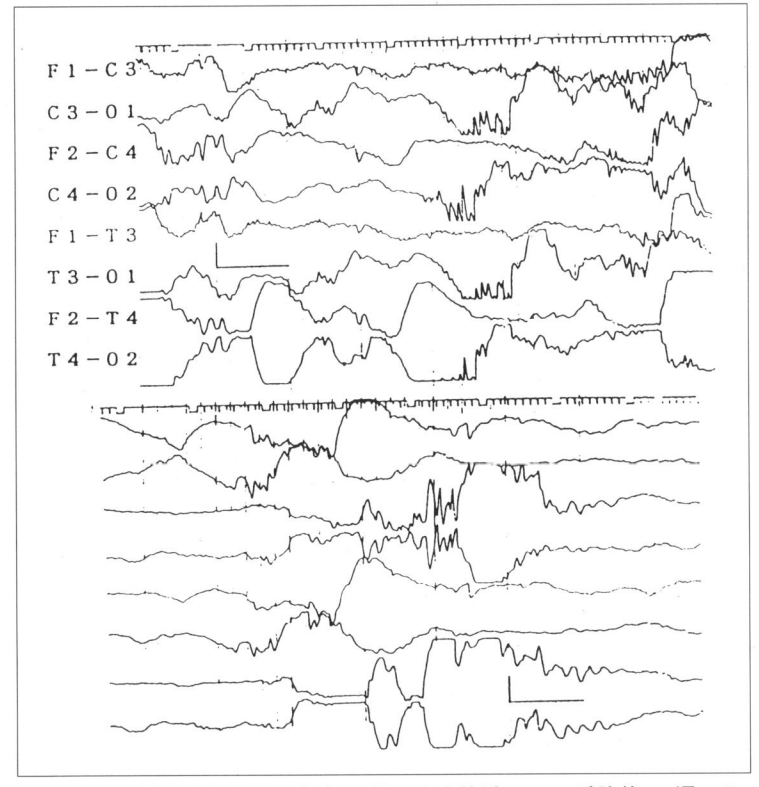

図 10.12　早産不当軽量児，在胎 32 週，出生体重 866g，受胎後 32 週 2 日，高度の disorganized pattern，転帰：重度精神遅滞

第11章 誘発電位

　誘発電位は感覚刺激に対する神経系の反応である．視覚誘発電位，聴覚誘発電位，体性感覚誘発電位などがある．それぞれの電位は小さく背景脳波に埋もれてわからないが，刺激に対して一定の潜時をもって出現するので，コンピュータを用いて反復刺激に対する反応を加算平均することにより記録することができる．刺激および記録方法が異なると異なった反応が得られるので，各検査室で正常範囲を設定することが必要である．新生児においては，感覚路を含む神経機能を検査する客観的方法が乏しいので，誘発電位は有力な補助検査法である（Taylorら 1996a，Majnemer & Rosenblatt 1996）．

1. 視覚誘発電位（visual evoked potentials, VEP）

1）記録方法

　視覚刺激として閃光刺激と図形反転刺激が用いられている．後者は視機能を評価する鋭敏な方法であるが，新生児はほとんど睡眠しているので有用でなく，予定日以降にならないと信頼できない（Groseら 1989）．閃光刺激にはストロボスコープまたは光放射ダイオードが組み込まれたゴーグルを用いるが，両者の間には潜時，振幅，分布に差がある（Mushinら 1984，Taylor 1992）．NICUではゴーグルの方が使いやすく便利である．閃光VEP（FVEP）の主な成分は200-500 msecに出現するので，分析時間は1秒とする．FVEPは比較的振幅が大きいので20回前後の加算でも記録できる．とくに早産児においては，非連続脳波の平坦部分では1回の刺激でも反応がみられることがある．刺激間隔を長くすれば3回の刺激でも反応が得られる（Prydsら 1988）．1回/2-30秒の刺激頻度が用いられているが，刺激間隔を短くすれば振幅が小さく，潜時が延長する（Pryds 1992）．大久保（1976）は，少なくとも2秒以上の間隔が必要としている．

　図形反転刺激によるVEP（PVEP）は，テレビモニターを用いて2°の格子模様を用いる．振幅が大きいので20回加算で十分である（Groseら 1989，Hardingら 1989）．

　関電極はO1，O2，またはOzに置き，不関電極は両側耳朶の結合とする（American EEG Society 1984）．Oz-Fzを用いるものもあるが，脳波検査と同時に行う場合，反応は後頭部に限局しておりC3-O1，C4-O2で記録できるので特別な配置をする必要はない．睡眠状態によって変化するので，状態をモニターする必要がある．

2）正常発達

　胎生期後半では，発達に伴う波形の変化が著しい（Umezakiら 1970，Watanabeら 1972，Hrbekら 1973，Stanleyら 1987，Placzekら 1985，Taylorら 1987，Tsuneishiら 1995）．受胎後24～25週では，一峰性の持続時間の長い陰性の反応を後頭部で示すが，受胎後30～32週ごろから初期陰性成分に続く陽性成分が出現し，二峰性となる．その後次第に初期陰性成分が小さくなり，受胎後36週

以後は初期陰性成分に続く陽性成分が次第に著明になり，正期産児ではこれが最も安定した成分となる（図 11.1）。この発達過程は，明らかな合併症がない限り不当軽量児でも相当体重児と同様であるが（Watanabe ら 1972），潜時が長く波形が未熟な傾向があるという（Hrbek ら 1982）。

最近のゴーグルを用いた方法では，早期早産児にみられる主要陰性成分の潜時は 300msec（N300），正期産児でみられる主要陽性成分の潜時は 200msec（P200）で，この時期各成分の潜時は変わらないとする報告（Taylor ら 1987）と N300 の潜時は生後減少し，P200 は後期早産児期に出現し，予定日後に潜時が減少するとの報告がある（Pryds ら 1989）。受胎後 33 週未満の早産児では N300 の潜時は 5.5msec/週の割合で減少するという（Pike ら 1999）。潜時が短縮するという報告としないとする報告があるのは，ピークの命名法の差異によるものと考えられるが，重要なのは波形の変化である。視覚誘発電位の発達は子宮外生活によって促進され各成分の出現が速くなるが，網膜電図は変化しないという報告や（Taylor ら 1987，Leaf ら 1995），潜時は変わらないが波形の成熟が早まるという報告がある（Tsuneishi ら 1995）。生後の変化をみると，出生後 1～4 時間で潜時は減少，振幅は増加する（Pryd ら 1988）。新生児では成人や年長児と異なり，視覚誘発電位の振幅は静睡眠より動睡眠で大きい傾向があり，これは成人における所見と反対である（Watanabe ら 1973c，Whyte ら 1987）。

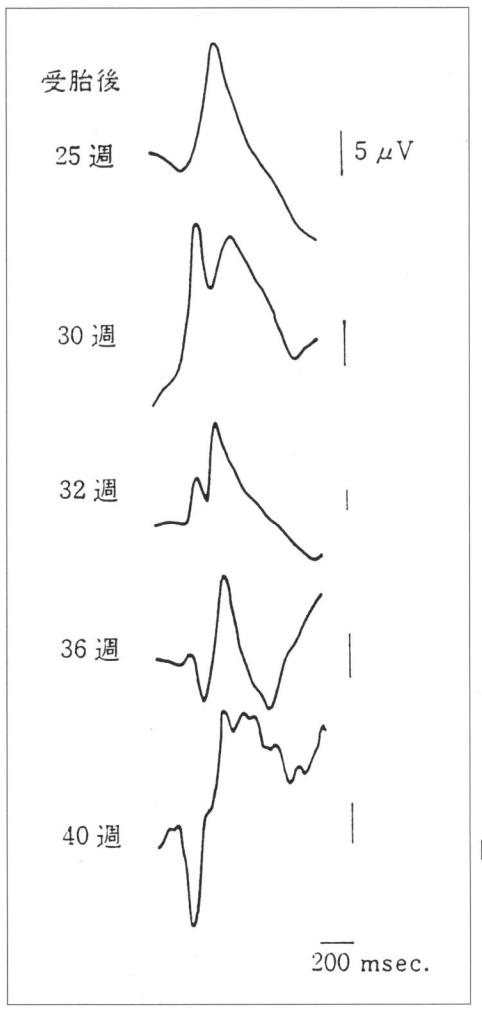

図 11.1　胎生期後半における閃光視覚誘発電位の発達による変容
後頭－中心双極誘導，上向きの振れは後頭部で陰性の電位変化を示す。

しかし波形や潜時は睡眠時期，静睡眠の交代性脳波あるいは非連続脳波の高振幅部分と低振幅部分で差はみられない（Watanabeら1972，1973c, d）。

図形反転視覚誘発電位（pattern reversal VEP；PVEP）は，新生児では小さな格子模様に対しては反応がみられないが，大きいものに対してはみられる（Kurtzberg & Vaughan 1985）。PVEPでは，280 msecの潜時の後期陽性波が一つみられるのみで，潜時は受胎後齢とともに減少するという（Groseら1989，Hardingら1989）。しかし新生児ではばらつきが大きい（McCullochら1999）。Kos-Pietroら（1997）は，15°〜2°の大きさの格子模様の両眼刺激で検討し，予定日以前にPVEPが記録できることは少なく，最も早く記録できたPVEPは受胎後32週で，2°の大きさの格子模様に対するものであったと報告した。受胎後34週で1ないし2°の大きさに反応したのは11％にすぎず，成人のP100にあたる陽性波の潜時は200 msecで，予定日まで短縮しなかったという。

3）臨床応用

FVEPによる検討がほとんどである。正期産新生児仮死では予後判定に有用である（Watanabe 1978，Whyteら1986，Muttittら1991，Taylorら1992，Whyte 1993）。生後1週以内のVEPが異常か消失していた例の全例が死亡したか神経学的後遺症を残したのに対し，VEPが正常だったうちの89％が正常発達を遂げたという（Whyte 1993）。VEP各成分のうち後から発達してくる初期陽性成分が最も影響を受けやすく，初期から存在している後期陰性成分が最も影響を受けにくい（Watanabe 1978）。VEPが消失している場合（図11.2〜図11.4），まず後期陰性成分が回復し次いで初期陽性成分が回復してくる（渡辺1982b）。生後1週以内に記録したVEPが異常波形，低振幅（**図11.5，図11.6**）を示した児の85％，消失していた児の100％が予後不良だったのに対し，正常（**図11.7**）ないし潜時延長のみを示した児の79％が予後良好だったという。頭蓋内出血の場合，出血部位によってはVEPは異常とならず，AEPの方が有用なことがある（**図11.8**）。また新生児期のVEPは，神経学的後遺症を有する生存児の視覚予後の判定にも有用である（McCullochら1991）。VEPとCTとの間に密接な関係がみられたが，背景脳波ほどではなかったという（渡辺ら1981c）。VEPは正期産児頭蓋内出血においても背景脳波ほどではないが予後判定に有用であり予後判定に有用である，とくに視覚路の障害の有無判定に有用である（Watanabeら1981，渡辺ら1981a）。新生児期早期に異常があっても急速に回復する。回復が早いほど予後良好であり，遅いか正常化しないものは予後不良である（Hakamadaら1981a）。先天性水頭症では，潜時延長を示すことが最も多く，脳波が高度異常を示しても異常波形や消失を示す例は少なく，受胎後齢により波形の変化を示すVEPはそのような例で成熟度の判定に有用である（Watanabeら1984c，渡辺ら1984）。

早産児ではVEPの予後判定における有用性についてもさまざまな報告がある。Placzekら（1985）によれば，脳室内出血をきたした早産児では受胎後35-36週までには出現するP2の出現が遅れ未熟な波形を示したという。広汎な脳室周囲白質軟化（PVL）を有する早産児ではVEPはしばしば異常な波形を示す（de Vriesら1987，Ekenら1996）。Ekertら（1994）によると，生後2週以内に施行したFVEPの異常予後判定の感度は33％，特異度63％であり超音波に比して予後判定における有用性は低いという。VEPはPVLと有意な関連は有するが，偽陽性が多い（Ekertら1997）。Shepherdら（1999）は，早産児で検査を生後3日と予定日に施行し，脳性麻痺の発生についてFVEPの感度は60％，特異度92％，陰性予測値96％，死亡に関してはそれぞれ86，89，99％だったと報告した。異常予後に関連する異常所見としては予定日前ではN3の潜時遅延，予定日ではP2の欠如であるという。われわれは，早産児において脳波とともにVEPを出生直後から経時的に記録し，早産児おけるVEPの意義について検討した（加藤ら1999a, b，2000a, b）。VEPはPVLの発生予測に

おいて脳波に比し鋭敏度（それぞれ0.77, 1.0）はやや劣るが特異度（それぞれ0.85, 0.92）に優れる有用な検査であるが，経時的記録が有用である（図11.9）。日齢0〜1よりは日齢2〜7に異常が出現し，その後持続する。VEPは予後判定に有用で，無反応例では全例中等度異常の両麻痺をきたし，波形異常例では一部で極軽度両麻痺がみられた。一方VEP正常例ではほとんどの例で予後良好であり，軽度両麻痺が4％にみられたのみであった。波形異常があり両麻痺が発症した例では超音波は正常であった。VEPは脳波に比し記録が簡単で解釈が容易である点，脳波判読に習熟していないものにとっては有用である。

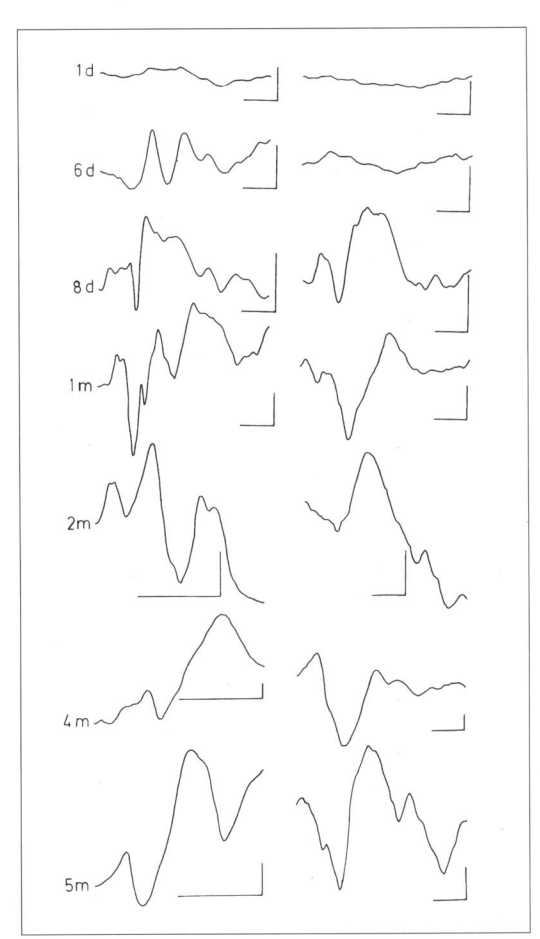

図11.2 周生期低酸素症における大脳誘発電位の経過：消失例（1）
右：視覚誘発電位（VEP），左：聴覚誘発電位（AEP），較正は200msec，5μV，以下同じ，在胎38週，日齢1の脳波は高度活動低下，日齢1のVEP，AEPは日齢6に出現するも初期陽性成分欠如，日齢8で正常化，AEPは日齢6ではまだ消失，日齢8で出現，転帰：軽度精神遅滞

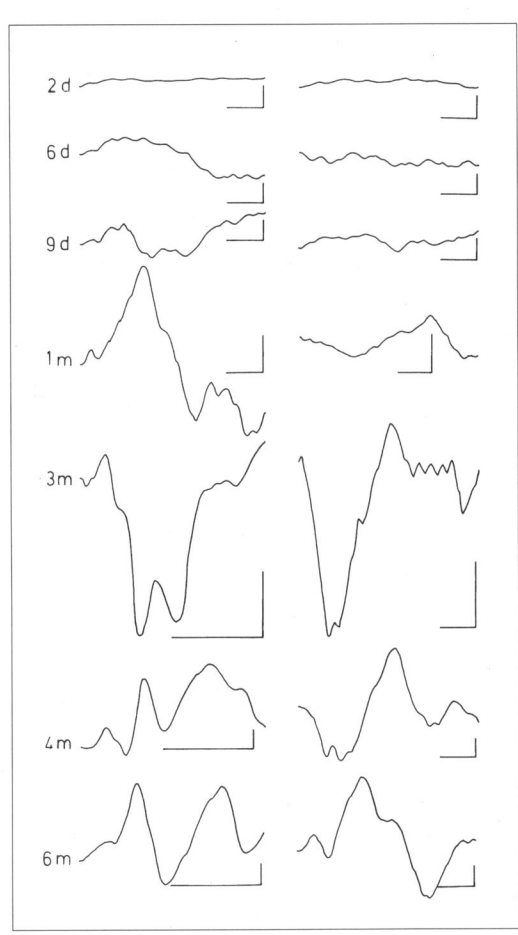

図11.3 周生期低酸素症における大脳誘発電位の経過：消失例（2）
在胎39週，日齢2の脳波は高度活動低下，日齢2〜9のVEP，日齢2〜3ヵ月のAEPは消失，VEPは生後1ヵ月で陰性成分のみ出現，3ヵ月ではVEP，AEPともにほぼ正常，転帰：中等度精神遅滞

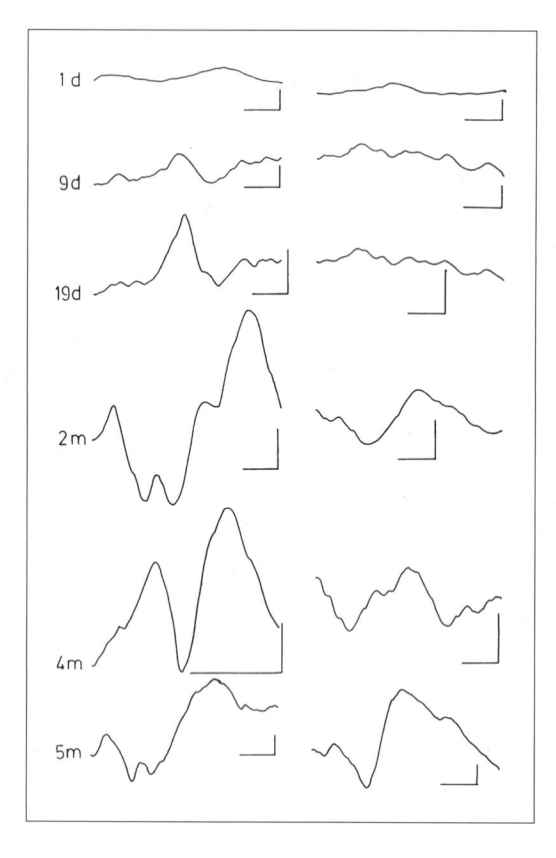

図 11.4 周生期低酸素症における大脳誘発電位の経過：消失例（3）

在胎 41 週 6 日目，日齢 2 の脳波は高度活動低下，VEP は日齢 1 で消失，日齢 9, 19 では後期陰性成分のみ，2 ヵ月で初期陽性成分出現，AEP は日齢 1 ～ 19 まで消失，生後 2 ヵ月で出現するも異常波形，転帰：小頭症，痙性四肢麻痺，精神遅滞

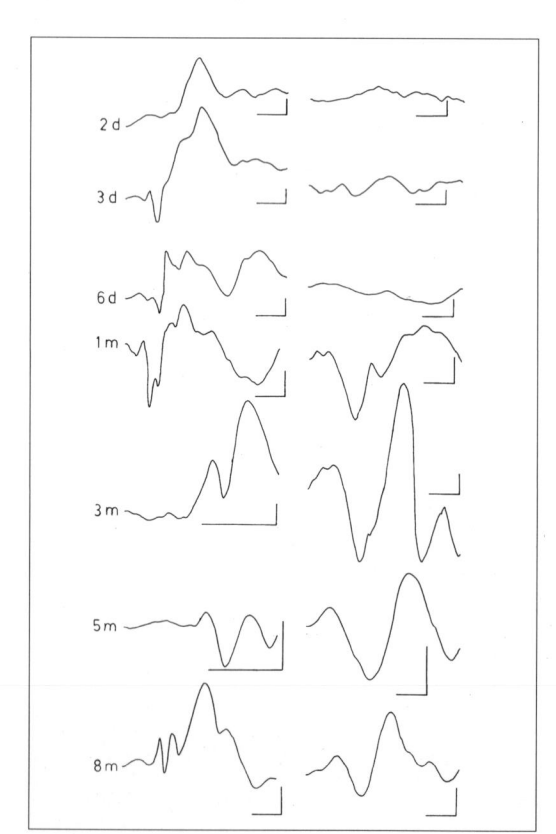

図 11.5 周生期低酸素症における大脳誘発電位の経過：異常波形例（1）

在胎 39 週 5 日，背景脳波は単一連続脳波，VEP は日齢 2 で後期陰性成分のみ，日齢 3 以後正常化，AEP は日齢 2 ～ 6 まで消失，1 ヵ月以後正常化，転帰：失調性両麻痺，軽度精神遅滞

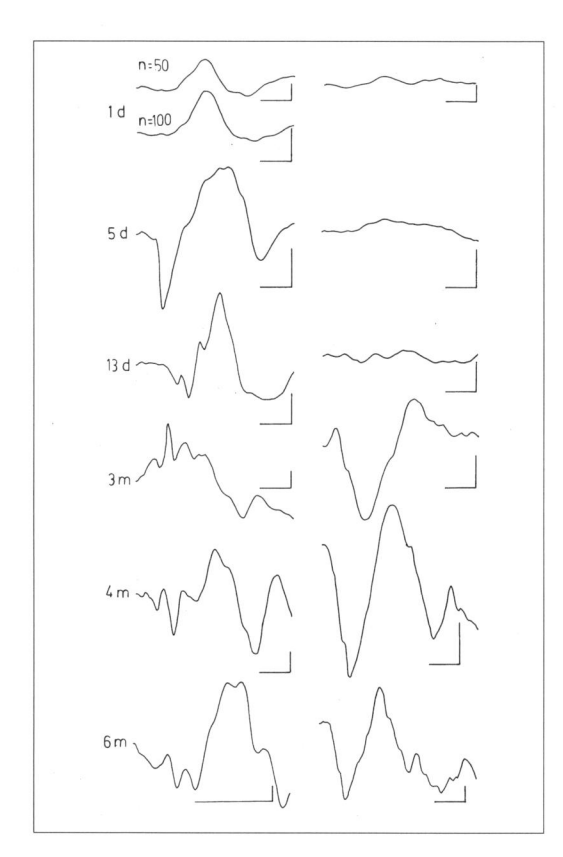

図11.6 周生期低酸素症における大脳誘発電位の経過：異常波形例（2）

在胎39週5日，背景脳波は高度活動低下，VEPは日齢1で後期陰性成分のみ，日齢5で正常化，AEPは日齢1〜13まで消失，3ヵ月でほぼ正常，転帰：痙性四肢麻痺，精神遅滞

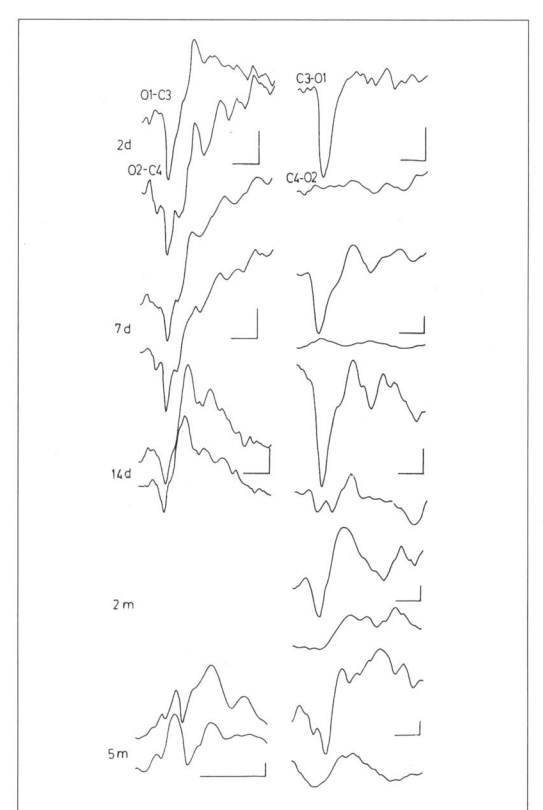

図11.7 頭蓋内出血における大脳誘発電位の経過：左右差例

在胎39週4日，右前頭部，後頭部に血腫，背景脳波は，右低振幅，左中等度活動低下，VEPは左右とも正常，AEPは左右差，日齢2〜7は右で消失，日齢14以後は低振幅，転帰：左片麻痺

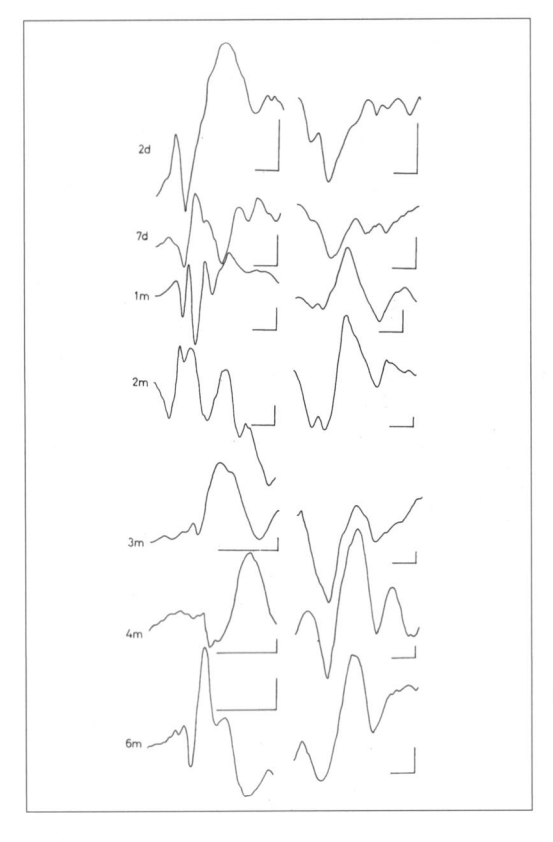

図 11.8 周生期低酸素症における大脳誘発電位の経過：正常例
在胎 40 週 5 日，日齢 2 の脳波は軽度活動低下，VEP，AEP ともに正常，転帰：正常

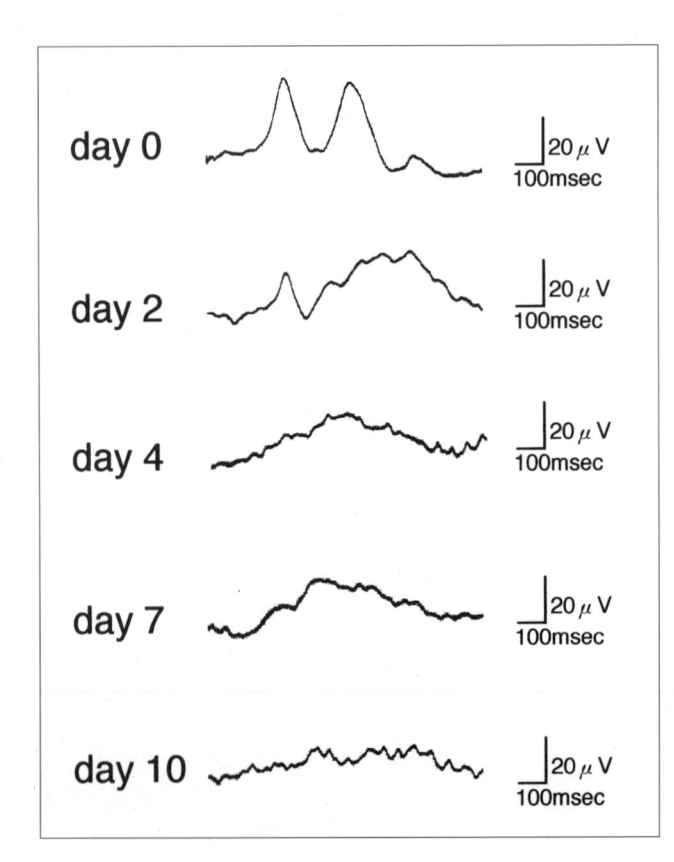

図 11.9 脳室周囲白質軟化症における視覚誘発電位
在胎 30 週 2 日，日齢 20 に両側三角部上部に限局性嚢胞形成確認，VEP は日齢 0 では正常，日齢 2 ではやや低振幅化するも反応明確，日齢 4 以後無反応となった，転帰：中等度痙性両麻痺

2. 聴覚誘発電位（auditory evoked potential, AEP）

a. 聴覚大脳誘発電位 （CAEP）

1）記録方法

耳朶あるいは後頭部を不関電極として記録した場合，vertex で最も著明であるが，通常の脳波記録と同時に行う場合のC-Oを用いてもよい。刺激強度を強くすれば振幅は大きくなり潜時は短縮する。

2）正常発達

波形，局在，潜時は発達とととともに変化する（Weitzman ら 1967, 岩瀬ら 1973a）。受胎後 23 週では，vertex における最も著明な成分は緩徐な陰性成分であるが，受胎後齢が進むにつれて，初期陰性成分に続く陽性成分およびこれに続く陰性成分が成長してくる。成熟に伴って陰性成分優勢から陽性成分優勢へと変化するのは，視覚誘発電位と共通の現象である（**図 11.10**）。この変化は聴覚誘発電位では初め前頭中心部で予定日ごろに起こり，生後 1, 2 ヵ月ごろに側頭部で起こる（Novak ら 1989）。CAEP の後期成分の振幅は，早産児では動睡眠で大きく，正期産児と逆である（Akiyama ら 1969, 岩瀬ら 1973a）。

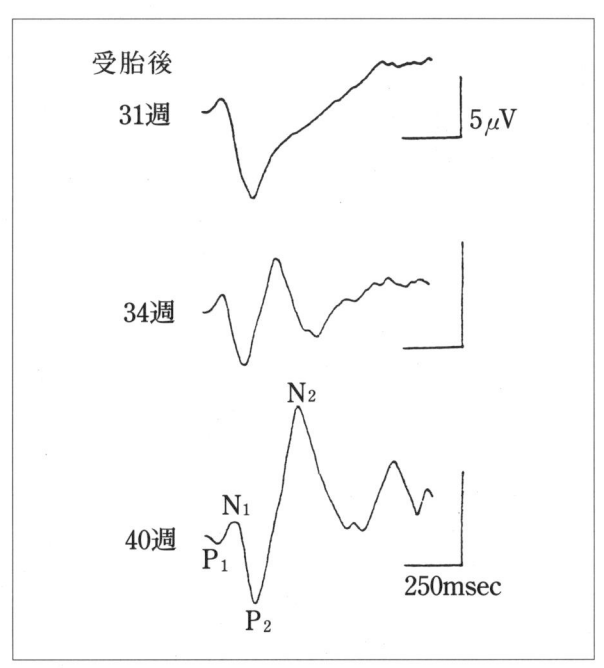

図 11.10 胎生期後半における大脳聴覚誘発電位の発達による変容
中心－後頭双極誘導，上向きの振れは中心部で陰性の電位変化を示す

3）臨床応用

正期産児で生後1週以内のCAEPが正常だった児の84％で予後良好だったのに対し，消失していた児の95％が予後不良だったという（Watanabe 1978）．潜時遅延，異常波形では予後判定はできない．CAEPはVEPより異常となりやすいので，生後1週以内のCAEPが消失していても予後良好なことがある．消失している場合，VEPより回復が遅い（図11.2～図11.8）．頭蓋内出血についても同様で，一過性の消失は正常発達例でもみられ，必ずしも予後不良を意味しないが，正常ないし潜時延長のみの場合は大部分は予後良好である（渡辺ら1981a, Watanabeら1981）．先天性水頭症では，CAEPは正常のことが多い（渡辺1984, Watanabeら1984c）．

b．聴性脳幹反応（auditory brainstem response, ABR, 脳幹聴覚誘発電位 BAEP）

ABRは，聴力検査と脳幹機能検査として用いられている．前者に関しては，最近では新生児難聴のマススクリーニング用にABRによる自動スクリーニング装置も開発され，さらに耳音響放射を利用した方法も併用されるようになっているが，ここでは，脳幹機能検査としてのABRについて述べる．ABRはI～VII波からなるが，新生児ではI, III, V波が主要成分である．I波は聴神経，III波は橋オリーブ核，V波は下丘から生ずるとされている．

1）記録方法

中程度～強度（65～75 dBnHL）の，単一極性の，幅の広いクリック音を，5-11/秒の遅い刺激頻度で与える．歪みと飽和を生ずるので，低い強度で反応が得られない限り強い刺激をしない．個々の成分は，一つの極性の刺激では欠如していることがあり，反対の極性の刺激をすると出現することがある．刺激の頻度を速くするとI波とV波の分離が悪くなることがある．電極は両側乳様突起上とCzにおき，2チャンネルの記録を行う．音刺激は，片側ずつ1000回加算するが，電極の接触抵抗を落とすと，250回でも十分という（安原1998）．早産児でmaximum length sequence analysis（MLSA）法を用いると，頂点潜時は延長するが，通常の刺激頻度より速い速度で反応を得ることができ，検査時間を短縮できるという（Weber & Roush 1993）．

2）正常発達

受胎後25～27週では，再現性のある反応はみられず，27～29週で反応を示すものが出現する（Starrら1977）．受胎後30週を過ぎると常に反応がみられ，I, III, V波が最も安定した成分としてみられるが，II, IV波は不安定である（Krumholzら1985）．各波の出現頻度は受胎後齢とともに増加する．受胎後30週までにはほぼ100％の正常児において再現性のあるI, III, V波がみられるようになり，39～43週までには60～80％の児でII, IV波がみられるようになる．早産児のABRは正期産児より小さい．受胎後齢が増すとともに潜時は減少する（Fawer & Dubowitz 1982, Koheletら2000a）．V波はI波より受胎後齢による潜時の減少が顕著である．I-V頂点間潜時（中枢伝導時間）も受胎後齢とともに減少する．新生児では，I波は二峯性のことがあり，II波はI波に続く著明な陰性波の形をとり，III, IV, V波は通常融合する．III, V波の潜時は受胎後齢が進むとともに減少する．潜時の減少は28～33週で最も著しい．受胎後35～38週の早産児では，I波の潜時と振幅は成人と同じであり，蝸牛と聴神経は新生児ですでに成熟している（Schwartzら1989）．潜時のばらつきは早産児ほど大きく，受胎後齢とともに小さくなる．頂点間潜時も成熟とともに減少する．

振幅のV/I比は潜時ほど明らかな成熟による変化を示さないが，個々の例をみると振幅は増加し，V/I比は受胎後齢とともに増加する。新生児でも性差や左右差がみられ，女児が一部の成分で潜時が短く，振幅が小さいとともに，左耳のほうが潜時が短い（Chiarennzaら1988）。

I波潜時，I-III頂点間潜時は受胎後齢による変化のほかに生後の変化もあり，受胎後齢に関係なく生後2，3週で著明に減少する（Yamamotoら1990，山本＆渡辺1991）（図11.11）。また正期産児でも生直後では潜時が延長しており，分娩時のストレスによるものと考えられ，その後の急速な減少は成熟によるというより，子宮外生活への適応ないし回復過程と考えられる（富田ら1984，Adelmanら1990）。子宮内と子宮外生活の差については，子宮外生活が長い方が潜時，頂点間潜時が短いが，これは頭囲が小さいことによると考えるものもいる（Colletら1989）。早産の影響は6ヵ月続きうるという（Uysalら1993）。

刺激頻度を増すと，潜時や頂点間潜時が増加するが，この変化はシナプス伝導の効率をみていると考えられ，遅い刺激頻度と早い頻度における頂点間潜時の差は受胎後齢とともに減少する（Ken-Drorら1987）。大きいクリック音を遅い刺激頻度で与えれば受胎後28-30週の早産児で明らかな反応を記録できる（Starrら1977，Schulman-Galambos 1975）。

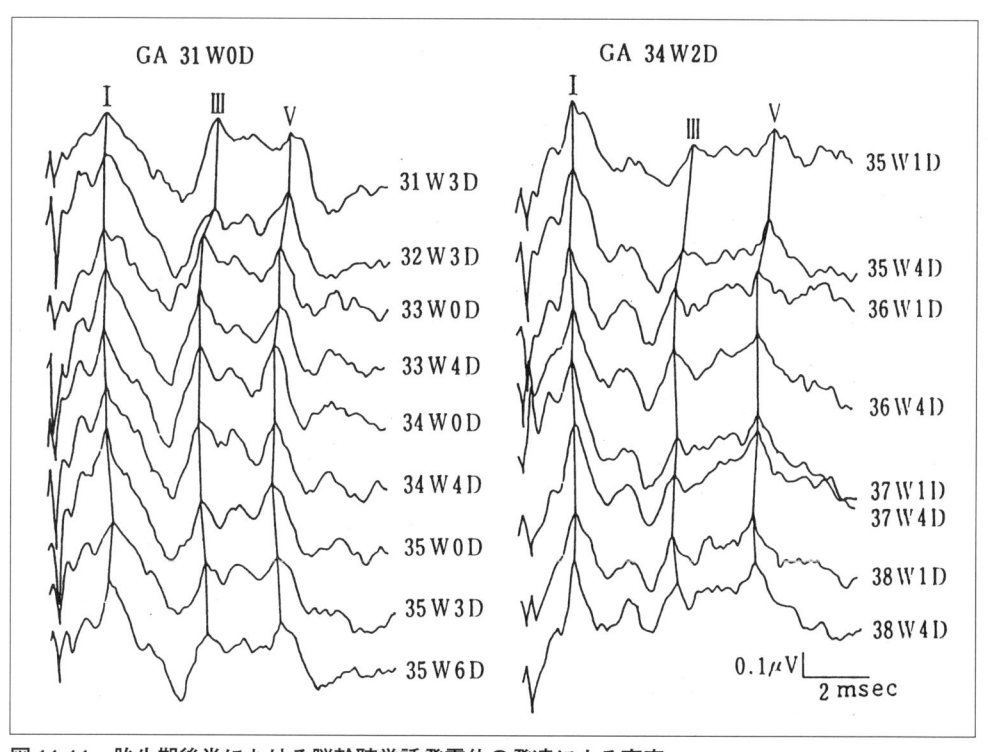

図11.11 胎生期後半における脳幹聴覚誘発電位の発達による変容
Cz-A1から誘導，GA：在胎齢，W：週，D：日，I-III頂点間潜時が生後2〜3週の間に急激に減少している。

3) 臨床応用

　新生児仮死では，V/I振幅比が0.5未満の児は死亡したか痙性四肢麻痺をきたしたという（Hecox & Cone 1981）。波形の消失，振幅の著明な低下，脳幹伝導時間の延長も予後不良の徴候である（Stockardら 1983）。しかしABRが正常でも予後はよいとは限らない（Majnemerら 1988，Murray 1988）。Yasuharaら（1986）によると，仮死では主にV波潜時の延長がみられ，頭蓋内出血では主にI-V波時間とV波潜時の延長がみられるという。予後判定には最適な記録時期があり，脳侵襲直後より少なくとも1ヵ月は経時的記録をすることによって予後判定に有用となる（Stochardら 1983）。長期予後の予測についても新生児期ABRの特異度は高く90％前後であるが，追跡期間が長くなると陽性予測値は下がる。しかし精神運動発達に関する陰性予測値は高い（Majnemer & Rosenblatt 1995）。Coxら（1992）は，低出生体重児の退院前ABRと8歳時のIQ，言語，読書について検討し，両側性異常を示した児が最も悪く，片側性異常では正常児よりやや悪かったという。症候性Arnold-Chiari奇形の新生児では全例でABRは異常を示し，ABRの陽性予測値は88％で，神経学的後遺症を84％の正確さで予測できるという（Taylorら 1996c）。

　早産児で無呼吸を示している時には異常を示し，無呼吸から回復すると正常化するという（Henderson-Smartら 1983）。無呼吸のある早産児にアミノフィリンを投与すると頂点間潜時が短縮するという（Chenら 1994）。早産児で，高炭酸ガス血症では，I，III潜時は不変であるが，V波潜時，III-V頂点間潜時が延長する（Frissら 1994）。

　早産児ではABRには個人差が大きく中枢神経の成熟の指標にはなりにくい（Lina-Granadeら 1993）。不当軽量児では頂点間潜時が短いという報告があるが（Pettigrewら 1985，Soaresら 1988），これは脳幹の聴覚路の早熟ではなく蝸牛の未熟性によるものという（Soaresら 1988）。これはI-V時間の短縮がI波の潜時の延長によるものでV波の潜時の短縮によるものではないからである。Sardaら（1992）は不当軽量児のABRには母体における高血圧の有無が関係しているという。しかし不当軽量児と対照とでは頂点潜時，頂点間潜時に差がなかったとの報告もある（Koheletら 2000b）。新生児黄疸においては，10-20mg/dlの総ビリルビン濃度で潜時・頂点間潜時の延長がみられ，これは行動の変化と相関があるという（Vohrら 1990）。高ビリルビン血症では頂点間潜時が延長し，交換輸血により改善する（Perlmanら 1983，Streletzら 1986，Nakamuraら 1985）。しかしこれらの報告ではABR異常とビリルビン値とは必ずしも相関がないし，一過性の異常と予後との関連も不明である。一方，ビリルビン値とABRとは相関がないとの報告もある（Soaresら 1989，Esbjörnerら 1991）。

3．体性感覚誘発電位(somatosensory evoked potential, SEP)

　SEPは体性感覚路の末梢神経，脊髄，皮質下，皮質の機能を評価する方法であり，神経学的診察が困難な乳児では有用な検査法である。

1) 記録方法

　正中神経，後脛骨神経，腓骨神経を電気刺激して体性感覚路の各部位での反応を記録する。正中神経刺激では，上腕神経叢（N9），頸髄（N12），楔状角（N13），内側毛帯および視床（P16，N18），体性感覚野（N20，P22）からの電位が記録される。正中神経刺激によるSEP（MN-SEP）は新生児でも比較的記録しやすいが，後脛骨神経刺激によるSEP（PTN-SEP）は記録がかなり困難である。

George & Taylor（1991）は，生後1日から13週の正常新生児，乳児について刺激頻度1.1 Hz，分析時間200 msecで検査を行い，30-3000 Hzと5-1500 Hzのbandpassを比較し，前者の方が初期の陽性，陰性成分をよく区別できたが，後期の遅い成分は後者で記録できたと報告した。

2）正常発達
a．MN-SEP

体性感覚誘発電位の発達による変化としては，末梢神経，脊髄，視床，大脳皮質の発達が一様でなく複雑であり，正期産児，早産児ですべての成分が出現しておらず，発達とともに次第に波形が複雑になる（Gallaiら1986，Gilmore 1989，Gibsonら1992a）。受胎後25週では持続時間の長い陰性成分が主な成分であり，その前に小さな陽性波がみられる。受胎後29週になると，その前に小さな陰性波が出現する。初めみられた大きな陰性波は次第に小さくなり，受胎後37，38週で成熟パターンを呈する（Hrbekら1973）（図11.12）。しかしKarniski（1992）は両側刺激を行い，SEPの頭皮上分布とその発達による変化は各成分によって異なり，それぞれ異なる発生源を有すると報告した。各項点潜時は受胎後齢とともに短縮する（Karniskiら1992）。受胎後30週未満では，N1（N20）は70 msec以上の潜時を示し，受胎後齢とともに急速に潜時が短縮する（Kilimach & Cooke 1988a）。

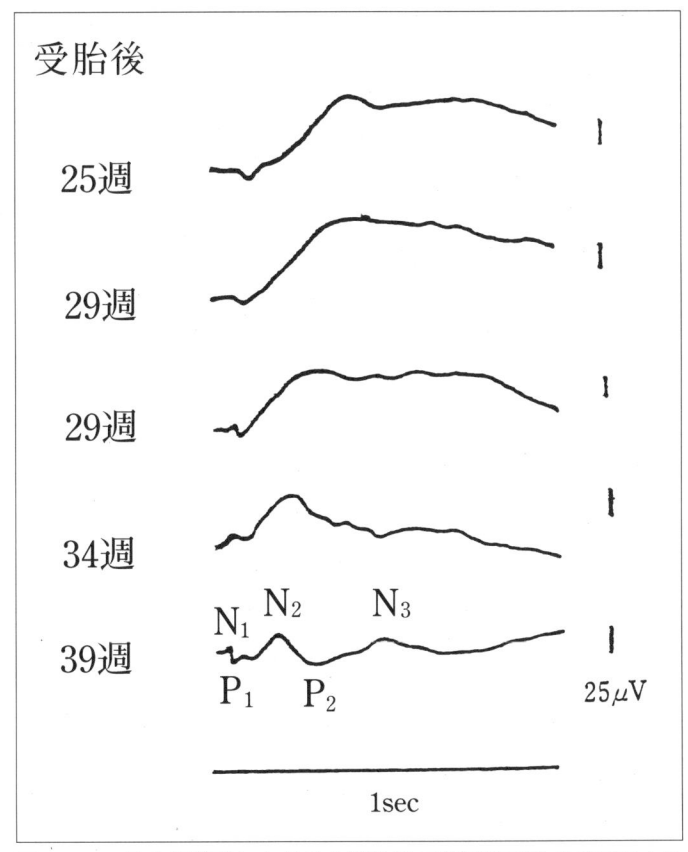

図11.12 胎生期後半における大脳体性感覚誘発電位の発達による変容（Hrbekら1973）
正中神経刺激，反対側の中心－前頭双極誘導，上向きの振れは中心部における陰性の電位変化を示す

早期早産児では，SEPの波形は陽性，陰性，陽性成分からなり，受胎後26週ではそれぞれ80 msec，110 msec，188 msecであるが，32週までにはそれぞれ42，55，113 msecとなる（Taylorら1996b）。正期産児と同じ受胎後齢の早産児との間に差はみられないが（Klimach & Cooke 1988a, Bongers-Schokkingら1990a, Majnemerら1990b），生後1週以内では一過性に潜時が延長する（Pierratら1990）。しかし出生体重はSEPと相関があり，大きいほどより成熟した波形を示し，潜時も短くなるという（Klimach & Cooke 1988a, Bongers-Schokkingら1990）。短縮の度合いは直線的ではなく，受胎後40週までは急速で，その後緩徐となる（Bongers-Schokkingら1990a）。初期陰性成分の潜時は生後1週以内に著明に短縮し，子宮外生活への適応過程を示していると考えられる（Pierratら1990）。しかし，それを過ぎれば受胎後齢が同じであれば早産児でも正期産児でも同じである。皮質における初期陽性成分は受胎後齢とともに減少する（White & Cooke 1989）。胎児の発育を促進させる目的で使用されるbetamethasone/TRHは一過性にN1潜時を促進させるが，その効果は1週以内に対照と差がなくなる（de Zegherら1992）。

　睡眠周期による変化をみると，初期陰性成分の潜時は静睡眠で増加，第2の陽性成分は静睡眠でのみ存在，第2の陰性成分は動睡眠でのほうがよく発達し潜時も短い。振幅は全体として静睡眠でのほうが大きい（Hrbekら1969, Desmedtら1970）。

b．PTN-SEP

　新生児，とくに早産児においては記録を得られにくく，記録の成功率は55％程度の報告もある（Gilmoreら1987, Tranierら1990, Laureau & Marlot 1990）。高いband passでは成功率が低く，低いband passを用いた報告では成功率は高く，在胎26-41週の新生児で93％（White & Cooke 1989），1-100 Hzのband pass，0.5 Hzの刺激頻度で25-100回の刺激を用いて26週から全例で（Pikeら1997）記録できたという。Minamiら（1996）は，同様の条件で受胎後36-47週の早産児において，P1およびN1をそれぞれ88％，92％で記録できたという。PTN-SEPは，第1腰椎（L1）の棘突起の部分で著明な陰性成分を，皮質の反応としては初期陽性成分を示し，これに続いて陰性-陽性成分がみられる。脊髄SEPの潜時も早産児の新生児期を通して減少する。新生児はこの間大きくなるが，潜時は減少する。初期陽性成分の前に小さな陰性成分がみられることがある。皮質SEPもこの間潜時が減少し，初期陽性成分のP1（P35）の潜時は，75-85 msecから予定日には35 msec程度に減少する（White & Cooke 1989, Laureau & Marlot 1990, Minamiら1996）。しかしこの間の発達によって波形は変化しない（Pikeら1997）。PTN-SEPは，極早産児の運動障害の予測に最も有用で，脳性麻痺の陽性予測値は83％，神経学的異常の予測値は100％であるという（Pike & Marlow 2000）。これに対しVEPでは，それぞれ38％，85％であるが，両者が一致した場合は，それぞれ100％であるという。

3）臨床応用

　体性感覚路は脳室周囲近傍を通過するので，早産児にみられる脳室周囲出血や脳室周囲白質軟化の傷害の程度と予後の診断に有用なことが期待される。予定日近くのSEPと予後との間に相関があるとの報告もあるが（Klimach & Cooke 1988b），超音波ほど有用ではないという（de Vriesら1992, Pierratら1993）。在胎35週未満の早産児について検討したdeVriesら（1992）によれば，脳性麻痺についての陽性予測値は58％，陰性予測値は87％，感度44％，特異度92％であったという。Ekertら（1997）は，生後3週以内に2回の検査を行い，2回とも脳室周囲白質軟化と有意の相関があり，SEPは脳性麻痺の予測に有用であったが偽陽性も多く，超音波ほど正確ではなかったと述べている。しかしSEPが正常の場合，超音波で脳室周囲高エコー域があってもほとんどの場合予後良

好であり，SEPの意義はまだ超音波所見が明確でない初期に正常予後を予測できることにあるという。SEPと神経画像診断との相関は必ずしもよくなく画像で異常があってもSEP異常があるとは限らない（Majnemerら1987）。嚢胞性脳室周囲白質軟化でもSEPはしばしば正常であるが，この場合病変は後角に限局していることが多い（Pierratら1993）。脳室周囲白質軟化では下肢の痙性麻痺が特徴的であるので，PTN-SEPの方が有用であることが期待される。White & Cooke（1994）によると，平均在胎30週の早産児で，退院前日（受胎後平均37.5週）のPTN-SEPが正常だった児の96％は正常発達を示したが，両側性異常を示した児の86％は脳性麻痺をきたし，一側性異常を示した児の11％が発達遅延を示したという。PTN-SEPは早産児の脳障害の予後判定に極めて有用であるが，記録が難しいのが難点である。

　脳室周囲・脳室内出血では，異常SEPの陽性予測値は高いが，正常所見でも予後良好を意味しないという（Willisら1989）。脳室内出血I，II度では，SEPは正常か後期成分が欠如し，III，IV度の重度の脳室内出血では初期成分も欠如する（Taylorら1996a）。

　正期産児仮死の予後判定にもSEPは有用である（Willisら1987，deVriesら1991，1993，Gibsonら1992b，Taylorら1992）。脳波より感度がよいとする報告もある（Harbord & Weston 1995）。頭頂部電位の欠如は極めて予後不良を意味し，潜時延長も大部分で後遺症を残すが，正常所見を示す児は全例予後良好だったという（deVriesら1991）。SEPはとくに中等度の低酸素性虚血性脳症がある場合の予後判定に有用であるという。Ekenら（1995）によれば，低酸素性虚血性脳症において，陽性予測値82％，陰性予測値92％であったという。またハイリスク児で，12ヵ月時における神経学的予後の陽性予測値79％，陰性予測値88％（Majnemerら1990a），5歳時の運動および認知機能の予後について，感度は100％，特異度は80-81％（Majnemer & Rosenblatt 1995）であったという。

　SEPは新生児黄疸によって影響を受け，潜時が遅延する（Bongers-Schokkingら1990b）。不当軽量早産児においては，子宮内発育遅延の程度との間には相関がないが，退院前後のN1潜時の延長している例では正常例に比し発達指数が低いという（Pierratら1996）。しかし予定日ごろのSEP異常は脳性麻痺発症の危険因子にはならないという。

参考文献

Adelman C, Levi H, Linder N, et al (1990) Neonatal auditory brain stem response threshold and latency : 1 hour to 5 months. Electroencephalogr Clin Neurophysiol 77 : 77-80.

Aicardi J (1992) Early myoclonic encephalopathy. In Roger J, Bureau M, Dravet Ch, et al (eds) Epileptic Syndromes in Infancy, Childhood and Adolescence. John Libbey : London, pp. 13-23.

Akiyama Y, Schultz FJ, Schultz MA, et al (1969) Acoustically evoked responses in premature and full-term newborn infants. Electroencephalogr Clin Neurophysiol 26 : 371-380.

al Naqeeb N, Edwards AD, Cowan FM, et al (1999) Assessment of neonatal encephalopathy by amplitude-integrated electroencephalgralography. Pediatrics 103 : 1263-1271.

American Electroencephalographic Society (1984) Guidelines for clinical evoked potential studies. J Clin Neurophysiol 1 : 3-53.

American Electroencephalographic Society (1986) Guidelines in EEG, 1-7 (Revized 1985) J Clin Neurophysiol 3 : 131-168.

Anders TF, Hoffman E (1973) The sleep polygram : a potentially useful tool for clinical assessment in human infants. Amer J Ment Defic 77 : 506-514.

Anders T, Emde R, Parmelee AH (eds) (1971) A Manual of Standardised Terminology, Techniques, and Criteria for Scoring States of Sleep and Wakefulness in Newborn Infants. UCLA Brain Information Service. Los Angeles : BRI Publications Office.

Anderson CM, Torres F, Faoro A (1985) The EEG of the early premature. Electroencephalogr Clin Neurophysiol 60 : 95-105.

André M, Vert P, Debruille C (1978) Diagnostic et évolution de la souffrance cérébrale chez les nouveau-nés ayant présente des signes d'hypoxie foetale. Etude prospective. Arch Fr Pediatr 35 : 23-36.

安藤幸典, 橋本和広, 吉田一式ら (1988) 新生児期の脳機能モニターと予後. 脳と発達 20 : 151-157.

Archbald F, Verma UL, Tejani NA, et al (1984) Cerebral function monitor in the neonate. II. Birth asphyxia. Dev Med Child Neurol 26 : 162-168.

Ashwal S (1997) Brain death in the newborn. Current perspectives. Clin Perinatol 24 : 859-882.

Ashwal S, Schneider S (1997) Brain death in the newborn. Pediatrics 84 : 429-437.

Aso K, Watanabe K (1992) Benign familial neonatal convulsions : generalized epilepsy? Pediatr Neurol 8 : 226-228.

Aso K, Scher MS, Barmada MA (1989) Neonatal electroencephalography and neuropathology. J Clin Neurophysiol 6 : 103-123.

Aso K, Abdab-Barmada M, Scher MS (1993) EEG and the neuropathology in premature neonates with intraventricular hemorrhage. J Clin Neurophysiol 10 : 304-313.

Azzopardi D, Guarino I, Brayshaw C, et al (1999) Prediction of neurological outcome after birth asphyxia from early continuous two-channel electroencephalography. Early Hum Dev 55 : 113-123.

Barabas RE, Barmada MA, Scher MS (1993) Timing of brain insults in severe neonatal encephalopathies with isoelectric EEG. Pediatr Neurol 9 : 39-44.

Barlow JS (1985) Computer characterization of trace alternant and REM sleep patterns in the neonatal EEG by adaptive segmentation-an exploratory study. Electroencephalogr Clin Neurophysiol 60 : 163-173.

Barlow JK, Holmes GL (1990) Positive sharp waves : an electroencephalographic marker for recent hypoxia-ishchemia in the neonate. Ann Neurol 28 : 454-455.

Baud O, d'Allest AM, Lacaze-Masmonteil T, et al (1998) The early diagnosis of periventricular leukomalacia in premature infants with positive rolandic sharp waves on serial electroencephalography. J Pediatr 132 : 813-817.

Bejar R, Coerr RW, Merritt TA, et al (1986) Focal necrosis of the white matter : sonographic, pathologic, and electroencephalographic features. Amer J Neuroradiol 7：1073-1080.

Bell AH, McClure BG, Hicks EM (1990) Power spectral analysis of the EEG of term infants following birth asphyxia. Dev Med Child Neurol 32：990-998.

Bell AH, McClure BG, McCullagh PJ, et al (1991a) Spectral edge frequency of the EEG in healthy neonates and variation with behavioural state. Biol Neonat 60：69-74.

Bell AH, McClure BG, McCullagh PJ, et al (1991b) Variation in power spectral analysis of the EEG with gestational age. J Clin Neurophysiol 8：312-319.

Bell AH, Greisen G, Pryds O (1993) Comparison of the effects of phenobarbitone and morphine administration on EEG activity in preterm babies. Acta Paediatr 82：35-39.

Benda GI, Engel RCH, Zhang Y (1989) Prolonged inactive phases during the discontinuous pattern of prematurity in the electroencephalogram of very-low-birth-weight infants. Electroencephalogr Clin Neurophysiol 72：189-197.

Biagioni E, Bartalena L, Boldrini A, et al (1994) Background EEG activity in preterm infants：correlation of outcome with selected maturational features. Electroencephalogr ClinNeurophysiol 91：154-162.

Biagioni E, Bartalena L, Biver P, et al (1996a) Electroencephalographic dysmaturity in preterm infants：a prognostic tool in the early postnatal period. Neuropediatrics 27：311-316.

Biagioni E, Boldrini A, Bottone U, et al (1996b) Prognostic value of abnormal EEG transients in preterm and full-term neonates. Electroencephalogr Clin Neurophysiol 99：1-9.

Biagioni E, Ferrari F, Boldrini A, et al (1998) Electroclinical correlation in neonatal seizures. Eur Paediatr Neurol 2：117-125.

Biagioni E, Bartalena L, Boldrini A, et al (1999) Constantly discontinuous EEG patterns in full-term neonates with hypoxic-ischaemic encephalopathy. Clin Neurophysiol 110：1510-1515.

Biagioni E, Bartalena L, Boldrini A, et al (2000) Electroencephalography in infants with periventricular leukomalacia：prognostic features at preterm and term age. J Child Neurol 15：1-6.

Bjerre I, Hellstrom-Westas L, Rosen I, et al (1983) Monitoring of cerebral function after severe asphyxia in infancy. Arch Dis Childh 58：997-1002.

Blume WT, Dreyfus-Brisac C (1982) Positive rolandic sharp waves in neonatal EEG：types and significance. Electroencephalogr Clin Neurophysiol 53：277-282.

Bongers-Schokking JJ, Colon EJ, Hoogland RA, et al (1990a) Somatosensory evoked potentials in term and preterm infants in relation to postconceptional age and birth weight. Neuropediatrics 21：32-36.

Bongers-Schokking JJ, Colon EJ, Hoogland RA (1990b) Somatosensory evoked potentials in neonatal jaundice. Acta Paediatr Scand 79：148-155.

Booth CL, Leonard HL, Thoman EB (1980) Sleep states and behavior patterns in preterm and full-term infants. Neuropediatrics 11：354-364.

Borgstedt AD, Rosen MG (1968) Medication during labor correlated with behavior and EEG of the newborn. Am J Dis Child 115：21-24.

Boylan GB, Pressler RM, Rennie JM, et al (1999) Outcome of electroclinical, electrographic, and clinical seizures in the newborn infant. Dev Med Child Neurol 41：819-825.

Bridgers SL, Ebersole JS, Ment LR, et al (1986) Cassette electroencephalography in the evaluation of neonatal seizures. Arch Neurol 43：49-51.

Brower MC, Rollins N, Roach ES (1996) Basal ganglia and thalamic infarction in children. Cause and clinical features. Arch Neurol 53：1252-1256.

Bye AM, Flanagan D (1995a) Spatial and temporal characteristics of neonatal seizures. Epilepsia 36：1009-1016.

Bye AM, Flanagan D (1995b) Electroencephalograms, clinical observations and the monitoring of neonatal seizures. J Paediatr Child Health 31：503-507.

Challamel MJ, Isnard H, Brunon AM, et al (1984) Asymétrie transitoire à l'entrée dans le sommeil calme chez nouveau-né : édude sur 75 observations. Rev Electroencephalogr Neurophysiol Clin 14 : 17-23.

Chen YJ, Liou CS, Tsai CH, et al (1994) Effect of aminophylline on brain stem auditory evoked potentials in preterm infants. Arch Dis Childh 71 : F20-23.

Chequer RS, Tharp BR, Dreimane D, et al (1992) Prognostic value of EEG in neonatal meningitis : retrospective study of 29 infants. Pediatr Neurol 8 : 417-422.

Chiarennza CA, D'Ambrosio GM, Cazzullo AG (1988) Sex and ear differences of brain stem acoustic evoked potentials in a sample of normal full-term newborns. Normative study. Electroencephalogr Clin Neurophysiol 71 : 357-366.

Chung HJ, Clancy RR (1991) Significance of positive temporal sharp waves in the neonatal electroencephalogram. Electroencephalogr Clin Neurophysiol 79 : 256-263.

Cioni G, Biagioni E, Bartalena L, et al (1994) Predictive value of the EEG in preterm infants : a study on neonates with periventricular echodensities. J Perinat Med 22 (Suppl) 1 : 97-101.

Clancy RR (1989) Interictal sharp EEG transients in neonatal seizures. J Child Neurol 4 : 30-38.

Clancy RR (1996) The contribution of EEG to the understanding of neonatal seizures. Epilepsia 37 : S52-59.

Clancy RR, Chung HJ (1991) EEG changes during recovery from acute severe neonatal citrullinemia. Electroencephalogr Clin Neurophysiol 78 : 222-227.

Clancy RR, Legido A (1987) The exact ictal and interictal duration of electroencephalographic neonatal seizures. Epilepsia 28 : 537-541.

Clancy RR, Legido A (1991) Postnatal epilepsy after EEG-confirmed neonatal seizures. Epilepsia 32 : 69-76.

Clancy RR, Tharp BR (1984) Positive rolandic sharp waves in the electroencephalograms of premature neonates with intraventricular hemorrhage. Electroencephalogr Clin Neurophysiol 57 : 395-404.

Clancy RR, Tharp BR, Enzman D (1984) EEG in premature infants with intraventricular hemorrhage. Neurology 34 : 583-590.

Clancy R, Malin S, Laraque D, et al (1985) Focal motor seizures heralding stroke in full-term neonates. Amer J Dis Child 139 : 601-606.

Clancy RR, Legido A, Lewis D (1988) Occult neonatal seizures. Epilepsia 29 : 256-261.

Clausner B, Bolwin R, Frenzel J, et al (1991) Der prognostische Aussagewert der neonatalen Ultraschall-Untersuchung des ZNS und des EEG-Monotorings für die statomotorische Entwicklung in Alter von 1 Jahr. Kinderarztl Praxis 59 : 375-379.

Coen RW, Tharp BR (1985) Neonatal electroencephalography. Adv Perinatal Med 4 : 267-297.

Coen RW, McCutchen CB, Wermer D, et al (1982) Continuous monitoring of the electroencephalogram following perinatal asphyxia. J Pediatr 100 : 628-630.

Collet L, Soares I, Morgon A (1989) Is there a difference between extrauterine and intrauterine maturation on BAEP? Brain Dev 11 : 293-296.

Connell JA, Oozeer R, Dubowitz V (1987a) Continuous 4-channel EEG monitoring a guide to interpretation, with normal values, in preterm infants. Neuropediatrics 18 : 138-145.

Connell J, Oozeer R, Regev R, et al (1987b) Continuous 4-channel EEG monitoring in the evaluation of echodense ultrasound lesions and cystic leucomalacia. Arch Dis Childh 62 : 1019-1026.

Connell J, de Vries L, Oozeer R, et al (1988) Predictive value of early continuous electroencephalogram monitoring in ventilated preterm infants with intra-ventricular hemorrhage. Pediatrics 82 : 337-343.

Connell J, Oozeer R, de Vries L, et al (1989a) Continuous EEG monitoring of neonatal seizures : diagnostic and prognostic considerations. Arch Dis Childh 64 : 452-458.

Connell J, Oozeer R, de Vries L, et al (1989b) Clinical and EEG response to anticonvulsants in neonatal seizures. Arch Dis Childh 64 : 459-464.

Cox C, Hack M, Aram D, (1992) Neonatal auditory brainstem response failure of very low birth weight infants : 8-year outcome. Pediatr Res 31 : 68-72.

Craigen WJ, Jakobs C, Sekul EA, et al (1994) D-2-hydroxyglutaric aciduria in neonate with seizures and CNS dysfunction. Pediatr Neurol 10 : 49-53.

Cukier F, Andre M, Monod N, et al (1972) Apport de l'EEG au diagnostic des hémorragies intraventriculaires du prématuré. Rev Electroencephalogr Neurophysiol Clin 2 : 318-322.

Curzi-Dascalova L, Gaudebout C, Dreyfus-Brisac C (1981) Respiratory frequencies of sleeping infants during the first months of life : Correlations between values in different sleep states. Early Hum Dev 5 : 39-54.

Curzi-Dascalova L, Peirano P, Morel-Kahn F (1988) Development of sleep states in normal premature and full-term newborns. Dev Psychobiol 21 : 431-444.

Curzi-Dascalova L, Figueroa JM, et al (1993) Sleep state organization in premature infants of less than 35 weeks' gestational age. Pediatr Res 34 : 624-628.

Dalla Bernardina B, Dulac O, Fejerman N, et al (1983) Early myoclonic epileptic encephalopathy (E. M. E. E). Eur J Pediatr 140 : 248-252.

da Costa J, Lombroso CT (1980) Neurophysiological correlates of neonatal intracranial hemorrhages. Electroencephalogr Clin Neurophysiol 50 : 83.

da Silva O, Collado Guzman GM, Young GB (1998) The value of standard electroencephalograms in the evaluation of the newborn with recurrent apneas. J Perinatol 18 : 377-380.

da Silva O, Alexandrou D, Knoppert D, Young GB (1999) Seizure and electroencephalographic changes in the newborn period induced by opiates and corrected by naloxone infusion. J Perinatol 19 : 120-123.

Desmedt JE, Manil J (1970) Somatosensory evoked potentials of the normal humal neonate in REM sleep, in slow wave sleep and in waking. Electroencephalogr Clin Neurophysiol 29 : 113-126.

de Vries LS (1993) Somatosensory-evoked potentials in term neonates with postasphyxial encephalopathy. Clin Perinatol 20 : 463-482.

de Vries LS, Connell JA, Dubowitz LMS, et al (1987) Neurological, electrophysiological and MRI abnormalities in infants with extensive cystic leukomalacia. Neuropediatrics 18 : 61-66.

de Vries LS, Pierrat V, Eken P, et al (1991) Prognostic value of early somatosensory evoked potentials for adverse outcome in full-term infants with brain asphyxia. Brain Dev 13 : 320-325.

de Vries LS, Eken P, Daniels H, et al (1992) Prediction of neurodevelopmental outcome in the preterm infant : short latency cortical somatosensory evoked potentials compared with head ultrasound. Arch Dis Childh 67 : 1177-1181.

de Zegher F, de Vries LS, Pierrat V, et al (1992) Effect of prenatal betamethasone/thyrotropin releasing hormone treatment on somatosensory evoked potentials in preterm newborns. Pediatr Res 32 : 212-214.

Dinges DF, Davis MM, Glass P (1980) Fetal exposure to narcotics : Neonatal sleep as a measure of nervous system disturbance. Science 209 : 619-621.

Dobercyak TM, Shanyer S, Senie RT, et al (1988) Neonatal neurologic and electroencephalographic effects of intrauterine cocaine exposure. J Pediatr 113 : 354-358.

Donati F, Schaffler L, Vassella F (1995) Prolonged epileptic apneas in a newborn : a case report with ictal EEG recording. Neuropediatrics 26 : 223-225.

Dreyfus-Brisac C (1962) The electro-encephalogram of the premature infant. World Neurol 3 : 5-15.

Dreyfus-Brisac C (1964) The electroencephalogram of the premature and full-term newborn : normal and abnormal development of waking and sleeping patterns. In Kellaway P & Petersen I (eds) Neurological and Electroencephalographic Correlative Studies in Infants. New York : Grune & Stratton. pp. 186-206.

Dreyfus-Brisac C (1968) Sleep ontogenesis in early human prematurity from 24 to 27 weeks of conceptional age. Dev Psychobiol 1 : 162-169.

Dreyfus-Brisac C (1970) Ontogenesis of sleep in human prematures after 32 weeks of conceptional age. Dev Psychobiol 3：91-121.

Dreyfus-Brisac C (1975) Neurophysiological studies in human premature and full-term newborns. Biol Psychiat 10：485-496.

Dreyfus-Brisac C (1979a) Neonatal electroencephalography. In Scarpelli EM & Cosmi EV (eds) Rev Perinat Med 3：397-472.

Dreyfus-Brisac C (1979b) Ontogenesis of brain bioelectrical activity and sleep organization in neonates and infants. In Falkner F, Tanner JM (eds) Human Growth. Plenum Publishing Corporation. Vol. 3, pp. 157-182.

Dreyfus-Brisac C, Monod N (1964) Electroclinical studies of status epilepticus and convulsions In the newborn. rns. In Kellaway P & Petersen I (eds) Neurological and Electroencephalographic Correlative Studies in Infants. New York： Grune & Stratton. pp. 250-272.

Dreyfus-Brisac C, Monod N (1975) The electroencephalogram of full-term newborns and premature infants, In Remond A (Ed) Handbook of electroencephalography and Clinical Neurophysiology. Vol 6B. Amsterdam： Elsevier. pp. 6-23.

Dreyfus-Brisac C, Peschanski N, Radvanyi MF, et al (1981) Convulsions du nouveau-né. Aspects clinique, électrographique, étiopathogénique et pronostique. Rev Electroencephalogralogr Neurophysiol Clin 11：367-378.

Duffy FH, Als H, McAnulty GB (1990) Behavioral and electrophysiological evidence for gestational age effects in healthy preterm and fullterm infants studied two weeks after expected due date. Child Dev 61：271-286.

Eaton DG, Wertheim D, Oozeer R (1992) The effect of pethidine on the neonatal EEG. Dev Med Child Neurol 34：155-163.

Eaton DG, Wertheim D, Oozeer R (1994) Reversible changes in cerebral activity associated with acidosis in preterm neonates. Acta Paediatr 83：486-492.

Eiselt M, Schendel M, Witte H, et al (1997) Quantitative analysis of discontinuous EEG in premature and full-term newborns during quiet sleep. Electroencephalogr Clin Neurophysiol 103：528-534.

Eken P, Toet MC, Groenendaal F, et al (1995) Predictive value of early neuroimaging, pulsed Doppler and neurophysiology in full term infants with hypoxic-ischaemic encephalopathy. Arch Dis Childh 73：F75-80.

Eken P, de Vries LS, van Nieuwenhuizen O, et al (1996) Early predictors of cerebral visual impairment in infants with cystic leukomalacia. Neuropediatrics 27：16-25.

Ekert PG, Taylor MJ, Whyte HE (1994) Visual evoked potentials for prediction of neurodevelopmental outcome in preterm infants. Pediatr Res 35：268.

Ekert PG, Taylor MJ, Keenan NK, et al (1997) Early somatosensory evoked potentials in preterm infants：their prognostic utility. Biol Neonat 71：83-91.

Ellingson RJ (1958) Electroencephalograms of normal full term newborns immediately after birth with observations on arousal and visual evoked responses. Electroencephalog Clin Neurophysiol 10：31-50.

Ellingson RJ (1979) The EEGs of premature and full-term newborns. In Daly DD & Klass DW (eds) Current Practice of Clinical neurophysiology. New York： Raven press, pp. 149-170.

Ellingson RJ, Peters JF (1980) Development of EEG and daytime sleep patterns in normal fullterm infants during the first three months of life：longitudinal observations. Electroencephalogr Clin Neurophysiol 49：112-124.

Ellison PH, Franklin S, Brown P, et al (1989) The evolution of a simplified method for interpretation of EEG in the preterm neonate. Acta Paediat Scand 78：210-216.

Emde RN, Metcalf DR (1970) An electroencephalographic study of behavioral rapid eye movement states in the human newborn. J Nerv Ment Dis 150：370-376.

Engel R (1975) Abnormal Electroencephalogram in the Neonatal Period. Springfield : CC Thomas.

Esbjörner E, Larsson P, Leissner P, et al (1991) The serum reserve albumin concentration for monoacetyldiamino-diphenyl sulphone and audirory evoked responses during neonatal hyperbilirubinaemia. Acta Paediatr Scand 80 : 406-412.

Estan J, Hope P (1997) Unilateral neonatal cerebral infarction in full-term infants. Arch Dis Childh 76 : F88-93.

Eyre JA, Oozeer RC, Wilkinson AR (1983a) Continuous electroencephalographic recording to detect seizures in paralysed newborn babies. Brit Med J, Clin Res Ed 286 : 1017-1018.

Eyre JA, Oozeer R, Wilkinson AR (1983b) Diagnosis of neonatal seizures by the continuous recording and rapid analysis of the electroencephalogram. Arch Dis Childh 58 : 785-790.

Eyre JA, Nanei S, Wilkinson AR (1988) Quantification of changes in normal neonatal EEGs with gestation from continuous five-day recordings. Dev Med Child Neurol 30 : 599-607.

Fawer C, Dubowirz LMS (1982) Auditory brain stem response in neurologically normal preterm and full-term newborn infants. Neuropediatrics 13 : 200-206.

Ferrari F, Torricelli A, Giustardi A, et al (1992) Bioelectric brain maturation in fullterm infants and healthy and pathological preterm infants at term post-mensrual age. Early Hum Dev 28 : 37-63.

Filipek PA, Krishnamoorthy KS, Davis KR, et al (1987) Focal cerebral infarction in the newborn : a distinct entity. Pediatr Neurol 3 : 141-47.

Finer NN, Robertson CM, Peters KL, et al (1983) Factors affecting outcome in hypoxic-ischemic encephalopathy in term infants. Amer J Dis Child 137 : 21-25.

Friss HE, Wavrek D, Martin WH, et al (1994) Brain-stem auditory evoked responses to hypercarbia in preterm infants Electroencephalogr Clin Neurophysiol 90 : 331-336.

福田純男, 長谷川泰三, 本庄孝江ら (2000) 低酸素性虚血性脳症における新生児脳血流動態. 第1報 脳波背景活動との相関. 児科雑誌 104 : 44-51.

Fukumoto M, Mochizuki N, Takeishi M, et al (1981) Studies of body movements during night sleep in infancy. Brain Dev 3 : 37-43.

Gabriel M, Albani M (1977) Rapid eye movememt sleep, apnea and cardiac slowing influenced by phenobarbital administration in the neonate. Pediatrics 60 : 426-430.

Gallai V, Mazzotta G, Cagini L, et al (1986) Maturation of SEPs in preterm and full-term neonates. In Maturation of the CNS and Evoked Potenlials. Amsterdam : Eisevier. pp. 95-106.

George SR, Taylor MJ (1991) Somatosensory evoked potentials in neonates and infants : Developmental and normative data. Electroencephalogr Clin Neurophysiol 59 : 43-52.

Gibson NA, Brezinova V, Levene MI (1992a) Somatosensory evoked potentials in the term newborn. Clin Neurophysiol 84 : 26-31.

Gibson NA, Graham M, Levene MI (1992b) Somatosensory evoked potentials and outcome in perinaral asphyxia. Arch Dis Child 67 : 393-398.

Gilmore R (1989) The use of somatosensory evoked potentials in infants and children. J Child Neurol 4 : 3-19.

Gilmore R, Brock J, Hermansen MC, et al (1987) Development of lumbar spinal cord and cortical evoked potentials after tibial nerve stimulation in the preterm newborns : effects of gestational age and other factors. Electroencephalogr Clin Neurophysiol 68 : 28-39.

Gire C, Nicaise C, Roussel M, et al (2000) Encéphalopathie hypoxoischémique du nouveau-né á terme. Apport de l'électroencéphalogramme et de l'IRM ou de la TDM a l'évaluation pronostique. A propos de 26 observations. Neurophysiol Clin 30 : 97-107.

Giroud M, Guyon JB, Sandre D, et al (1983) Les apnées épileptiques en période neonatale. Arch Fr Pediatr 40 : 719-722.

Goldberg RN, Goldman SL, Ramsay RE, Feller R (1982) Detection of seizure activity in the paralyzed neonate using continuous monitoring. Pediatrics 69 : 583-586.

Goldie L, Svedsen-Rhodes U, Easton J, et al (1971) The development of innate sleep rhythms in short gestation infants. Dev Med Child Neurol 13 : 40-50.

Gotman J, Flanagan D, Rosenblatt B, et al (1997a) Evaluation of an automatic seizure detection method for the newborn EEG. Electroencephalogr Clin Neurophysiol 103 : 363-369.

Gotman J, Flanagan D, Zhang J, et al (1997b) Automatic seizure detection in the newborn : methods and initial evaluation. Electroencephalogr Clin Neurophysiol 103 : 356-362.

後藤一也，若山幸一，園田浩富ら（1992）24時間連続脳波記録による早産未熟児の脳波連続性の定量評価 脳と発達 24 : 449-454.

Goto K, Wakayama K, Sonoda H, et al (1992) Sequential changes in electroencephalogram continuity in very premature infants. Electroencephalogr Clin Neurophysiol 82 : 197-202.

Gould JB, Lee AF, James O, et al (1977) The sleep state characteristics of apnea during infancy. Pediatrics 59 : 182-194.

Greisen G, Pryds O (1989) Low CBF discontinuous EEG activity, and periventricular brain injury in ill, preterm neonates. Brain Dev 11 : 164-168.

Greisen G, Hellstrom-Westas L, Lou H, et al (1987) EEG depression and germinal layer haemorrhage in the newborn. Acta Paediatr Scand 76 : 519-525.

Grigg-Damberger MM, Coker SB, Halsey CL, et al (1989) Neonatal burst suppression. Its developmental significance. Pediatr Neurol 5 : 84-92.

Grose J, Harding GFA, Wilton AY, et al (1989) The maturation of the pattern reversal VEP and flash ERG in pre-term infants. Clin Vis Sci 4 : 239-246.

Gyorgy I (1983) Prognostic value of sleep analysis in newborns with perinatal hypoxic brain injury. Acta Paediatr Hung 24 : 1-6.

Haas GH, Prechtl HF (1977) Normal and abnormal EEG maturation in newborn infants. Early Hum Dev 1 : 69-90.

Haddad GG, Krongrad E, Epstein RA (1979) Effect of sleep state on the QT interval in normal infants. Pediatr Res 13 : 139-141.

Haffner B (1977) Über prognostische Aussagemöglichkeiten des EEG von Früh-und Neugeborenen. Zschr Elektroenzephalogr Elektromyogr 8 : 18-28.

Haffner B, Heinz-Erian P, Bindra A, et al (1984) EEG-Veränderungen nach perinataler Asphyxie. Padiatr Padol 19 : 241-250.

Hahn JS, Tharp BR (1990) The dysmature EEG pattern in infants with bronchopulmonary dysplasia and its prognostic implications. Electroencephalogr Clin Neurophysiol 76 : 106-113.

Hahn JS, Monyer H, Tharp BR (1989) Interburst interval measurements in the EEGs of premature infants with normal neurological outcome. Electroencephalogr Clin Neurophysiol 73 : 410-418.

Hakamada S, Watanabe K, Hara K, et al (1980) The evolution of some EEG features in normal and abnormal infants. Brain Dev 2 : 373-377.

Hakamada S, Watanabe K, Hara K, et al (1981a) The evolution of visual and auditory evoked potentials in infants with perinatal disorder. Brain Dev 3 : 339-344.

Hakamada S, Watanabe K, Hara K, et al (1981b) Development of the motor behavior during sleep in newborn infants. Brain Dev 3 : 345-350.

Hakamada S, Watanabe K, Hara K, et al (1982a) Hydranencephaly : Sleep and movement characteristics. Brain Dev 4 : 45-49.

Hakamada S, Watanabe K, Hara K, et al (1982b) Body movements during sleep in full-term newborn infants. Brain Dev 4 : 51-55.

Hakeem VF, Wallace SJ (1990) EEG monitoring of therapy for neonatal seizures. Dev Med Child Neurol 32 : 858-864.

Harbord MG, Weston PF (1995) Somatosensory evoked potentials predict neurologic outcome in full-term neonates with asphyxia. J Paediatr Child Health 31 : 148-151.

Harding GFA, Wilton A, Bissenden JG (1989) The pattern reversal VEP in short-gestation infants. Electroencephalogr Clin Neurophysiol 74 : 76-80.

Havlicek V, Childiaeva R, Chernick V (1975) EEG frequency spectrum characteristics at sleep states in full-term and pre-term infants. Neuropadiatics 6 : 24-40.

Havlicek V, Childiaeva R, Chernick V (1977) EEG frequency spectrum characteristics of sleep states in infants of alcoholic mothers. Neuropidiatrics 8 : 360-373.

早川文雄（1991）新生児の脳波．周産期医学 21 : 595-598.

早川文雄（1997）PVLの診断－脳波，脳誘発電位，臨床所見．周産期医学 27 : 1559-1602.

早川文雄，渡辺一功（1998）早産児脳波の臨床応用．臨床脳波 40 : 9-13.

Hayakawa F, Watanabe K, Hakamada S, et al (1987) Fz theta/alpha bursts : A transient EEF pattern in healthy newborns. Electroencephalog Clin Neurophysiol 67 : 27-31.

早川文雄，久野邦義，渡辺一功（1988）極小未熟児の頭蓋内病変と予後脳波の臨床的意義について．小児科臨床 41 : 1801-1805.

早川文雄，竹内秀俊，久野邦義ら（1990a）極小未熟児脳波の急性期活動低下所見．脳と発達 22 : S95.

早川文雄，竹内秀俊，久野邦義ら（1990b）極小未熟児脳波の回復期異常所見．脳と発達 22 : S96.

早川文雄，鬼頭　修，中尾吉邦ら（1991a）新生児期出血後水頭症の管理（2）経時的脳波記録の有用性．新生児誌 26 : 987-998.

早川文雄，竹内秀俊，久野邦義ら（1991b）早期産児脳波の急性期異常所見と回復期異常所見－出現頻度および相互の関係．脳と発達 23 : S138.

早川文雄，奥村彰久，夏目淳ら（1994）SFD児の新生児脳波異常と発達予後．脳と発達 26 : S223.

早川文雄，奥村彰久，久野邦義ら（1995a）脳室周囲白質軟化症と中心部陽性鋭波．脳と発達 27 : S324.

早川文雄，奥村彰久，久野邦義ら（1995b）受傷時期が明らかでない脳室周囲白質軟化症と胎児心拍モニタリング．日本未熟児新生児学会雑誌 7 : 457.

早川文雄，奥村彰久，久野邦義ら（1996）低酸素性虚血性脳症における出生直後の脳波活動低下と脳病変の関連．脳と発達 28 : 48-52.

Hayakawa F, Okumura A, Kato T, et al (1997a) Disorganized patterns : chronic-stage EEG abnormality of the late neonatal period following severely depressed EEG activities in early preterm infants. Neuropediatrics 28 : 272-275.

Hayakawa F, Okumura A, Kato T, et al (1997b) Dysmature EEG pattern in EEGs of preterm infants with cognitive impairment : maturation arrest caused by prolonged mild CNS depression. Brain Dev 19 : 122-125.

Hayakawa F, Okumura A, Kato T, et al (1999) Determination of timing of brain injury in preterm infants with periventricular leukomalacia with serial neonatal electroencephalogralography. Pediatrics 104 : 1077-1081.

早川文雄，祖父江文子，加藤徹ら（2000）デジタル脳波計の早産児脳波への活用．第1報 : disorganized patternにおける陰性鋭波の検討．脳と発達 32 : S244.

早川文雄，加藤徹，奥村彰久ら（2000）デジタル脳波計の早産児脳波への活用．第3報 : disorganized patternにおけるbrushの検討．新生児誌 36 : 246.

Hayakawa M, Okumura A, Hayakawa F, et al (2000) The background activities of very preterm infants born at less than 27 weeks of gestation : A study on the degree of continuity. In submission.

早川昌弘，渡辺修大，高橋理栄子ら（1999）在胎27週未満の超低出生体重児の背景脳波．第1報．連続性の評価．新生児誌 35 : 380.

早川昌弘，加藤有一，田内宣生ら（2000）在胎27週未満の超低出生体重児の背景脳波．第1報．デルタ波の評価．新生児誌 36 : 246.

Hecox KE, Cone B (1981) Prognostic importance of brainstem auditory evoked responses after asphyxia. Neurology 31 : 1429-1434.

Hellström-Westas L (1992) Comparison between tape-recorded and amplitude-integrated EEG monitoring in sick newborn infants. Acta Paediatr 81 : 812-819.

Henderson-Smart DJ, Pettigrew AG, Cambell DJ (1983) Clinical apnea and brain-stem neural function in preterm infants. N Engl J Med 308：353-357.

Hollmen AI, Eskelinen P, Tolonen U, et al (1985) Effects of anaesthesia for caesarean section on the computerized EEG of the neonate. Eur J Anaesthesiol 2：39-51.

Holmes GL, Logan WJ, Kirkpatrick BV, et al (1979) Central nervous system maturation in the stressed premature. Ann Neurol 6：518-522.

Holmes G, Rowe J, Hafford J, et al (1982) Prognostic value of the electroencephalogram in neonatal asphyxia. Electroencephalogr Clin Neurophysiol 53：60-72.

Holmes GL, Rowe J, Hafford J (1983) Significance of reactive burst suppression following asphyxia in full term infants. Clin Electroencephalogr 14：138-141.

Holmes GL, Lombroso CT (1993) Prognostic value of background patterns in the neonatal EEG. J Clin Neurophysiol 10：323-352.

Holthausen K, Breidbach O, et al (2000) Brain dysmaturity index for automatic detection of high-risk infants. Pediatr Neurol 22：187-191.

Hoppenbrouwers T (1992) Polysomnography in newborns and young infants：sleep architecture. J Clin Neurophysiol 9：32-47.

Hrachovy RA, Mizrahi EM, Kellaway P (1990) Electroencephalogralography of the newborn. In DD Daly & TA Pedley (eds) Current Practice of Clinical Electroencephalogralography. New York：Rave Press, pp. 201-242.

Hrachovy RA, O'Donnell DM (1999) The significance of excessive rhythmic alpha and/or theta frequency activity in the EEG of the neonate. Clin Neurophysiol 110：438-444.

Hrbek A, Hrbková M, Lenard HG (1969) Somato-sensory, auditory and visual evoked responses in newborn infants during sleep and wakefulness. Electroencephalogr Clin Neurophysiol 26：597-603.

Hrbek A, Karlberg P, Olsson T (1973) Development of visual and somatosensory evoked responses in preterm newborn infants. Electroencephalogr Clin Neurophysiol 34：225-232.

Hrbek A, Iversen N, Olsson T (1982) Clinical Applications of Evoked Potentials in Neurology. New York：Raven Press.

Hughes JR, Guerra R (1994) The use of the EEG to predict outcome in premature infants with positive sharp waves. Clin Electroencephalogr 25：127-135.

Hughes JR, Fino J, Gagnon L (1983a) The use of the electroencephalogram in the confirmation of seizures in premature and neonatal infants. Neuropediatrics 14：213-219.

Hughes JR, Fino J, Gagnon L (1983b) Periods of activity and quiescence in the premature EEG. Neuropediatrics 14：66-72.

Hughes JR, Fino J, Hart LA (1987) Premature temporal theta (PT theta). Electroencephalogr Clin Neurophysiol 67：7-15.

Hughes JR, Kohrman MH (1989) Topographic mapping of the EEG in premature infants and neonates. Clin Electroencephalogr 20：228-234.

Hughes JR, Miller JK, Fino JJ, et al (1990) The sharp theta rhythm on the occipital areas of prematures (STOP)：a newly described waveform. Clin Electroencephalogr 21：77-87.

Hughes J, Kuhlman DT, Hughes CA (1991) Electro-clinical correlations of positive and negative sharp waves on the temporal and central areas in premature infants. Clin Electroencephalogr 22：30-39.

Hyde ML, Riko K, Malizia K (1990) Audiometric accuracy of the click ABR in infants at risk for hearing loss. J Am Acad Audiol 1：59-66.

猪熊和代, 渡辺一功, 根来民子ら (1984) 電位分布図法による胎生期, 新生児期の脳波発達に関する研究 脳と発達 16；371-380.

Ioffe S, Chernick V (1988) Development of the EEG between 30 and 40 weeks gestation in normal and alcohol-exposed infants. Dev Med Child Neurol 30：797-807.

Ioffe S, Chernick V (1990) Prediction of subsequent motor and mental retardation in newborn infants exposed to alcohol in utero by computerized EEG analysis. Neuropediatrics 21：11-17

Isch-Treussard C, Bapst-Reiter J, Trapp C, et al（1977）L'E. E. G. des encéphalites herpétiques chez l'enfant（a propos de trois cas dont un nouveau-né. Rev Electroencephalogralogr Neurophysiol Clin 7：174-179.

石原尚子，鈴木千鶴子，鬼頭修ら（2000）超出生体重児の脳波における dysmature pattern と身体発育との関係．日本未熟児新生児学会雑誌 12：417.

Ishiwa S, Ogawa T, Sonoda H（1991）Developmental characteristics of topographic EEG in the newborn using an autoregressive model. Brain Topogr 4：23-30.

石和俊，小川昭之，園田浩富ら（1991）自己回帰モデルによる新生児二次元脳電図の発達特性に関する研究．脳と発達 23：252-258.

板倉敦夫，倉内修，森川重彦ら（1995）子宮内発育遅延児の出生早期脳波所見について．日産婦誌 47：109-114.

岩瀬勝彦（1971）未熟児の脳波発達の量的検討，とくに睡眠のパターンとの関係．脳と発達 3：541-549.

岩瀬勝彦，渡辺一功（1971）未熟児の呼吸数，受胎後週数と睡眠発達との関係について．新生児誌 7：56-60.

岩瀬勝彦，渡辺一功，原紀美子（1973a）低出生体重児における聴覚誘発反応の研究．脳と発達 5：174-181.

岩瀬勝彦，渡辺一功，原紀美子（1973b）いわゆる tracé alternant からみた未熟児の脳波発達-周波数分析器による検討-．脳と発達 5：41-47.

岩瀬勝彦，渡辺一功，原紀美子（1976a）未熟児脳波のパワースペクトル分析とその臨床．臨床脳波 18：685-694.

岩瀬勝彦，渡辺一功，原紀美子（1976b）胎生期後半における睡眠と脳波パターンの発達と変化，特に静睡眠における脳波パターンの時間的経過について．脳と発達 8：373-384.

Joseph JP, Lesevre N, Dreyfus-Brisac C（1976）Spatio-temporal organization of EEG in premature infants and full-term new-borns. Electroencephalogr Clin Neurophysiol 40：153-168.

Juguilon AC, Reilly EL（1982）Development of EEG activity after ten days of electrocerebral inactivity：a case report in a premature neonate-hydranencephaly or massive ventricular enlargement. Clin Electroencephalogr 13：233-240.

Karbowski K, Nencka A（1980）Right mid-temporal sharp EEG transients in healthy newborns. Electroencephalogr Clin Neurophysiol 48 1 461-469.

Karbowski K, Pavlincova E, Spieler E（1976）Das normale Neugeborenen-EEG. Mschr Kinderheilk 124：723-732.

Karch D, Kastl E, Sprock I, et al（1977a）Perinatal hypoxia and bioelectric brain maturation of the newborn infant. Neuropadiatrie 8：253-262.

Karch D, Sprock I, Lemburg P（1977b）Früherkennung schwerer Cerebralschaden bei Früh-und Neugeborenen unter Intensivtherapie. Eine polygraphische Untersuchung. Mschr Kinderheilk 125：923-928.

Karch D, Kindermann E, Arnold G（1981）Die prognostische Bedeutung der bioelektrischen Hirnreife bei Neugeborenen mit perinatalen Komplikationen. Klin Padiatr 193：301-304.

Karch D, Rothe R, Jurisch R, et al（1982）Behavioural changes and bioelectric brain maturation of preterm and fullterm newborn infants：a polygraphic study. Dev Med Child Neurol 24：30-47.

Karniski W（1992a）The late somatosensory evoked potential in premature and term infants. I. Principal component topography. Electroencephalogr Clin Neurophysiol 84：32-43.

Karniski W, Wyble L, Lease L, et al（1992b）The late somatosensory evoked potential in premature and term infants II. Topography and latency development. Electroencephalogr Clin Neurophysiol 84：44-54.

Katona PG, Frasz A, Egbert J（1980）Maturation of cardiac control in full-term and pre-term infants during sleep. Early Hum Dev 4：145-159.

加藤徹，早川文雄，奥村彰久ら（1998a）早産児における実質穿破脳室周囲出血の新生児期脳波所見の検討．第1報：脳波異常所見について．脳と発達 30suppl：s127.

加藤徹，早川文雄，奥村彰久ら（1998b）早産児における実質穿破脳室周囲出血の新生児期脳波所見の検討．第2報：神経学的予後との対応について．日本未熟児新生児学会雑誌 10：363.

加藤徹，早川文雄，奥村彰久ら（1999a）早産児における閃光視覚誘発電位の意義．第1報：脳室周囲白質軟化症発生予測について．日本新生児学会雑誌 35：354.

加藤徹，早川文雄，奥村彰久ら（1999b）早産児における閃光視覚誘発電位の意義．第2報：脳室周囲白質軟化症における異常所見出現時期について．日本未熟児新生児学会雑誌 11：334.

加藤徹，早川文雄，奥村彰久ら（2000a）早産児における閃光視覚誘発電位の意義．第3報：脳波所見との対応について．脳と発達 32suppl：s243.

加藤徹，早川文雄，奥村彰久ら（2000b）早産児における閃光視覚誘発電位の意義．第4報：神経学的予後との対応．日本新生児学会雑誌 36：248.

Keefe MR（1987）Comparison of neonatal nighttime sleep-wake patterns in nursery versus rooming-in environments. Nurs Res 36：140-144.

Kellaway P, Hrachovy RA（1983）Status epilepticus in newborns：a perspective on neonatal seizures. Advances in Neurology 34：93-99.

Ken-Dror A, Pratt H, Zeltzer M, et al（1987）Auditory brain-stem evoked potentials to clicks at different presentation rates：estimating maturation of pre-term and full-term neonates. Electroencephalogr Clin Neurophysiol 68：209-218.

Klimach VJ, Cooke RWI（1988a）Maturation of the neonatal sornatosensory evoked response in the preterm infant. Dev Med Child Neurol 30：208-214.

Klimach VJ, Cooke RWI（1988b）Short-latency cortical somatosensory evoked responses of preterm infants with ultrasound abnormality of the brain. Dev Med Child Neurol 30：215-221.

Knauss TA, Carlson CB（1978）Neonatal paroxysmal monorhythmic alpha activity. Arch Neurol 35：104-107.

Koelfen W, Freund M, Varnholt V（1995）Neonatal stroke involving the middle cerebral artery in term infants：clinical presentation, EEG and imaging studies, and outcome. Dev Med Child Neurol 37：204-212.

Kohelet D, Arbel E, Goldberg M, et al（2000a）Brainstem auditory evoked response in newborns and infants. J Child Neurol 15：33-35.

Kohelet D, Arbel E, Goldberg M, et al（2000b）Intrauterine growth retardation and brainstem auditory-evoked response in preterm infants. Acta Paediatr 89：73-76.

Korein J, Sansaricq C, Kalmijn M, et al（1994）Maple syrup urine disease：clinical, EEG, and plasma amino acid correlations with a theoretical mechanism of acute neurotoxicity. Int J Neurosci 79：21-45.

Korinthenberg R, Kachel W, Koelfen W, et al（1993）Neurological findings in newborn infants after extra-corporeal membrane oxygenation, with special reference to the EEG. Dev Med Child Neurol 35：249-257.

Kos-Pietro S, Towle VL, Cakmur R, et al（1997）Maturation of human visual evoked potentials：27 weeks conceptional age to 2 years. Neuropediatrics 28：318-323.

小寺沢敬子，児玉荘一，中村肇（1990a）新生児期脳波のパワースペクトル分析に関する研究．—Ⅰ．正常新生児の生後発達に伴う変化—．脳と発達 22：573-581.

小寺沢敬子，児玉荘一，中村肇（1990b）新生児期脳波のパワースペクトル分析に関する研究．—Ⅱ．仮死産児について—．脳と発達 22：582-588.

Krumholz A, Felix JK, Goldstein PJ, et al（1985）Maturation of the brain stem auditory evoked potential in premature infants. Electroencephalogr Clin Neurophysiol 62：124-134.

久保田哲夫，奥村彰久，加藤徹ら（1999）脳室周囲白質軟化症における嚢胞形成時期と脳波所見との関係．新生児誌 35：353.

Kuks JB, Vos JE, O'Brien MJ (1988) EEG coherence functions for normal newborns in relation to their sleep state. Electroencephalogr Clin Neurophysiol 69：295-302.

呉本慶子, 早川文雄, 渡辺一功 (1997a) 早産児の脳波における律動的 α および θ 群発の検討 (1) 正常早産児の特徴. 脳と発達 29：239-243.

呉本慶子, 早川文雄, 渡辺一功 (1997b) 早産児の脳波における律動的 α および θ 群発の検討 (2) 背景脳波活動低下所見との関係. 脳と発達 29：244-248.

黒川徹 (1970) 新生児けいれんの臨床脳波学的研究. 福岡医誌 61：229-260.

Kurtzberg D, Vaughan HG (1985) Electrophysiological assessment of auditory and visual function in the newborn. Clin Perinatol 12：277-299.

Lacey DJ, Topper WH, Buckwald S, et al (1986) Preterm very-low-birth-weight neonates：Relationship of EEG to intra-cranial hemorrhage, perinatal comlications, and developmental outcome. Neurology 34：1084-1087.

Lamblin MD, Racoussot S, Pierrat V, et al (1996) Encéphalopathie anoxo-ischémique du nouveau-né à terme. Apport de l'électroencéphalogramme et de l'échographie transfontanellaire à l'évaluation pronostique. A propos de 29 observations. Neurophysiol Clin 26：369-378.

Lamblin MD, André M, Challamel MJ, et al (1999) Electroencéphalographie du nouveau-né prématuré et à terme. Aspects maturatifs et glossaire. Neurophysiol Clin 29：123-219.

Laroia N, Guillet R, Burchfiel J, et al (1998) EEG background as predictor of electrographic seizures in high-risk neonates. Epilepsia 39：545-551.

Laureau E, Marlot D (1990) Somatosensory evoked potentials after median and tibial nerve stimulation in healthy newborns. Electroencephalogr Clin Neurophysiol 76：453-458.

Leaf AA, Green CR, Esack A, et al (1995) Maturation of electroretinograms and visual evoked potentials in preterm infants. Dev Med Child Neurol 37：814-826.

Legido A, Clancy RR, Berman PH (1991) Neurologic outcome after electroencephalographically proven neonatal seizures. Pediatrics 88：583-596.

Legido A, Clancy RR, Spitzer AR, et al (1992) Electroencephalographic and behavioral-state studies in infants of cocaine-addicted mothers. Amer J Dis Child 146：748-752.

Lehtonen J, Kononen M, Purhonen M, et al (1998) The effect of nursing on the brain activity of the newborn. J Pediatr 132：646-651.

Lenard HG (1970) The development of sleep spindles in the EEG during the first two years of life. Neuropadiatrie 1：264-276.

Levy SR, Abroms IF, Marshall PC, et al (1985) Seizures and cerebral infarction in the full-term newborn. Ann Neurol 17：366-370.

Lina-Granade G, Collet L, Morgon A, et al (1993) Maturation and effect of stimulus rate on brainstem auditory evoked potentials Brain Dev 15：263-269.

Liu A, Hahn JS, Heldt GP, et al (1992) Detection of neonatal seizures through computerized EEG analysis. Electroencephalogr Clin Neurophysiol 82：30-37.

Loffe S, Childiaeva R, Chernick V (1984) Prolonged effects of maternal alcohol ingestion on the neonatal electroencephalogram. Pediatrics 74：330-335.

Lombroso CT (1975) Neurophysiological observations in diseased newborns. Biol Psychiatr 10：527-558.

Lombroso CT (1979) Quantified electrographic scales on 10 pre-term healthy newborns followed up to 40-43 weeks of conceptional age by serial polygraphic recordings. Electroencephalogr Clin Neurophysiol 46：460-474.

Lombroso CT (1982) Some aspects of EEG polygraphy in newborns at risk from neurological disorders. Electroencephalogr Clin Neurophysiol Suppl 36：652-663.

Lombroso CT (1985) Neonatal polygraphy in full-term and premature infants：A review of normal and abnormal findings. J Clin Neurophysiol 2：105-155.

Lombroso CT (1987) Neonatal Electroencephalogralography. In Niedermeyer E, Lopes da Silva F (eds) Electroencephalogralography. Basic principles, clinical applications, and related fields. 2nd ed, Urban and Schwarzenberg. Baltimore. pp. 725-762.

Lombroso CT (1996) Neonatal seizures : historic note and present controversies. Epilepsia 3 : 5-13.

Lombroso CT, Holmes GL (1993) Value of the EEG in neonatal seizures. J Epilepsy 6 : 39-70.

Lombroso CT, Matsumiya Y (1985) Stability in waking-sleep states in neonates as a predictor of long-term neurologic outcome. Pediatrics 76 : 52-63.

Majnemer A, Rosenblatt B (1995) Prediction of outcome at school entry in neonatal intensive care unit survivors using clinical and electrophysiologic techniques. J Pediatr 127 : 823-830.

Majnemer A, Rosenblatt B (1996) Evoked potentials as predictors of outcome in neonatal intensive care unit suvivors : review of the literature. Pediatr Neurol 14 : 189-195.

Majnemer A, Rosenblatt B, Riley P (1987) Somatosensory evoked response abnormalities in high risk newborns. Pediatr Neurol 3 : 350-355.

Majnemer A, Rosenblatt B, Riley P (1988) Prognostic significance of the auditory brainstem evoked response in high-risk neonates. Dev Med Child Neurol 30 : 43-52.

Majnemer A, Rosenblatt B, Riley PS (1990a) Prognostic significance of multimodality evoked response testing in high-risk newborns. Pediatr Neurol 6 : 367-374.

Majnemer A, Rosenblatt B, Willis D, et al (1990b) The effect of gestational age at birth on somatosensory-evoked potentials performed at term. J Child Neurol 5 : 329-335.

Manfredi LG, Rocchi R, Panerai AE, et al (1983) EEG sleep patterns and endogenous opioids in infants of narcotic-addicted mothers. Rev Electroencephalogr Neurophysiol Clin 13 : 199-206.

Marret S, Parain D, Samson-Dollfus D, et al (1986) Positive rolandic sharp waves and periventricular leukomalacia in the newborn. Neuropediatrics 17 : 199-202.

Marret S, Jeannot E, Parain D, et al (1989) Pointes positives rolandiques, ischémie périventriculaire et devenir neurologique. Etude prospective chez 66 prématurés. Arch Fr Pédiatr 46 : 249-253.

Marret S, Parain D, Jeannot E, et al (1992) Positive rolandic sharp waves in the EEG of the premature newborn : a five year prospective study. Arch Dis Childh 67 : 948-951.

Marret S, Parain D, Menard JF, et al (1997) Prognostic value of neonatal electroencephalogralography in premature newborns less than 33 weeks of gestational age. Electroencephalogr Clin Neurophysiol 102 : 178-185.

Martin RJ, Herrell N, Pultusker M (1981) Transcutaneous measurement of carbon dioxide tension : effect of sleep state in term infants. Pediatrics 67 : 622-625.

McCulloch DL, Taylor M, Whyte H (1991) Visual evokcd potentials and visual prognosis following perinatal asphyxia. Archives of Ophthalmology 109 : 229-233.

McCulloch DL, Orbach H, Skarf B (1999) Maturation of the pattern-reversal VEP in human infants : a theoretical framework. Vision Res 39 : 3673-380.

McCutchen CB, Coen R, Iragui VJ (1985) Periodic lateralized epileptiform discharges in asphyxiated neonates. Electroencephalogr Clin Neurophysiol 61 : 210-217.

McNenamin JB, Shakelford GD, Volpe JJ (1984) Outcome of neonatal intraventricular hemorrhage with periventricular echodense lesions. Ann Neurol 15 : 285-290.

Ment LR, Duncan CC, Ehrenkranz RA (1984) Perinatal cerebral infarction. Ann Neurol 16 : 559-568.

Metcalf DR (1969) The effect of extrauterine experience on the ontogenesis of EEG sleep spindles. Psychosom Med 31 : 393-399.

Metcalf DR (1970) EEG sleep spindles ontogenesia. Neuroäditrie 1 : 428-433.

Mikati MA, Feraru E, Krishnamoorthy K, et al (1990) Neonatal herpes simplex meningoencephalitis : EEG investigations and clinical correlates. Neurology 40 : 1433-1437.

Mikati MA, Trevathan E, Krishnamoorthy KS, et al (1991) Pyridoxine-dependent epilepsy : EEG investigations and long-term follow-up. Electroencephalogr Clin Neurophysiol 78 : 215-221.

Milligan DWA (19790) Cerebral blood flow and sleep state in the normal human newborn infant. Early Hum Dev 3：321-328.

Minami T, Gondo K, Nakayama H, et al (1996) Cortical somatosensory evoked potentials to posterior tibial nerve stimulation in newborn infants. Brain Dev 18：294-298.

Mises J, Moussali-Salefranque F, Plouin P, et al (1978) l'E. E. G. dans les hyperglycinémies sans cétose. Rev Electroencephalogr Neurophysiol Clin 8：102-106.

Mises J, Daviet F, Moussalli-Salefranque F, et al (1987) Abcés cérébraux néo-nataux (27 cas)： étude électroclinique initiale, évolution. Rev Electroencephalogr Neurophysiol Clin 17：301-338.

宮崎修次, 渡辺一功, 原紀美子ら (1978) 新生児脳波における交代性記録 (tracé alternant) の発達の量的検討. 臨床脳波 20：38-42.

Miyazaki S, Watanabe K, Hara K (1979) Heart rate variability in full-term normal and abnormal newborn infants during sleep. Brain Dev 1：57-60.

Mizrahi EM (1986) Neonatal Electroencephalgralography：Clinical features of the newborn, techniques of recording, and characteristics of the normal EEG. Amer J EEG Technol 26：81-103.

Mizrahi EM, Kellaway P (1987) Characterization and classification of neonatal seizures. Neurology 37：1837-1844.

Mizrahi EM, Tharp BR (1982) A characteristic EEG pattern in neonatal herpes simplex encephalitis. Neurology 32：1215-1220.

Monod N, Dreyfus-Brisac C (1962) Le tracé paroxystique chez le nouveau-né. Rev Neurol 106：129-130.

Monod N, Curzi-Dascalova (1973) Les états transitionellels de sommeil chez nouveau-né á terme. Rev Electroencephalogr Neurophysiol 3：87-96.

Monod N, Guidasci S (1976) Sleep and brain malformation in the neonatal period. Neuropadiatrie 7：229-249.

Monod N, Tharp B (1977) Activité électroencéphalographique normale du nouveau-né et du prématuré au cours des états de veille et de sommeil. Rev Electroencephalogr Neurophysiol Clin 7：302-315.

Monod N, Pajot N, Guidasci S (1972) The neonatal EEG：statistical studies and prgnostic value in full-term and preterm badies. Electroencephalogr Clin Neurophysiol 32：529-544.

Monod N, Peirano P, Plouin P, et al (1988) Seizure-induced apnea. Ann NY Acad Sci 533：411-420.

Morikawa S, Itakura A, Hayakawa F, et al (1997) Timing of insults causing abnormal outcome in preterm infants 1989-1992. Int J Gynaecol Obstetr 59：1-6.

Moussalli-Salefranque F, Mises J, Plouin P (1983) Significations du tracé discontinu chez le nouveau-né à terme. Rev Electroencephalogr Neurophysiol Clin 13：240-244.

Murray AD (1988) Newborn auditory brainstem evoked responses (ABRs)：prenatal and contemporary correlates. Brain Dev 8：246-256.

Mushin J, Hogg CR, Dubowitz LMS, et al (1984) Visual evoked responses to light emitting diode (LED) photostimulation in newboyn infants. Electroencephalogr Clin Neurophysiol 58：317-320.

Muthuswamy J, Sherman DL, Thakor NV (1999) Higher-order spectral analysis of burst patterns in EEG. IEEE Transact Biomed Eng 46：92-99.

Muttitt SC, Taylor M, Kobayashi JS, et al (1991) Serial visual evoked potentials and outcome in term birth asphyxia. Pediatric Neurology 7：86-90.

Myers MM, Fifer WP, Grose-Fifer J, et al (1997) A novel quantitative measure of Tracé-alternant EEG activity and its association with sleep states of preterm infants. Dev Psychobiol 31：167-174.

Nakamura H, Takada S, Shimabuku R, et al (1985) Auditory nerve and brainstem responses in newborn infants with hyperbilirubinemia. Pediatrics 75：703-708.

Navelet Y, D'Allest AM, Ropert JC (1980) Aspects E. E. G. observes chez quarante nouveau-nés décédés avec une hémorragie. Rev Electroencephalogr Neurophysiol Clin 10：19-20.

Nolte R, Haas G (1978) A polygraphic study of bioelectric brain maturation in preterm infants. Dev Med

Child Neurol 20 : 167-182.

Novak GP, Kurtzberg D, Kreuzer JA, et al (1989) Cortical responses to speech sounds and their formants in normal infants : maturational sequence and spatiotemporal analysis. Electroencephalogr Clin Neurophysiol 73 : 295-305.

Novotny EJ Jr, Tharp BR, Coen RW, et al (1987) Positive rolandic sharp waves in the EEG of the premature infant. Neurology 37 : 1481-1486.

Nowack WJ (1989) Positive temporal sharp waves in neonatal EEG. Clin Electroencephalogr 20 : 196-201.

Nunes ML, Da Costa JC, Moura-Ribeiro MV (1997) Polysomnographic quantification of bioelectrical maturation in preterm and fullterm newborns at matched conceptional ages. Electroencephalogr Clin Neurophysiol 102 : 186-191.

Nunes ML, Penela MM, da Costa JC (2000) Differences in the dynamics of frontal sharp transients in normal and hypoglycemic newborns. Clin Neurophysiol 111 : 305-310.

O'Brien MJ, Lems YL, Prechtl HF (1987) Transient flattening in the EEG of newborns-a benign variation. Electroencephalogr Clin Neurophysiol 67 : 16-26.

小川昭之, 遠山幸治, 中下誠郎 (1978) 未熟児脳波の自己回帰パワースペクトルにおける構成要素波の発達に伴う変化. 神経進歩 22 : 175-187.

小川昭之, Xiao LP, 佐藤圭右 (1998) 自己回帰モデルによる早期産児24時間脳波の解析と発達特性. 臨床脳波 40 : 1-8.

大久保修:新生児期における体性感覚および視覚誘発電位に関する研究. 新生児誌 12 : 259-267.

Ohtahara S (1978) Clinico-electrical delineation of epileptic encephalopathies in childhood. Asian Med J 21 : 7-17.

大田原俊輔, 岡英次, 伴鶴一ら (1971) 正常新生児の睡眠脳波の発達に関する研究. 脳と発達 3 : 49-56.

Ohya Y, Ochi N, Mizutani N, et al (1991) Nonketotic hyperglycinemia : treatment with NMDA antagonist and consideration of neuropathogenesis. Pediatr Neurol 7 : 65-68.

奥村彰久, 渡辺一功 (1998) 早産児に発症したWest症候群 新生児期における脳波所見の経時的変化. 臨床脳波 40 : 700-704.

奥村彰久, 早川文雄 (2000)　脳波検査. 周産期医学 30 : 536-541.

奥村彰久, 加藤徹, 小川昭正ら (1996) 早産児脳波に出現する鋭波と脳室周囲白質軟化症の重症度との関係. 日本未熟児新生児学会雑誌 8 : 199.

奥村彰久, 早川文雄, 加藤徹ら (1996) 早産児脳波に出現する異常鋭波の脳室周囲白質軟化症における意義. 日本新生児学会雑誌 32 : 800.

Okumura A, Hayakawa F, Kuno K, et al (1996) Periventricular leukomalacia and West syndrome. Dev Med Child Neurol 1996 ; 38 : 13-18.

Okumura A, Hayakawa F, Kato T, et al (1999) Positive rolandic sharp waves in preterm infants with periventricular leukomalacia : their relation to background electroencephalographic abnormalities. Neuropediatrics 30 : 278-282.

Okumura A, Hayakawa F, Kato T, et al (2000) Bilateral basal ganglia-thalamic lesions subsequent to prolonged fetal bradycardia. Early Hum Dev 58 : 111-811.

Ortibus EL, Sum JM, Hahn JS (1996) Predictive value of EEG for outcome and epilepsy following neonatal seizures. Electroencephalogr Clin Neurophysiol 98 : 175-185.

Parmelee AH (1969) EEG power spectral analysis of newborn infants'sleep states. Electroencephalogr Clin Neurophysiol 27 : 690-691.

Parmelee AH Jr, Garbanati JA (1987) Clinical neurobehavioral aspects of state organization in newborn. In Yabuuchi H, et al (eds) Neonatal Brain and Behavior. Nagoya : The University of Nagoya Press. pp. 131-144.

Parmelee AH Jr, Stern E (1972) Development of states in infants. In Clemente CD, et al (eds) Sleep and the Maturing Nervous System. New York&London : Academic Press. pp. 199-215.

Parmelee AH, Werner WH, Akiyama Y, et al (1967) Sleep states in premature infants. Dev Med Child Neurol 9: 70-77.

Parmelee AH, Schulte FJ, Akiyama Y, et al (1968) Maturation of EEG activity during sleep in premature infants. Electroencephalogr Clin Neurophysiol 24: 319-329.

Parmelee AH, Akiyama Y, Stern E, et al (1969) A periodic cerebral rhythm in newborn infants. Exp Neurol 25: 575-584.

Parmelee AH, Stern E, Harris MA (1972) Maturation of respiration in prematures and young infants. Neuropadiatrics 3: 294-304.

Peirano P, Curzi-Dascalova L (1995) Modulation of motor activity patterns and sleep states in low-risk prematurely born infants reaching normal term: a comparison with full-term newborns. Neuropediatrics 26: 8-13.

Perlman M, Fainmesser P, Sohrner H, et al (1983) Auditory nerve-brainstem evoked responses in hyperbilirubinemic neonates. Pediatrics 72: 658-664.

Peters JF, Varner JL, Ellingson RJ (1981) Interhemispheric amplitude asymmetry in the EEGs of normal full-term low risk premature, and trisomy-21 infants. Electroencephalogr Clin Neurophysiol 51: 165-169.

Petre-Quadens O, de Lee C, Remy M (1971) Eye movement density during sleep and brain maturation. Brain Res 26: 49-56.

Pettigrew AG, Edwards DA, Henderson-Smart DJ (1985) The influence of intra-uterine growth retardation on brainstem development of preterm infants. Dev Med Child Neurol 27: 467-472.

Pezzani C, Radvanyi-Bouvet MF, Relier JP, et al (1986) Neonatal electroencephalography during the first twenty-four hours of life in full-term newborn infants. Neuropediatrics 17: 11-18.

Pierrat V, de Vries LS, Minami T, et al (1990) somatosensory evoked potentials and adaptation to extrauterine life: A longitudinal study. Brain Dev 12: 376-379.

Pierrat V, Eken P, Duquennoy C, et al (1993) Prognostic value of early somatosensory evoked potentials in neonates with cystic leukomalacia. Dev Med Child Neurol 35: 683-690.

Pierrat V, Eken P, Truffert P (1996) Somatosensory evoked potentials in preterm infants with intrauterine growth retardation. Early Hum Dev 44: 17-25.

Picton TW, Taylor MJ, Durieux-Smith A (1994) Electrodiagnosis in clinical neurology. 3rd ed. London: Churchill.

Pike AA, Marlow N (2000) The role of cortical evoked responses in predicting neuromotor outcome in very preterm infants. Early Hum Dev 57: 123-135.

Pike AA, Marlow N, Dawson C (1997) Posterior tibial somatosensory evoked potentials in very preterm infants. Early Hum Dev 47: 71-84.

Pike AA, Marlow N, Reber C (1999) Maturation of the flash visual evoked potential in preterm infants. Early Hum Dev 54: 215-222.

Placzek M, Mushin J, Dubowitz LMS (1985) Maturation of the visual evoked responses and its correlation with visual acuity in preterm infants. Dev Med Child Neurol 27: 448-454.

Prechtl HFR (1974) The behavioral state of the newborn infant. Brain Res 76: 185-212.

Prechtl HF, Theorell K, Blair AW (1973) Behavioural state cycles in abnormal infants. Dev Med Child Neurol 15: 606-615.

Prechtl HFR, Fargel JW, Weinmann HM, et al (1979) Postures, motility and respiration of low-risk preterm infants. Dev Med Child Neurol 21: 3-27.

Pryds O (1992) Stimulus rate-induced VEP attenuation in preterm infants Electroencephalogr Clin Neurophysiol 84: l88-191.

Pryds O, Greisen G, Trojaborg W (1988) Visual evoked potentials in preterm infants during the first hours of life. Electroencephalogr Clin Neurophysiol 71: 257-265.

Pryds O, Trojaborg W, Carlsen J, et al (1989) Determinants of visual evoked potentials in preterm infants.

Early Hum Dev 19：117-125.

Radvanyi MF, Morel-Kahn F (1976) Sleep and heart rate variations in premature and full-term babies. Neuropädiatrie 7：302-312.

Radvanyi MF, Monod N, Dreyfus-Brisac C (1973) Etude de l'influence de la PaO2 et de l'equilibre acido-basique sur l'E. E. G. du prématuré. Rev Electroencephalogr Neurophysiol Clin 3：316-320.

Radvanyi-Bouvet MF, Vallecalle MH, Morel-Kahn F, et al (1985) Seizures and electrical discharges in premature infants. Neuropediatrics 16：143-148.

Radvanyi-Bouvet MF, de Bethmann O, Monset-Couchard M, et al (1987) Cerebral lesions in early prematurity：EEG prognostic value in the neonatal period. Brain Dev 9：399-405.

Rando T, Ricci D, Mercuri E, et al (2000) Periodic lateralized epileptiform discharges (PLEDS) as early indicator of stroke in full-term newborns. Neuropediatrics 31：202-205.

Roessgen M, Zoubir AM, Boashash B (1998) Seizure detection of newborn EEG using a model-based approach. IEEE Transact Biomed Eng 45：673-685.

Rose AL, Lombroso CT (1970) A study of clinical, pathological, and electroencephalographic features in 137 full-term babies with a long-term follow-up. Pediatrics 45：404-425.

Rowe JC, Holmes GL, Hafford J, et al (1985) Prognostic value of the electroencephalogram in term and preterm infants following neonatal seizures. Electroencephalogr Clin Neurophysiol 60：183-196.

Sahni R, Schulze KF, Stefanski M, et al (1995) Methodological issues in coding sleep states in immature infants. Dev Psychobiol 28：85-101.

Sainio K, Granstrom ML, Pettay O, et al (1983) EEG in neonatal herpes simplex encephalitis. Electroencephalogr Clin Neurophysiol 56：556-561.

Samson-Dollfus, D (1955) L'électro-encéphalogramme du prématuré jusqu'à l'age de trois mois et du nouveau-né à terme. Paris：Imprimerie R Foulon. pp. 1-160.

Sarda P, Dupuy RP, Boulot Prieu D (1992) Brainstem conduction time abnormalities in small for gestational age infants. J Perinat Med 20：57-63.

Sarnat HB, Sarnat MS (1976) Neonatal encephalopathy following fetal distress. A clinical and Electroencephalographic study. Arch Neurol 33：696-705.

Sawaguchi H, Ogawa T, et al (1996) Developmental changes in the electroencephalogram for term and preterm infants using an autoregressive model. Acta Paediatr Jpn 38：580-589.

Scavone C, Radvanyi-Bouvet MF, Morel-Kahn F, et al (1985) Coma aprés souffrance foetale aigue chez le nouveau-né à terme：évolution électroclinique. Rev Electroencephalogr Neurophysiol Clin 15：279-288.

Scher MS (1988) Midline electrographic abnormalities and cerebral lesions in the newborn brain. J Child Neurol 3：135-146.

Scher MS (1997a) Neurophysiological assessment of brain function and maturation：I. A measure of brain adaptation in high risk infants. Pediatr Neurol 16：191-198.

Scher MS (1997b) Neurophysiological assessment of brain function and maturation. II. A measure of brain dysmaturity in healthy preterm neonates. Pediatr Neurol 16：287-295.

Scher MS (1997c) Seizures in the newborn infant. Diagnosis, treatment, and outcome. Clin Perinatol 24：735-772.

Scher MS, Beggarly M (1989) Clinical significance of focal periodic discharges in neonates. J Child Neurol 4：175-185.

Scher MS, Richardson GA, Coble PA, et al (1988) The effects of prenatal alcohol and marijuana exposure：disturbances in neonatal sleep cycling and arousal. Pediatr Res 24：101-105.

Scher MS, Painter MJ, Bergman I, et al (1989) EEG diagnoses of neonatal seizures：clinical correlations and outcome. Pediatr Neurol 5：17-24

Scher MS, Sun M, Hatzilabrou GM, et al (1990) Computer analyses of EEG-sleep in the neonate：methodological considerations. J Clin Neurophysiol 7：417-441.

Scher MS, Richardson GA, Salerno DG, et al (1992) Sleep architecture and continuity measures of neonates with chronic lung disease. Sleep 15 : 195-201.

Scher MS, Aso K, Beggarly ME, et al (1993) Electrographic seizures in preterm and full-term neonates. Pediatrics 91 : 128-134.

Scher MS, Bova JM, Dokianakis SG (1994a) Physiological significance of sharp wave transients on EEG recordings of healthy pre-term and full-term neonates. Electroencephalogralogr Clin Neurophysiol 90 : 179-185.

Scher MS, Bova JM, Dokianakis SG (1994b) Positive temporal sharp waves on EEG recordings of healthy neonates : a benign pattern of dysmaturity in pre-term infants at post-conceptional term ages. Electroencephalogralogr Clin Neurophysiol 90 : 173-178.

Scher MS, Martin JG, Steppe DA, et al (1994c) Comparative estimates of neonatal gestational maturity by electrographic and fetal ultrasonographic criteria. Pediatr Neurol 11 : 214-218.

Scher MS, Sun M, Steppe DA, et al (1994d) Comparisons of EEG spectral and correlation measures between healthy term and preterm infants. Pediatr Neurol 10 : 104-108.

Scher MS, Steppe DA, Banks DL, et al (1995) Maturational trends of EEG-sleep measures in the healthy preterm neonate. Pediatr Neurol 12 : 314-322.

Scher MS, Barabas RE, Barmada MA (1996) Clinical examination findings in neonates with the absence of electrocerebral activity : an acute or chronic encephalopathic state? J Perinatol 16 : 455-460.

Scher MS, Steppe DA, Sclabassi RJ, et al (1997) Regional differences in spectral EEG measures between healthy term and preterm infants. Pediatr Neurol 17 : 218-223.

Scher MS, Richardson GA, Day NL (2000) Effects of prenatal cocaine/crack and other drug exposure on electroencephalographic sleep studies at birth and one year. Pediatrics 105 : 39-48.

Schloon H, O'Brien MJ, Scholten CA, et al (1976) Muscle activity and postural behaviour in newborn infants. A polymyographic study. Neuropadiatrie 7 : 384-415.

Schulman C (1969) Alterations of the sleep cycle in heroin-addicted and "suspect" newborns. Neuropädiatrie 1 : 89-100.

Schulman-Galambos C, Galambos R (1975) Brainstem auditory evoked responses in premature infants. J Speech Hear Res 18 : 456-465.

Schulte FJ, Michaelis R, Nolte R, et al (1969a) Brain and behavioural maturation in newborn infants of diabetic mothers. I. Nerve conduction and EEG patterns. Neuropädiatrie 1 : 24-35.

Schulte FJ, Lasson U, Parl U, et al (1969b) Brain and behavioural maturation in newborn infants of diabetic mothers. II. Sleep cycles. Neuropädiatrie 1 : 36-43.

Schulte FJ, Schrempf G, Hinze G (1971a) Maternal toxemia, fetal malnutrition, and motor behavior of the newborn. Pediatrics 48 : 871-882.

Schulte FJ, Heinze G, Schrempf G (1971b) Maternal toxemia, fetal malnutrition and bioelectric brain activity of the newborn. Neuropädiatrie 2 : 439-460.

Schwartz DM, Pratt RE, Schwartz JA (1989) Auditory brain stem responses in preterm infants : Evidence of peripheral maturity. Ear Hear 10 : 14-22.

Selton D, André M (1997) Prognosis of hypoxic-ischaemic encephalopathy in full-term newborns-Value of neonatal electroencephalography. Neuropediatrics 28 : 276-280.

Seppalainen AM & Simila S (1971) Electroencephalographic findings in 3 patients with non ketotic hyperglycinemia. Epilepsia 12 : 101-107.

Shepherd AJ, Saunders KJ, McCulloch DL, et al (1999) Prognostic value of flash visual evoked potentials in preterm infants. Dev Med Child Neurol 41 : 9-15.

Sheth RD (1999) Electroencephalogram confirmatory rate in neonatal seizures. Pediatr Neurol 20 : 27-30.

Shewmon DA (1990) What is a neonatal seizure? Problems in definition and quantification for investigative and clinical purposes. J Clin Neurophysiol 7 : 315-368.

Siassi B, Hodgman JE, Cabal L, et al (1979) Cardiac and respiratory activity in relation to gestation and sleep states in newborn infants. Pediatr Res 13 : 1163-1166.

Sinclair DB, Campbell M, Byrne P, et al (1999) EEG and long-term outcome of term infants with neonatal hypoxic-ischemic encephalopathy. Clin Neurophysiol 110 : 655-659.

Soares I, Collet L, Delorrne C, et al (1989) Are click-evoked BAEPs useful in case of neonate hyperbilirubinemia? Int J Pediatr Otorhinolaryngol 17 : 231-237.

Soares I, Collet L, Morgon A, et al (1988) Effect of brainstem auditory evoked potential stimulus intensity variations in neonates of small for gestational age. Brain Dev 10 : 174-177.

祖父江文子, 早川文雄, 加藤徹ら (2000) デジタル脳波計の早産児脳波への活用. 第2報: disorganized pattern における陽性鋭波の検討. 脳と発達 32 : S 244.

Stanley OH, Fleming OJ, Morgan MH (1987) Developmental wave form analysis of the neonatal flash evoked potential. Electroencephalogr Clin Neurophysiol 68 : 149-152.

Starr A, Amlie RN, Martin WH, et al (1977) Development of auditory function in newborn infants revealed by auditory brainstem potentials. Pediatrics 60 : 831-839.

Statz A, Dumermuth G, Mieth D et al (1982) Transient EEG patterns during sleep in healthy newborns. Neuropediatrics 13 115-122.

Staudt F (1990) Zur Prognose von Krampfanfällen bei Neugeborenen-Stellenwert des EEG im Vergleich zur Echoenzephalographie. Zschr Elektroenzephalogr Elektromyogr 21 : 118-125.

Staudt F, Roth JG, Engel RC (1981) The usefulness of electroencephalography in curarized newborns. Electroencephalogralogr Clin Neurophysiol 51 : 205-208.

Staudt F, Howieson J, Benda GJ, et al (1982a) EEG bei Neugeborenen mit intrakraniellen Blutungen : Ein Vergleich mit klinischen Befunden und CT-Scan. Zschr Elektroenzephalogr Elektromyogr 13 : 143-147.

Staudt F, Scholl ML, Coen RW, et al (1982b) Phenobarbital therapy in neonatal seizures and the prognostic value of the EEG. Neuropediatrics 13 : 24-33.

Staudt F, Engel RC, Coen RW (1983) Rhythmische alpha-Aktivität im EEG von Früh-und Neugeborenen. Zschr Elektroenzephalogr Elektromyogr 14 : 22-27.

Sterman MB (1972) The basic rest-activity cycle and sleep : Developmental considerations in man and cats. In Clemente CD, et al (eds) Sleep and the Maturing Nervous System. New York : Academic Press. pp.175-197.

Sterman MB (1979) Ontogeny of sleep : Implications for function. In Drucker-Colin R, et al (eds) The Functions of Sleep. New York : Academic Press. pp.207-231.

Stern E, Parmelee A, Harris M (1973) Sleep state periodicity in prematures and young infants. Develop Psychobiol 34 : 593-603.

Sternberg B, Frenkel AL, Plouin P (1983) Diagnostic à évoquer devant un tracé inactif du nouveau-né. Rev Electroencephalogr Neurophysiol Clin 13 : 153-156.

Stockard-Pope JE, Werner SS, Bickford RG (1992) Atlas of Neonatal Electroencephalography. New York : Raven Press.

Stockard JE, Stockard JJ, Kleinberg F, et al (1983) Prognostic value of brainstem auditory evoked potentials in neonates. Arch Neurol 40 : 360-365.

Streletz LJ, Graziani LJ, Branca PA, et al (1986) Brainstem auditory evoked potentials in fullterm and preterm newborns with hyperbilirubinemia and hypoxemia. Neuropediatrics 17 : 66-71.

Sugama S, Okazaki M, Nakanishi Y, et al (1993) Well-developed infant with hypoxic-ischemic encephalopathy associated with EEG burst suppression and subcortical leukohypodensity on CT scan. Acta Paediatr Jpn 35 : 529-533.

竹内達生, 麻生幸三郎, 渡辺一功 (1987) 早期産新生児睡眠脳波の半定量的判定の試み. 脳と発達 19 : 184-189.

竹内達生, 渡辺一功 (1987) 新生児期の脳波と予後. 脳と発達 19 : 281-286.

竹内達生，渡辺一功（1988）周生期低酸素性脳症における新生児期脳波の記録時期と予後．臨床脳波 30：811-814．

Takeuchi T, Watanabe K（1989）The EEG evolution and neurological prognosis of neonates with perinatal hypoxia. Brain Dev 11：115-120.

竹下研三，黒川徹（1965）テレメーターによる未熟児脳波の観察-いわゆる spindle-shaped bursts of fast waves について．臨床脳波 7：216-221．

田中成典（1979）新生児・乳児の睡眠深度にともなう頭蓋内圧変動．奈医誌 30：404-424．

Taylor MJ（1992）Visual evoked potentials. In Eyre JA,（ed）The Neurophysiological Examination of the Newborn Infant. London：Mac Keith Press. pp.93-111.

Taylor MJ, Menzies R, MacMillan LJ, et al（1987）VEPs in normal full-term and premature neonates：longitudinal versus cross-sectional data. Electroencephalogr Clin Neurophysiol 68：20-27.

Taylor MJ, Murphy WJ, Whyte HE（1992）Prognostic reliability of somatosensory and visual evoked potentials of asphyxiated term infants. Dev Med Child Neurol 34：507-515.

Taylor MJ, Saliba E, LaLlgier J（1996a）Use of evoked potentials in preterm neonates. Arch Dis Child 74：F70-76.

Taylor MJ, Boor R, Ekert PG（1996b）Preterm maturation of the somatosensory evoked potential. Electroencephalogr Clin Neurophysiol 100：448-452.

Taylorell MJ, Boor R, Keenan NK, et al（1996c）Brainstem auditory and visual evoked potentials in infants with myelomeningocele. Brain Dev 18：99-104.

Tharp BR（1987）The Electroencephalographic aspects of ischemic hypoxic encephalopathy and intra-ventricular hemorrhage. In Yabuuchi H, Watanabe K, Okada S（eds）Neonatal Brain and Behavior. Univ Nagoya Press, Nagoya, pp 71-85.

Tharp BR（1989）Electroencephalography in the assessment of the premature and full-term infant. In Stevenson DK, Sunshine P（eds）Fetal and Neonatal Brain Injury. BC Decker Inc, Tronto, Philadelphia, pp.123-140.

Tharp BR（1990）Electrophysiological brain maturation in premature infants：an historical perspective. J Clin Neurophysiol 7：302-314.

Tharp BR（1992）Unique EEG pattern（comb-like rhythm）in neonatal maple syrup urine disease. Pediatr Neurol 8：65-68.

Tharp B, Cukier F, Monod M（1977）Valeur pronostique de l'E. E. G. du prématuré. Rev Electroen-cephalogr Neurophysiol Clin 7：386-391.

Tharp B, Cukier F, Monod M（1981）The prognostic value of the electroencephalogram in premature infants. Electroencephalogr Clin Neurophysiol 51：219-236.

Tharp BR, Laboyrie PM（1983）The incidence of EEG abnormalities and outcome of infants paralyzed with neuromuscular blocking agents. Crit Care Med 1983 11：926-929.

Tharp BR, Scher MS, Clancy RR（1989）Serial EEGs in normal and abnormal infants with birth weights less than 1200 grams-A prospective study with long-term follow-up. Neuropediatrics 20：64-72.

Theorell K, Prechtl HFR, Vos JE（1974）A polygraphic study of normal and abnormal newborn infants. Neuropediatrics 5：279-317.

Thoman EB, Denenberg VH, Sievel J, et al（1981）State organization in neonates：Developmental inconsistency indicates risk for developmental dysfunction. Neuropediatrics 12：45-54.

Thoman EB, Davis DH, Raye JR, et al（1985）Theophylline affects sleep-wake state development in premature infants. Neuropediatrics 16：13-18.

Thorenberg E, Ekstrom-Jodal B（1983）Cerebral function monitoring：a method of predicting outcome in term neonates after severe perinatal asphyxia. Acta Paediatr 83：599-601.

Thorenberg E, Thringer K（1990）Normal pattern of the cerebral function monitor trace in term and preterm neonates. Acta Paediatr Scand 79：20-25.

Toet MC, Hellström-Westas L, Groenendaal F, et al（1999）Amplitude integrated EEG 3 and 6 hours after birth in full-term neonates with hypoxic-ischaemic encephalopathy. Arch Dis Childh 81：F19-23.

富田豊，阿部勝利，森忠三（1984）正常新生児およびハイリスク新生児における聴性脳幹反応（BAERs）の出生直後の変化．脳と発達16：279-284.

Torres F, Anderson C（1985）The normal EEG of the human newborn. J Clin Neurophysiol 2：89-103.

Tranier S, Chevallier B, Lemaigre D, et al（1990）Potentiel évoqé somesthésique du membre inférieur chez le nouveau-né prémamré. Neurophysiol Clin 20：463-479.

Trinder J, Newman NM, Le Grande M, et al（1990）Behavioural and EEG responses to auditory stimuli during sleep in newborn infants and in infants aged 3 months. Biol Psychol 31：213-227.

Tsuneishi S, Casaer P, Fock JM, et al（1995）Establishment of normal values for flash visual evoked potentials（VEPs）in preterm infants：a longitudinal study with special reference to two components of the N1 wave. Electroencephalogr Clin Neurophysiol 96：291-299.

Umezaki H, Morrell F（1970）Developmental study of photic evoked responses in premature infants. Electroencephalogr Clin Neurophysiol 28：55-63.

Uysal S, Renda Y, Topcu M, et al（1993）Evoked potentials in full-term and premature infants：a comparative study. Child Nerv Sys 9：88-92.

van de Bor M, van Dijk JG, van Bel F, et al（1994）Electrical brain activity in preterm infants at risk for intracranial hemorrhage. Acta Paediatr 83：588-595.

van Lieshout HB, Jacobs JW, Rotteveel JJ, et al（1995）The prognostic value of the EEG in asphyxiated newborns. Acta Neurol Scand 91：203-207.

van Sweden B, Koenderink M, Windau G, et al（1991）Long-term EEG monitoring in the early premature：developmental and chronobiological aspects. Electroencephalogr Clin Neurophysiol 79：94-100.

Varner JL, Peters JF, Ellingson RJ（1978）Interhemispheric synchrony in the EEGs of full-term newborns. Electroencephalogr Clin Neurophysiol 45：641-647.

Vecchierini-Blineau MF, Nguyen The Tich S, Debillon T,（1996a）Leucomalacies périventriculaires graves：à propos de quelques aspects électroencéphalographiques particuliers. Neurophysiol Clin 26：102-108.

Vecchierini-Blineau MF, Nogues B, Louvet S, et al（1996b）Positive temporal sharp waves in electroencephalograms of the premature newborn. Neurophysiol Clin 26：350-362.

Verma NP, Hart ZH, Kooi KA（1984）Electroencephalographic findings in urea-cycle disorders. Electroencephalogr Clin Neurophysiol 57：105-112.

Verma UL, Archbald F, Tejani NA, et al（1984）Cerebral function monitor in the neonate. I. Normal patterns. Dev Med Child Neurol 26：154-161.

Viniker DA, Maynard DE, Scott DF, et al（1984）Cerebral function monitor studies in neonates. Clin Electroencephalogr 15：185-192.

Vohr BR, Karp D, O'Dea C, et al（1990）Behavioral changes correlated with brain-stern auditory evoked responses in term infants with moderate hyperbilirubinemia. J Pediatr 117：288-291.

von Bernuth H, Janssen G（1974）Behavioural changes in phototherapy. Neuropadiatrie 5：369-375.

Wakayama K, Ogawa T, Goto K, et al（1993）Development of ultradian rhythm of EEG activities in premature babies. Early Hum Dev 32：11-30.

渡辺一功（1973）神経機能のポリグラフ的観察．小児医学6：1036-1054.

渡辺一功（1975a）乳幼児の睡眠（I）．臨床脳波17：447-457.

渡辺一功（1975b）乳幼児の睡眠（II）．臨床脳波17：512-520.

渡辺一功（1975c）乳幼児の睡眠（III）．臨床脳波17：573-583.

Watanabe, K（1978）Neurophysiological approaches to the normal and abnormal development of CNS in early life. Asian Med J 21：421-450.

渡辺一功（1978）新生児，乳幼児の脳波．臨床脳波20：155-163.

渡辺一功（1980a）早産新生児の脳波（1）．臨床脳波 22：491-497．
渡辺一功（1980b）早産新生児の脳波（2）．臨床脳波 22：560-569．
渡辺一功（1980c）周生期低酸素症の脳波．臨床脳波 22：627-636．
渡辺一功（1980d）新生児頭蓋内出血の脳波．臨床脳波 22：696-703．
渡辺一功（1980e）新生児低カルシウム血症の脳波．臨床脳波 22：765-771．
渡辺一功（1980f）新生児髄膜炎の脳波．臨床脳波 22：826-832．
渡辺一功（1980g）新生児の脳波．福山幸夫（編）小児脳波の臨床．金原出版 pp.37-98．
Watanabe K（1981）Seizures in the newborn and young infants. Folia Psychiatr Neurol Jpn 35：275-280．
渡辺一功（1981a）新生児の診療と脳波．小児神経学の進歩 10：26-41．
渡辺一功（1981b）新生児の脳波．小児内科 13：1758-1770．
渡辺一功（1981c）新生児・乳児のけいれんとてんかん．小児内科 13；1973-1977．
渡辺一功（1981d）新生児水頭症の脳波．臨床脳波 23；55-61．
渡辺一功（1981e）新生児中枢神経奇形の脳波．臨床脳波 23；129-135．
渡辺一功（1981f）新生児染色体異常症および奇形症候群の脳波．臨床脳波 23；198-204．
渡辺一功（1981g）新生児痙攣の脳波．臨床脳波 23；263-272．
渡辺一功（1981h）早産新生児の異常脳波．臨床脳波 23；326-333．
渡辺一功（1981i）新生児低血糖症およびその他の異常脳波．臨床脳波 23：395-402．
渡辺一功（1982）未熟児，周期低酸素症，頭蓋内出血．大田原俊輔他（編）脳波のチェックポイント Q&A pp.5-16．
渡辺一功（1983）新生児けいれんをどう診断するか―新生児けいれんと脳波．周産期医学 13；1681-1687．
渡辺一功（1984a）新生児脳障害の診断：新生児における神経生理学的診断．脳と発達 16：126-131．
渡辺一功（1984b）発達的見地からみたてんかん．秋元波留夫（編）周生期．てんかん学．岩崎学術出版．pp.115-126．
渡辺一功（1984c）17 新生児の検査 9）脳波・ポリグラフ．周産期医学 14：249-263．
渡辺一功（1985）新生児脳波の臨床応用．周産期医学 15；1839-1847．
渡辺一功（1986a）Suppression-burst を伴う乳児期初期てんかん性脳症．前川喜平（編）症例で学ぶ小児の神経疾患．中外医学社．20-24．
渡辺一功（1986b）新生児期のてんかん発作．和田豊治（編）てんかんの薬剤治療の実際第二版．174-190．
渡辺一功（1986c）新生児・未熟児の脳波検査．周産期医学 16；325-328．
渡辺一功（1987）新生児痙攣．小児科 MOOK 50；88-98．
渡辺一功（1988a）新生児の検査，脳波・ポリグラフ．周産期医学 18 臨時増刊号；249-263．
渡辺一功（1988b）睡眠脳波判読のポイント．3．乳幼児・小児（I）．臨床脳波 30：249-257．
渡辺一功（1988c）睡眠脳波判読のポイント．4．乳幼児・小児（II）．臨床脳波 30：325-334．
渡辺一功（1990a）小児脳波の検査法―未熟児・新生児．馬場一雄ら（編）小児科 MOOK 増刊 2．金原出版．pp.13-16．
渡辺一功（1990b）脳波の正常発達―未熟児・新生児．馬場一雄ら（編）小児科 MOOK 増刊 2．金原出版．pp.25-43．
渡辺一功（1991a）新生児痙攣．小児科診療 10：2233-2238．
渡辺一功（1991b）てんかんの発作型・原因・治療・新生児期・乳幼児期．神経精神薬理 13：611-615．
渡辺一功（1991c）新生児期の異常と West 症候群― West 症候群の発症の予測は可能か―．小児内科 23：1353-1358．
Watanabe K（1992）The neonatal electroencephalogram and sleep cycle patterns. In Eyre JA（ed）The Neurophysiological Examination of the Newborn infant. pp.11-17．
渡辺一功（1992）新生児痙撃．今日の診断指針 第 3 版 1516-1519．
渡辺一功（1993）脳波の正常発達と異常．佐藤潔ら（編）胎児・新生児の神経学．メディカ出版 pp.72-100．

渡辺一功（1994）脳波による胎児・新生児の中枢神経障害の診断と予後判定．新生児誌 30：57-59．

渡辺一功（1995）新生児の適応生理，神経機能の生理学的適応．小川雄之亮ら（編）新生児学．メディカ出版．pp. 181-187．

Watanabe K（1996）Recent advances and some problems in the delineation of epileptic syndromes in children. Brain Dev 18：423-437．

渡辺一功（1996）新生児仮死蘇生後の新生児期のフォローアップ．臨床婦人科産科 50：1184-1187．

渡辺一功（1997）重症仮死を理解する，脳波と画像診断．Neonatal Care 9：819-823．

Watanabe K（1998）West syndrome. Etiological and prognostic aspects. Brain Dev 20：1-8．

渡辺一功（1998）新生児脳障害の脳波診断．臨床婦人科産科 52：1175-1177．

渡辺一功，袴田 享（1981）発達障害児における脳波の初期発達．臨床脳波 23：481-487．

渡辺一功，早川文雄（1990）未熟児・新生児の脳波所見と予後．小児神経学の進歩 19：25-37．

渡辺一功，早川文雄（1995a）新生児の脳波 1．超早期産児の正常脳波 臨床脳波 37：537-543．

渡辺一功，早川文雄（1995b）新生児の脳波 2．早期産児の異常脳波，（1）急性期異常 臨床脳波 37：608-614．

渡辺一功，早川文雄（1995c）新生児の脳波 3．早期産児の異常脳波，（2）回復期異常．臨床脳波 37：688-693．

渡辺一功，早川文雄（1995d）新生児の脳波 4．早期産児の異常脳波，（3）脳侵襲の発生時期の評価．臨床脳波 37：759-770．

渡辺一功，早川文雄（1995e）新生児の脳波 5．早期産児の異常脳波，（4）脳侵襲の発生様式の評価．臨床脳波 37：834-841．

渡辺一功，早川文雄（1996）新生児の脳波 6．早期産児の異常脳波，（5）病因・病態と脳波所見．臨床脳波 38：41-48．

渡辺一功，岩瀬勝彦（1970a）未熟児の脳波のポリグラフ的研究．脳と発達 2：417-419．

渡辺一功，岩瀬勝彦（1970b）脳波による受胎後期間の判定．新生児誌 6；161-166．

渡辺一功，岩瀬勝彦（1971）未熟児の脳波．臨床脳波 13：689-700．

Watanabe K, Iwase K（1972）Spindle-like fast rhythms in the EEGs of low-birthweight infants. Dev Med Child Neurol 14：373-381．

Watanabe K, Iwase K, Hara K（1972）Maturation of visual evoked responses in low-birthweight infants. Dev Med Child Neurol 14：425-435．

渡辺一功，岩瀬勝彦，原紀美子（1972a）早期未熟児の脳波のポリグラフ的研究．受胎後 24〜31 週を中心として．脳と発達 4：212-221．

渡辺一功，岩瀬勝彦，原紀美子（1972b）ポリグラフ的にみた胎生期後半の中枢神経発達．臨床脳波 14：701-709．

Watanabe K, Iwase K, Hara K（1973a）Heart rate variability during sleep and wakefulness in low-birthweight infants. Biol Neonate 22：87-98．

Watanabe K, Iwase K, Hara K（1973b）The evolution of EEG features in infantile spasms. Dev Med Child Neurol 15：584-596．

Watanabe K, Iwase K, Hara K（1973c）Visual evoked responses during sleep and wakefulness in pre-term infants. Electroencephalogr Clin Neurophysiol 34：571-577．

Watanabe K, Iwase K, Hara K（1973d）Visual evoked responses during different phases of quiet sleep in preterm infants. Neuropädiatrie 4：427-433．

渡辺一功，岩瀬勝彦，原紀美子（1973）新生児の脳波の正常と異常（1）背景活動．臨床脳波 15：408-418．

Watanabe K, Iwase K, Hara K（1974）Development of slow-wave sleep in low-birthweight infants. Dev Med Child Neurol 16：23-31．

渡辺一功，岩瀬勝彦，原紀美子（1974）新生児の脳波の正常と異常（2）発作性異常．臨床脳波 16：167-174．

渡辺一功，原紀美子，岩瀬勝彦（1975）脳波学的にみた中枢神経系の初期発達とその障害．脳と発達 7：

202-212.

Watanabe K, Hara K, Iwase K (1976) The evolution of neurophysiological features in holoprosencephaly. Neuropädiatrie 7 : 19-41.

渡辺一功, 原紀美子, 黒柳允男ら (1976) 単脳室前脳症における脳波所見. 臨床脳波 18 : 180-187.

Watanabe K, Hara K, Miyazaki S, et al (1977) Electroclinical studies of seizures in the newborn. Folia Psychiatr Neurol Jpn 31 : 383-392.

渡辺一功, 原紀美子, 宮崎修次ら (1977a) 神経学的ならびに神経生理学的にみた新生児痙攣の予後. 小児科診療 40 : 319-327.

渡辺一功, 原紀美子, 宮崎修次ら (1977b) 中枢神経系先天性異常判定のための手技. 5. 新生児脳波にみられる先天異常脳像. 先天異常 17 : 223-231.

Watanabe K, Hara K, Miyazaki S, (1979a) Sleep and EEG features of newborns with 18 and 13 trisomy syndromes. Brain Dev 1 : 7-15.

Watanabe K, Miyazaki S, Hara K, et al (1979b) Neonatal EEG and computerized tomography. Neuropadiatrie 10 : 348-360.

渡辺一功, 原紀美子, 宮崎修次ら (1979a) 臨床発作と脳波 1. 新生児における臨床発作と脳波―ポリグラフ的観察―. 秋元波留夫ら (編) てんかん研究の進歩, 第2集 pp. 117-132.

渡辺一功, 宮崎修次, 原紀美子ら (1979b) 周期脳障害における脳波とCTスキャン. 臨床脳波 21 ; 544-552.

Watanabe K, Hara K, Miyazaki S, et al (1980a) The role of perinatal brain injury in the genesis of childhood epilepsy. Folia Psychiat Neurol Jpn 34 : 227-232.

Watanabe K, Miyazaki S, Hara K et al (1980b) Behavioral state cycles, background EEGs and prognosis of newborns with perinatal anoxia. Electroencephalogr Clin Neurophysiol 49 : 618-625.

渡辺一功, 黒柳允男, 中村茂俊ら (1980) 周生期脳障害の診断と予後. 小児科 21 ; 1453-1458.

Watanabe K, Hara K, Miyazaki S, et al (1981) The value of EEG and cerebral evoked potentials in the assessment of neonatal intracranial hemorrhage. Eur J Pediatr 137 : 177-184.

渡辺一功, 袴田享, 黒柳允男ら (1981a) 脳波および大脳誘発電位からみた新生児頭蓋内出血の予後. 臨床脳波 23 ; 119-122.

渡辺一功, 黒柳允男, 原紀美子ら (1981b) 良性家族性新生児痙攣. 小児科 22 ; 885-887.

渡辺一功, 宮崎修次, 袴田享ら (1981c) 新生児脳波ならびに大脳誘発電位からみた機能と形態変化との関係―周生期脳障害を中心として. 小児科臨床 34 ; 383-396.

Watanabe K, Hara K, Miyazaki S, et al (1982a) Neurophysiological study of newborns with hypocalcemia. Neuropediatrics 13 : 34-38.

Watanabe K, Hara K, Miyazaki S, et al (1982b) Rhythmic alpha discharges in the EEGs of the newborn. Clin Electroencephalogr 13 : 245-250.

Watanabe K, Hara K, Miyazaki S, et al (1982c) Apneic seizures in the newborn. Am J Dis Child 136 : 980-984.

Watanabe K, Kuroyanagi M, Hara K, et al (1982d) Neonatal seizures and subsequent epilepsy. Brain Dev 4 : 341-346.

渡辺一功, 原紀美子, 宮崎修次ら (1982a) 新生児低カルシウム血症における脳波と睡眠. 臨床脳波 24 : 295-300.

渡辺一功, 宮崎修次, 袴田享ら (1982b) 周生期脳障害における大脳誘発電位の初期経過. 臨床脳波 24 ; 233-228.

Watanabe K, Hakamada S, Kuroyanagi M, et al (1983a) Electroencephalographic study of intraventricular hemorrhage in the preterm newborn. Neuropediatrics 14 : 225-230.

Watanabe K, Hara K, Hakamada S, et al (1983b) The prognostic value of EEG in neonatal meningitis. Clin Electroencephalogr 14 : 67-77.

渡辺一功, 原紀美子, 黒柳允男ら (1983) 新生児髄膜炎における脳波とCTスキャン. 小児科 24 : 1033-1040.

Watanabe K, Inokuma K, Takeuchi T, et al (1984a) Neurophysiology of neonates and sequelae of early brain damage. In Arima M, Suzuki Y, Yabuuchi H (eds) The Developing Brain and its Disorders. Tokyo : Univ Tokyo Press. pp. 265-278.

Watanabe K, Negoro T, Inokuma K, et al (1984b) Subclinical delta status in the newborn-an unfavorable prognostic sign. Clin Electroencephalogr 15 : 125-131.

Watanabe K, Yamada H, Hara K, et al (1984c) Neurophysiological evaluation of newborns with congenital hydrocephalus. Clin Electroencephalogr 15 : 22-31.

渡辺一功, 原紀美子, 宮崎修次ら (1984) 新生児先天性水頭症における脳波, 大脳誘発電位ならびに睡眠と予後. 臨床脳波 26 : 188-192.

Watanabe K, Takeuchi T, Hakamada S, et al (1987) Neurophysiological and neuroradiological features preceding infantile spasms. Brain Dev 9 : 391-398.

渡辺一功, 竹内達生, 早川文雄 (1987) 新生児期の脳波と予後. 臨床脳波 29 : 119-124.

渡辺一功, 竹内達生, 早川文雄 (1988) 脳波検査. 周産期医学 18 : 305-316.

Watanabe K, Hayakawa F, Takeuchi T (1989) The evolution of EEG features before onset of childhood symptomatic epilepsy due to perinatal brain damage. In Suzuki J, Seino M, Fukuyama Y, et al (eds) : Art and Science of Epilepsy. Amsterdam : Elsevier. pp. 127-134.

Watanabe K, Hayakawa F, Kuno K (1992) Timing of brain injury in periventricular leucomalacia (PVL) studied with serial neonatal EEGs. Pediatr Neurol 8 : 354-355.

渡辺一功, 早川文雄, 久野邦義 (1992) 新生児の新生児合併症と脳損傷受傷様式. 発達期脳循環障害の病態形成機序とその予防法に関する研究. 厚生省・精神・神経疾患研究委託. 平成3年度研究報告書. pp. 6874.

渡辺一功, 早川文雄, 久野邦義 (1993) 脳室周囲出血と脳室周囲白質軟化症の受傷時期. 発達期脳循環障害の病態形成機序とその予防法に関する研究. 厚生省・精神・神経疾患研究委託. 平成4年度研究報告書. pp. 50-55.

Watanabe K, Okumura A, Hayakawa F (1998) Neurophysiology of early brain damage. In Velicovic Perat M (ed) New Developments in Child Neurology. Bologna : Monduzzi Editore. pp.233-238.

Watanabe K, Hayakawa F, Okumura A (1999a) Neonatal EEG : a powerful tool in the assessment of brain damage in preterm infants. Brain Dev 21 : 361-372.

Watanabe K, Hayakawa F, Okumura A, et al (1999b) Neurophysiological assessment of brain injuries in the preterm infant. In Muhammad Ismail HIH, Choo OL (eds) 6th Asian and Oceanian Congress of Child Neurology. Bologna : Monduzzi Editore. pp. 109-115.

Watanabe K, Miura K, Natsume J, et al (1999c) Epilepsies of neonatal onset : seizure type and evolution. Dev Med Child Neurol 41 : 318-322.

Weber BA, Roush PA (1993) Application of maximum length sequence analysis to auditory brainstem response testing in premature newborns. J Arner Acad Audiol 4 : 157-62.

Weiner SP, Painter MJ, Geva D, et al (1991) Neonatal seizures : electroclinical dissociation. Pediatr Neurol 7 : 363-368.

Weitzman L, Graziani L, Duhamel L (1967) Maturation and topography of the auditory evoked response of the prematurely born infant. Electroencephalogr Clin Neurophysiol 23 : 82-83.

Werner SS, Stockard JE, Bickford RG (1977) Atlas of Neonatal Electroencephalography. Raven Press, New York.

Wertheim DF, Murdoch Eaton DG, Ooozer RC, et al (1991) A new system for cotside display and analysis of the preterm neonatal electroencephalogram. Dev Med Child Neurol 33 : 1080-1086.

Wertheim D, Mercuri E, Faundez JC, et al (1994) Prognostic value of continuous electroencephalographic recording in full term infants with hypoxic ischaemic encephalopathy. Arch Dis Childh 71 : F97-102.

White CP, Cooke RWI (1989) Maturation of the cortical evoked response to posterior-nerve stimulation in the preterm neonates. Dev Med Child Neurol 31 : 657-664.

White CP, Cooke RWl (1994) Somatosensory evoked potentials following posterior tibial nerve stimulation predict later motor outcome. Dev Med Child Neurol 36 : 34-40.

Whyte HE (1993) Visual evoked potentials in neonates following asphyxia. Clin Perinatol 20 : 451-461.

Whyte HE, Taylor M, Menzies R, et al (1986) Prognostic utility of visual evoked potentials in term asphyxiated neonates. Pediatr Neurol 2 : 220-223.

Whyte HE, Pearce JM, Taylor MJ (1987) Changes in the VEP in preterm neonates with arousal states, as assessed by EEG monitoring. Electroerrcephalogr Clin Neurophysiol 68 : 223-225.

Wical BS (1994) Neonatal seizures and electrographic analysis : evaluation and outcomes. Pediatr Neurol 10 : 271-275.

Willis J, Duncan C, Bell R (1987) Short-latency somatosensory evoked potentials in perinatal asphyxia. Pediatr Neurol 3 : 203-207.

Willis J, Duncan C, Bell R, et al (1989) Somatosensory evoked potentials predict neuromotor outcome after periventricular hemorrhage. Dev Med Child Neurol 31 : 435-439.

Willis J, Gould JB (1980) Periodic alpha seizures with apnea in a newborn. Dev Med Child Neurol 22 : 214-222.

Witte H, Putsche P, Eiselt M, et al (1997) Analysis of the interrelations between a low-frequency and a high-frequency signal component in human neonatal EEG during quiet sleep. Neurosci Lett 236 : 175-179.

山本直樹, 渡辺一功 (1991) 健常未熟児ABRの出生後経時的変化. 臨床脳波 33 : 237-240.

Yamamoto N, Watanabe K, Sugiura J, et al (1990) Marked latency change of auditory brain stem response in preterm infants in the early postnatal period. Brain Dev 12 : 766-769.

Yasuhara A, Kinoshita Y, Hori A, et al (1986) Auditory brainstem responses in neonates with asphyxia and intracranial haemorrhage. Eur Pediatr 145 : 347-350.

安原昭博 (1998) 新生児・未熟児の聴性脳幹反応と眼輪筋反射. 臨床脳波 40 : 14-19.

Zaret BS, Guterman B, Weig S (1991) Circumscribed midline EEG activity in neurologically normal neonates. Clin Electroencephalogralogr 22 : 13-22.

索　引

あ

アーチファクト　9
isoelectric　61
active sleep　5
アルコール中毒　46
α様律動　129
α-like rhythm　129
anterior slow dysrhythmia　40

い

inactive　61
陰性鋭波　103, 121
indeterminate sleep　5

う

West 症候群　124

え

HVS　29
鋭波　38, 126
ABR　174
SEP　176
STOP　41, 45
Fz θ/α 群発　43
Fz θ/α bursts　43
M　28
MRI　66
LVI　28
electrographic seizures　128

electrocerebral inactivity　61

お

大田原症候群　70, 124
auditory evoked potential　173
auditory brainstem response　174
occult seizures　144
頤筋筋電図　7

か

回復期　100
楓糖尿症　162
仮死　84, 154, 168, 176
活動低下　51
化膿性髄膜炎　159
眼球運動　7, 13
間代発作　140

き

急性期　86
急速眼球運動　10
強直発作　140
局在性低振幅　74
局在性脳波活動　74
棘波　38, 126
筋電図　13

く

quiet sleep　5

群発間間隔　35, 37, 59, 85, 94
群発平坦脳波　51, 82, 86

け

軽度活動低下　51

こ

高振幅徐波パターン　29
高振幅律動的θ群発　43, 94
光線療法　152
交代性脳波　29, 35, 123
後頭部律動的θ群発　41, 94
高度活動低下　51
孔脳症　163
高ビリルビン血症　176
コカイン中毒　46
呼吸　7, 13
呼吸窮迫症候群　151
混合パターン　28

さ

最軽度活動低下　51
最高度活動低下　59
silent seizures　144
subclinical seizures　127, 144
subclinical delta status　146, 149
suppression-burst　70
samatosensory evoked potential　176
左右差　46, 73
左右同期性　38
左右非同期　74

し

ジアゼパム　46
θ群発　41
CT　66
視覚誘発電位　166
子宮内発育遅延　163, 179
刺激　46
刺激反応性　46
sharp theta rhythm on the occipital areas　45
周期性片側性てんかん型放電　127
周期性突発波　70
周生期脳障害　51, 62, 82, 151
周波数の変化　94
受傷時期　105
受傷様式　112
状態　3
小頭症　162
徐波増加　70
新生児黄疸　151, 176, 179
新生児痙攣　84, 127
新生児発作　84, 128, 140
心電図　7
心拍　13, 65
振幅の変化　94

す

水頭症　152, 162, 168, 174
睡眠経過　35
睡眠周期　10
睡眠周期の異常　151
睡眠状態　34
睡眠紡錘波　123
水無脳症　152, 162
頭蓋内圧　13
頭蓋内出血　154, 168, 174, 176

state 3
spindle delta burst 41
spindle-like fast rhythms 41

せ

成熟異常 74, 100
成熟度の指標 79
精神遅滞 112, 117
静睡眠 5
正中部律動的 θ/α 活動 43
潜在性発作 144
染色体異常 163
全前脳胞症 69, 163
先天異常 163
前頭部 α 群発 41
前頭部律動的 α 群発 94

そ

早期ミオクロニー脳症 162
側頭部律動的 θ 群発 41, 94
側頭瘤波 40
速波群発 138
速波成分 94
速波増加 66

た

体性感覚誘発電位 176
体動 12, 65
ダウン症候群（Down 症候群） 79, 152
脱同期化 137
単一連続脳波 70

ち

知的発達障害 112
中等度活動低下 51
超音波 117
聴覚誘発電位 173
聴性脳幹反応 174

て

TA 29
低カルシウム血症 160
低血糖症 160
低酸素性虚血性脳症 58, 62, 82, 105, 124, 154, 179
低振幅 62, 94
低振幅化 45, 46
低振幅不規則パターン 28
disorganized pattern 81, 100, 121
dysmature pattern 74, 100
デジタル脳波計 120
δ 波 70
delta brush 41
てんかん 84
電極装着部位 6
temporal sharp transients 40
temporal sawtooth waves 43
temporal humps 40

と

同期性 38
動睡眠 5
糖尿病 151
突発性異常 125
tracé alternant 35
tracé discontinu 17, 35

に

乳児早期てんかん性脳症　70
尿素サイクル異常　162
妊娠中毒症　151, 163

の

脳血流　13
脳血流速度　65
脳梗塞　159
脳死　62
脳室周囲・脳室内出血　154, 179
脳室周囲白質軟化　100, 112, 156, 168, 178
脳室内出血　112, 168
脳性麻痺　112, 117, 168, 178
脳波コード　34
脳波的発作　128, 144

は

背景脳波異常　49, 50, 51, 85, 86
bifrontal slow bursts　40
bifrontal hump and slow bursts　40
bifrontal humps　40
burst suppression　51, 58, 82
burst supression　51
発達障害　112
反応性　46
反復棘波・鋭波　129
反復発作波複合　129

ひ

PRS　100
PLEDS　127

PT θ　43, 94
非ケトン性高グリシン血症　58, 160
visual evoked potentials　166
ビタミン B_6 依存症　162
非定型発作　140
ヒプサリズミア　124
非連続性　85, 94
非連続脳波　17, 58, 59

ふ

VEP　166
poorly organized pattern　80
フェノバルビタール　46
不定睡眠　5
不当軽量児　163, 176, 179
不変　138
brush（es）　41, 94, 120
premature temporal theta　43
frontal sharp transients　40
分娩　46

へ

平坦群発脳波　70
平坦脳波　61
ヘルペス脳炎　159
periodic paroxysms　70
periodic lateralized epileptiform discharges　127
periventricular/intraventricular hemorrhage　154
periventricular leucomalacia　156

ほ

紡錘波　123
紡錘波状速波　41

紡錘波状速波・徐波　41
positive temporal sharp waves　127
positive rolandic sharp waves　100
発作時脳波　127
発作性α律動　129
発作性θ律動　129
発作性δ律動　129
発作性漸増律動　137
発作性不規則余波　137

ま

marked depression　51
mild depression　51
maximal depression　59
末梢神経伝導速度　65

み

未熟児側頭θ　43
minimal depression　51

む

無呼吸　46
無呼吸発作　144

め

mechanical brush（es）　103, 121

も

moderate depression　51

や

薬物　46

ゆ

誘発電位　166

よ

陽性鋭波　40, 121
陽性側頭部鋭波　127
陽性中心部鋭波　100
予後判定　82, 117, 168, 174, 176, 179

り

rhythmic α discharges　129
rhythmic θ bursts　43
律動的α活動　66
律動的α群発　41
律動的α放電　129
律動的θ活動　66
律動的θ群発　41
律動的δ波　70
律動的β活動　66
両側前頭徐波群　40
両側前頭瘤波　40
両側前頭瘤徐波群　40

れ

REM睡眠　10
連続性　86
連続脳波　17, 35

©2002

2刷　2003年7月20日
第1版発行　2002年2月28日

新生児脳波入門

定価はカバーに表示してあります

著　者　　渡　辺　一　功

発行所　　株式会社 新興医学出版社
発行者　　服　部　秀　夫

〒113-0033 東京都文京区本郷6丁目26番8号
電話　03(3816)2853
FAX　03(3816)2895

| 検印省略 |

印刷　株式会社 藤美社　　ISBN4-88002-603-4　　郵便振替　00120-8-191625

- 本書の複製権・翻訳権・譲渡権・公衆送信権（送信可能化権を含む）は株式会社新興医学出版社が所有します。
- JCLS〈㈱日本著作出版権管理システム委託出版物〉
  本書の無断複写は著作権法上での例外を除き禁じられています。複写される場合は，その都度事前に㈱日本著作出版権管理システム（電話03-3817-5670, FAX 03-3815-8199）の許諾を得てください。